瑜伽运动基础理论与实践

张东炜　著

重庆出版集团　重庆出版社

图书在版编目(CIP)数据

瑜伽运动基础理论与实践 / 张东炜著. -- 重庆 : 重庆出版社, 2024.8. -- ISBN 978-7-229-19007-1

Ⅰ. R793.51

中国国家版本馆CIP数据核字第2024HX8081号

瑜伽运动基础理论与实践

YUJIA YUNDONG JICHU LILUN YU SHIJIAN

张东炜 著

责任编辑：袁婷婷

责任校对：刘小燕

装帧设计：寒 露

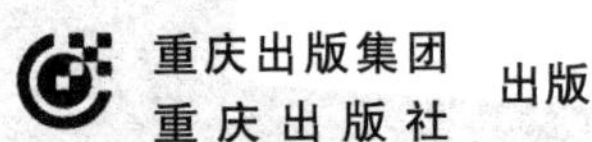

出版

重庆市南岸区南滨路162号1幢 邮编：400061 http://www.cqph.com

定州启航印刷有限公司印刷

重庆出版集团图书发行有限公司发行

全国新华书店经销

开本：710mm×1000mm 1/16 印张：16.5 字数：220千

2025年2月第1版 2025年2月第1次印刷

ISBN 978-7-229-19007-1

定价：88.00元

如有印装质量问题，请向本集团图书发行有限公司调换：023-61520417

前言

在当前社会，随着经济的稳步增长和生活水平的显著提升，人们对生活质量的追求不再局限于物质需求的满足，健康、美好的体形和高质量的生活品质成为他们更高层次的追求目标。然而，快节奏的生活和高强度的工作压力、不规律的饮食习惯及营养过剩等问题对人们的健康造成了显著影响，成为社会普遍关注的问题。面对这种现状，我国积极推进全民健身运动，鼓励人们通过参与体育活动应对这些挑战。全民健身不仅旨在提高人们的身体素质，致力于提升人们的身体健康水平，也被视为缓解压力、改善心理健康的有效途径。通过健身运动，人们可以更好地管理自己的体重，提高免疫力，以及增强心肺功能。

瑜伽作为一种历史悠久且深受欢迎的健身运动形式，凭借其丰富的文化内涵和独特的练习方式，在全球范围内持续受到青睐。瑜伽便于实践，其安全性和有效性也为众多练习者所认可。优雅的姿态和动作是瑜伽的外在表现，广泛而显著的健身效果则是瑜伽内在价值的体现。瑜伽有着深远的健身功效，有助于提升身体素质和增强身体各系统功能，并在身体塑形、美化及对体态的矫正上有着明显的积极效果。此外，瑜伽在预防和治疗某些疾病方面也显示出独特的优势。通过各种体式（asanas）、呼吸法（pranayama）和冥想（meditation）的综合实践，练习者能够塑造优美的体态，调节心理状态，实现身心的和谐与统一。

本书共分为八章。第一章主要介绍瑜伽的起源与发展、流派与特点等有关瑜伽的基础知识。第二章为瑜伽运动健身准备，主要从服饰、工具、时间、场地等方面入手，阐述在进行瑜伽运动之前需要进行的准备。第三章为瑜伽运动科学理论，重点分析瑜伽的营养学、生理学和解剖学基础理论，以期为之后的瑜伽运动实践提供必要的理论依据。第四章主要探讨瑜伽运动中的呼吸控制法，具体阐述瑜伽呼吸、调息、收束与契合的方法。第五章为瑜伽运动的体位法，分别论述瑜伽一级至五级体式中各个体位的具体练习方法、作用与注意事项，并对瑜伽双人体式加以讲解。第六章为瑜伽运动的休息术与冥想，详细分析不同体位的瑜伽休息术、瑜伽冥想的目的与方法。第七章为美体瑜伽运动健身，重点探讨瑜伽运动局部塑形、瘦身燃脂、排毒减压的体式练习方法。第八章为瑜伽运动的损伤与防护，在分析瑜伽运动损伤原因的基础上，说明瑜伽运动损伤的处理方法和预防措施，提升瑜伽练习者的安全意识。本书中的各瑜伽体式图是由韦亮 、段彬斌进行的示范，直观、生动地展示了各体式的动作要点，在此表示衷心的感谢。

由于著者水平有限，书中疏漏在所难免，敬请广大读者、同人批评指正。

目录

第一章　瑜伽的认识　1

第一节　瑜伽概述　1

第二节　瑜伽流派与特点　15

第三节　瑜伽运动的基础知识　26

第四节　瑜伽与科学练习　38

第二章　瑜伽运动健身准备　45

第一节　服饰与工具的准备　45

第二节　时间与场地的准备　52

第三节　身体与心理的准备　54

第三章　瑜伽运动科学理论　63

第一节　营养学基础理论　63

第二节　生理学基础理论　81

第三节　解剖学基础理论　98

第四章　瑜伽运动基础：呼吸控制法　106

第一节　瑜伽呼吸法　106

第二节　瑜伽调息法　111

第三节　瑜伽收束法　117

第四节　瑜伽契合法　120

第五章　瑜伽运动基本修持：体位法　128

第一节　瑜伽一级体式　128

第二节　瑜伽二级体式　145

第三节　瑜伽三级体式　157

第四节　瑜伽四级体式　165

第五节　瑜伽五级体式　180

第六节　瑜伽双人体式　194

第六章　瑜伽运动的休息术与冥想　201

第一节　瑜伽休息术　201

第二节　瑜伽冥想　215

第七章　美体瑜伽运动健身　221

第一节　瑜伽运动局部塑形　221

第二节　瑜伽运动瘦身燃脂　229

第三节　瑜伽运动排毒减压　234

第八章　瑜伽运动的损伤与防护　240

第一节　常见瑜伽运动的损伤原因　240

第二节　瑜伽运动损伤的及时处理　244

第三节　瑜伽运动损伤的有效预防　247

参考文献　253

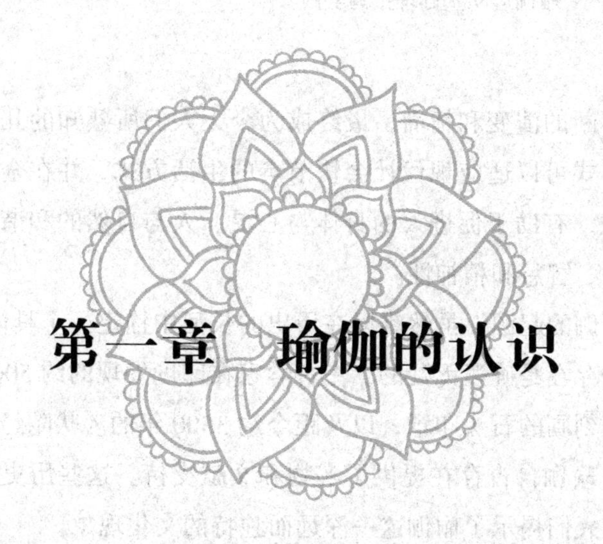

第一章　瑜伽的认识

第一节　瑜伽概述

一、瑜伽的起源与发展

（一）瑜伽的起源

瑜伽起源于古印度，是有 5000 多年历史的文化现象，被人们称为“世界的瑰宝”[①]。在喜马拉雅山脉北部，瑜伽行者在极端的自然条件下进行修炼，他们对自然界中的生命表现出极高的敬畏之心，认为动植物的自愈能力和适应性是人类应当学习的典范。通过对动物的观察，古代印度的智者试图理解这些动物如何在自然环境中调节呼吸、摄取养分、排泄和休息，并将这些观察与人类的生理和精神结构相结合。他们深入探索精神如何影响身体健康，进而开发出一系列控制身体和调节心灵的方法。最初的瑜伽体系包含数以万计的体位法，随着时间的推移，这些体

① 王娟，王爱民，贾国鹏，等．大学健身瑜伽教程［M］．北京：北京理工大学出版社，2014：4.

位法经过不断的演变和精简，最终成为今天人们所熟知的几百种瑜伽体式。这些体式可以适应现代社会快节奏的生活方式，并在全球范围内得到广泛实践，有助于促进人的身体与心灵、人与自然的和谐统一，开发个体的潜能、智慧和精神性。

关于瑜伽的起源，虽然难以在历史的长河中锚定一个具体的时间点，但瑜伽自古存在是确凿无疑的。考古学家在印度发现的约 5000 年前的带有瑜伽体式刻画的石头印章，以及距今约 3500 年的《吠陀经》中对瑜伽的记载，为瑜伽自古存在提供了实物和文献支持。这些历史遗迹如同一扇窗口，为人们揭示了瑜伽这一深远而独特的文化现象。

（二）瑜伽的发展

瑜伽的发展主要分为四个时期：前古典时期、古典时期、后古典时期和近现代时期。

1. 前古典时期

前古典时期主要指公元前 5000 年至《梨俱吠陀》形成的这段时间，跨越了 3000 多年的漫长历史。在漫长演变的过程中，瑜伽并没有太多的文字记载，瑜伽的传承和实践主要依赖口头教学和师徒之间的直接传授。在这一时期，瑜伽主要体现为一种对生命、宇宙和人的存在意义进行深入探讨的哲学体系。瑜伽的实践者，或称为修行者，通过静坐、冥想及苦行等形式，寻求对内在自我和外在世界的深层理解和感悟。静坐和冥想是这一时期瑜伽修行的主要方式，是实现自我觉醒和提升精神境界的重要手段。通过静坐和冥想，瑜伽修行者试图摆脱物质世界的束缚，探索生命的本质和宇宙的奥秘。苦行，是瑜伽修行的原初形态，通过对身体和意志的极限训练，瑜伽修行者执着追求精神的自由和生命的解脱。

虽然前古典时期的瑜伽缺乏系统的文字记载，但它为自身在后世的发展奠定了坚实基础。前古典时期形成的哲学思想和修行方法，不仅影响了瑜伽后续的发展，也深刻地影响了印度乃至整个东方的哲学体系和精神文化。尽管这个时期距今已有数千年，但其中的思想和实践依然对现代瑜伽以及人们的精神追求有着深远影响。

2. 古典时期

瑜伽的古典时期大致始于公元前1500年，以《吠陀经》对瑜伽的笼统记载作为开端，并随着《奥义书》对瑜伽更明确的阐述以及《薄伽梵歌》的出现而逐步发展，最终在公元前300年左右达到高潮，由印度圣哲帕坦伽利（Patanjali）所著的《瑜伽经》（*Yoga Sutras*）标志着这一时期的顶峰。

在古典时期初期，瑜伽的实践和理论主要通过《吠陀经》进行传承，但其记载相对笼统，没有形成完整的系统。随着时间的推移，《奥义书》对瑜伽进行了更为详细和深入的阐述，特别是对瑜伽与人的内在精神世界的联系进行了深刻的探讨，为瑜伽哲学的发展奠定了基础。《薄伽梵歌》的出现则进一步明确了瑜伽的理论体系和实践方法，强调了行为、信仰和知识三者的协调统一，将瑜伽的实践提升到了新的高度。帕坦伽利的《瑜伽经》，真正标志着瑜伽古典时期的巅峰。《瑜伽经》提出了八种功法，将瑜伽的修持分为八个阶段，又称“八支分法”（表1-1）。在瑜伽史上，《瑜伽经》出现的伟大意义就在于它第一次立足技术层面构建瑜伽的体系，并给予瑜伽行法与哲学、宗教理念同等重要的地位，第一次明确地将瑜伽定义为对意识活动的控制。[①]

表1-1 瑜伽修持的“八支分法”

分支	含义	分支	含义
yama	制戒（遵守戒律）	pranayama	调息（控制呼吸）
niyama	内制（行为规范）	dharana	执持（专注）
asana	体式（身体姿势）	dhyana	冥想（静虑）
pratyahara	制感（控制感官）	samadhi	入定（最高境界）

① 刘杰，汪小波．瑜伽学练与健康塑身[M]．北京：中国原子能出版传媒有限公司，2011：3.

3. 后古典时期

后古典瑜伽时期是指《瑜伽经》产生之后的时期。随着《瑜伽经》的广泛传播，瑜伽开始向更广阔的地域和文化背景扩展，新的流派和实践方法应运而生，丰富了瑜伽的内涵和外延，主要包括“瑜伽奥义书”、密教和诃陀瑜伽等。与前古典和古典瑜伽时期相比，后古典瑜伽时期的“瑜伽奥义书”更强调了生理转化和精神体验在实现梵我合一的境地中的重要性，也就是说，单纯的认知、推理乃至冥想并非达到解脱的唯一途径，个体必须通过苦行修炼技术引发的生理变化和精神感悟，才能真正实现精神的解放和自我超越。因此，在后古典时期，瑜伽实践引入了更多关注身体的技巧和方法，如节食、禁欲、体位法和七轮的开发，以及咒语和手印的结合使用。这些实践不仅涉及身体的姿势和运动，还包括呼吸控制、能量中心的唤醒、精神集中与内观等多个维度，形成了一个全面而深入的修行体系。

后古典瑜伽的一个重要特点是身体修习的核心地位被进一步强化，并且身体的练习被认为可以直接达到解脱的境界。瑜伽在这一时期与佛教、印度教不断融合，进而产生了许多新的实践和理论。后古典时期产生了多种瑜伽流派，如王瑜伽、诃陀瑜伽、智瑜伽、坦多罗瑜伽、业瑜伽、赖耶瑜伽、军陀利尼瑜伽和奉爱瑜伽。这些不同的瑜伽流派各有侧重点，如智瑜伽注重智慧的开发和认知的提升，业瑜伽强调行动和道德的净化，而奉爱瑜伽则专注于对神的奉献和爱的修炼。尽管这些流派在实践和理论上各有特色，但它们都致力于通过不同的途径帮助个体实现身心的和谐与精神困境的解脱。此外，后古典时期也是瑜伽向国际化迈进的关键时期。公元 7—10 世纪，瑜伽开始传播至波斯，随后中国内地也开始出现各种瑜伽派别，并在这些地区得到重要发展。这一时期的瑜伽不仅在印度本土得到了深入发展，更通过与其他文化和宗教的交流互动，成为一种跨越国界、涵盖多种文化背景的全球性实践。

4. 近现代时期

从 19 世纪中后期开始，随着全球化的加速和国际交流的增加，瑜伽开始超越地理和文化的界限，成为一种全球性的身心锻炼方式。在这一时期内，瑜伽在西方国家迎来了前所未有的关注和热潮。瑜伽传入西方主要是随着英国殖民地官员、士兵、旅行者和学者从印度返回欧洲大陆而开始的。随着印度语言和哲学的研究在西方世界的兴起，瑜伽的理论和实践也开始受到西方知识分子的广泛关注。例如，德国哲学家施莱格尔（Schlegel）的梵文老师亚历山大·汉密尔顿（Alexander Hamilton）[①]早在 1814 年就在苏格兰传授瑜伽，开启了瑜伽在欧洲的教学和传播。保罗·杜森（Paul Deussen）的印度吠檀多哲学研究也为瑜伽在西方的理论探讨奠定了基础。斯瓦米·维韦卡南达（Swami Vivekananda）是近现代瑜伽传播的代表人物，他在印度推广罗摩克里希那教会，并在全球范围内传播瑜伽的哲学和实践，极大地促进了瑜伽的国际化。奥罗宾多（Aurobindo）提出“整体瑜伽”思想，强调瑜伽在身体、心理和精神层面的整合与和谐，为瑜伽的现代实践提供了新的视角和方法。此外，波罗摩汉萨·瑜伽南达（Paramahamsa Yogananda）通过创立“自我实现学会”，在全球范围内传播了瑜伽的精神和实践，而被玛哈礼师称为“超觉静坐”的曼陀罗瑜伽体系，则因其独特的冥想技巧和深远的精神修行效果而风靡一时。

近现代瑜伽的发展呈现出多样化和融合性的特点，在全球范围内跨越了宗教界、医学界、心理学界、艺术界和体育界等多个领域。随着在西方的不断传播，瑜伽开始与西方的宗教和哲学思想发生交流和融合。尤其是在理论层面，瑜伽与基督教的杂糅尝试较为显著。瑜伽与基督教等西方宗教的结合，使得瑜伽能够更好地适应西方文化的背景和需求，为更多的西方人提供了一种既符合其文化习惯又能带来身心益处的修行方式。随着瑜伽与西方宗教和哲学的结合，一些新的瑜伽变种产生。这

① 李顺英. 大学瑜伽教程[M]. 上海：东华大学出版社，2012：8.

些变种瑜伽在保持瑜伽核心理念的同时，融入了西方的宗教和哲学元素，形成了独特的实践和理论体系。玛哈礼师的“超觉静坐”便是一个典型例子，它在瑜伽冥想的基础上加入了新的理论和实践要素，使得精神修行更加深入和广泛。与印度传统瑜伽相比，现代瑜伽的影响范围已经远远超出了宗教界。现代瑜伽的实践和理论已经深入医学、心理学、艺术、体育等多个领域。在医学和心理学领域，瑜伽被用来作为治疗某些疾病和心理问题的辅助手段。在艺术和体育领域，瑜伽的身体姿势和呼吸技巧被视为提升身体健康和艺术表现水平的有效工具。这种多领域的融合体现了瑜伽的多功能性，使瑜伽能够在现代社会中发挥更广泛的作用。

二、瑜伽的概念与作用

（一）瑜伽的概念

瑜伽，是梵文“yoga”的音译。最初的意思是“驾驭牛马”，而后来引申为接连、结合、归一、化一、同一、统一之意，有和谐、等同的含义。也代表设想帮助达到最高目的的某些实践或修炼。[①] 从广泛的意义上看，瑜伽指的是一种旨在促进身体、心灵和精神的和谐与统一的运动实践。

瑜伽，是一种身体和精神相结合的运动项目，已逾越其原始的地理和文化边界，成为一种全球性的健康运动项目和精神修炼方式。在现代社会，瑜伽通常被视为一种综合的锻炼方法和生活方式，旨在加强人们的身体、心智健康。从更深层次来看，瑜伽是源自东方的一套关于人生的综合哲学和实践体系。它的理论基础根植于古印度的哲学思想，特别是对于身体、心灵与宇宙之间深刻的联系和互动的理解。从古至今，瑜伽一直是印度文化的重要组成部分，瑜伽所涵盖的心理、生理和精神戒

① 李顺英，窦忠霞，林君薇，等．大学生瑜伽教程[M]．上海：东华大学出版社，2012：3．

律对于印度人民的生活有着深远影响。随着时间的推移，瑜伽逐渐在全球范围内成为人们追求健康、和谐和自我超越的重要工具，持续影响着人们的生活方式。瑜伽作为一种有效、安全的强身健体运动，已经成为当代社会中人们改善身心健康水平、实现生活质量提升的重要选择。

在快速节奏和高压力的现代社会，瑜伽是一种有效、安全的强身健体运动。人们面对日常生活和工作中的各种压力，身心经常处于高度紧张状态。而瑜伽具有独特的身心调节功能，逐渐成为越来越多人的选择。练习瑜伽，可以有效地帮助人们消除心理紧张和压力。人们通过瑜伽体式的练习，可以释放身体的紧张和疲劳；通过呼吸控制和冥想的实践，可以达到内心的平静和放松。近年来，随着人们健康意识的提升和生活方式的变化，瑜伽作为一种健身运动，在全球范围内得到了广泛的传播和实践。无论是在瑜伽馆的专业课程，还是在家庭和办公室的自我练习，瑜伽都以其独特的魅力，吸引着不同年龄、职业和文化背景的人们。瑜伽不仅仅是一种身体锻炼的方式，更是一种生活的态度和方式，它教会人们如何在忙碌和压力中找到平衡和宁静，感受生活的美好。

（二）瑜伽的作用

瑜伽对疾病有某种程度的治疗效果。瑜伽注重身心合一，具有减少压力与消除神经紧张、松弛肌肉、增强自主能力与自我学习能力、维持匀称身材与纠正身体姿势，以及增进身体机能、增强人体免疫力、延缓人体衰老的作用。[①] 具体来看，瑜伽的作用主要体现在以下几个方面：

1.活化脊柱，缓解病痛

脊柱是人体的核心支撑结构，与肢体的形态和动作有着紧密联系，对内脏的功能具有重要影响。瑜伽具有多种体位，包括站立、坐姿、跪姿、卧式和倒立等。瑜伽通过对身体各部位的弯曲、伸展和扭转，可以

① 刘爱梅.浅谈瑜伽锻炼对人体机能的影响[J].科技信息（科学教研）,2008（12）:185—186.

实现对脊柱及肌肉的有效牵引和按摩。这种有意识的体位调节和动作练习，对于刺激脊柱和周围组织的活力，提高细胞的活性，舒展肌肉和关节具有显著作用。人们通过持续的瑜伽实践，可以改善脊柱的灵活性和稳定性，有效缓解由脊柱问题引起的腰酸背痛等常见病症。此外，瑜伽体位法对于内部器官和腺体的按摩作用，可以促进这些器官的功能，提升身体的新陈代谢并维护内分泌平衡，从而有利于维持身体各系统的良好状态。

2.健身减肥，塑体养颜

瑜伽属于一种中小强度的有氧运动，它在健身减肥和塑体养颜方面的功效受到了学术界和实践界的广泛认可。在瑜伽的练习过程中，人体的氧气吸收与需求处于一种动态的平衡状态，这种特定的运动强度有助于促进脂肪的氧化分解，从而提供运动所需的能量。由于瑜伽的强度相对较低，练习者能够在保持呼吸和心率平稳的同时，持续进行较长时间的练习，这对于全身脂肪的减少尤其有效。除了在体重管理方面的明显效果，瑜伽在改善体态和促进身体健康方面也有独特作用。瑜伽体位法对于练习者的姿态要求严格，如挺直脊椎、双肩下沉等，这些练习不仅有助于纠正驼背、含胸等不良姿势，还有助于培养良好的体态和体形。长期的练习可以增强肌肉的力量和柔韧性，改善身体的对称性和平衡性，从而达到塑造美好体形的目的。此外，瑜伽在美容养颜方面的效果也不容忽视。瑜伽实践中的体位法与呼吸技巧有助于调节和平衡体内腺体的功能，特别是对于内分泌系统的调节，可以促进激素水平的平衡，减少皮肤问题的发生，从而达到养颜美容的效果。通过促进血液循环和增加氧气的供给，瑜伽还能改善肤色，增加皮肤的光泽和弹性。

3.安神减压，提高专注力

在现代社会中，个体可能面临生活节奏快速和竞争压力巨大的情境，这种持续的高强度压力状态，若超出个体的承受限度，往往会导致身心健康的损害。瑜伽，作为一种全面的身心实践，已被证实在安神减压和提高专注力方面具有显著效果。瑜伽通过体位法练习，能够帮助个体实现身体紧张与放松的有机结合，将个体引入一种身心和谐的状态。在瑜伽的实践中，体位的持续和变换需要在高度专注和精确控制的状态下进行。这种对体位的精确要求使得练习者必须将注意力集中在体内的感受和呼吸节奏上，这不仅有助于在肌肉的伸展和收缩中减轻体内的紧张感，更有助于在心灵层面上达到放松和宁静的状态。通过这种有意识的身体和呼吸的协调，瑜伽实践帮助个体摆脱日常生活的纷扰和压力，引导个体回归一种平和宁静、呼吸深长而轻松的状态。同时，瑜伽的实践在培养个体的专注力方面发挥了重要作用。瑜伽不仅是一种身体层面的运动，更是一种心灵层面的修炼。在体位法的练习中，持续的专注和对身体的深刻感知要求练习者在每一个动作和每一次呼吸中保持高度的精神集中。这种对身体和呼吸的深度关注，不仅在瑜伽的练习中是必要的，也能有效地提高个体在日常生活和工作中的专注力和意识清晰度。

4.修心养性，厚德载物

瑜伽的宗旨是通过体位法、调息法和冥想法的综合运用，实现身心和精神品德上的健康和提升。在这一修炼过程中，个体能够提高身体的柔韧性和力量，在心灵层面实现深层次的净化和提升。瑜伽注重对内在心灵的洗涤和高尚情操的培养，通过对体位法的精确练习和对呼吸的深刻感知，帮助个体摆脱日常生活中的紧张和压力，进入一种平和宁静的状态。瑜伽的实践者通过对自身行为的不断观察和调整，培养出积极的人生观、价值观和世界观，端正人生态度，提升个体的道德品质和精神境界。此外，瑜伽还提倡一种健康和自律的生活方式，鼓励个体自然地放弃吸烟、酗酒等不良习惯，通过不断的自我超越和内在探索，增强个体的自信心和自我控制能力。在这一过程中，瑜伽不仅是一种修炼方法，也是一种生活的艺术和智慧，引导人们走向更健康、更和谐、更有意义的生活。

三、瑜伽与其他体育运动的区别

瑜伽运动与其他体育运动在锻炼目的、生理层面、技术层面、治疗层面、行为影响等方面有着明显区别（表 1–2）。

表1–2　瑜伽与其他体育运动的比较

对比维度	瑜伽运动	其他体育运动
锻炼目的	身心平衡；改善整个机体的健康状况和平衡系统；更关注精神世界；增强睿智	强健体魄；改善体形；更关注物质世界；宣泄被抑制的活力
生理层面	增加随意肌和非随意肌的健康状况，同时改善韧带、腱和体内肌的功能；除了增强身体的耐力以外，有助于增强承受压力的能力；在姿势处于静态的情况下，主要是红色肌纤维起主要作用（红色肌纤维赋予人体稳健性，灵活性和适应性）；释放能量，使身心重新充满活力。因此，练习瑜伽以后，会感到精神振作，同时对身心起到镇静作用	逐渐使人体增加随意肌，增加力量；增加身体的耐力；在锻炼处于快速、加速和重复状态时，主要是白色 / 黄色肌纤维起作用（白色 / 黄色肌纤维赋予人体速度、力量、敏捷）；属于休闲娱乐，但是一种消耗能量的活动，因此，人在进行这些体育锻炼 / 活动以后，会感到疲劳
技术层面	主要的活动内容不重复，有各种变化；顺其自然的态度；主要使肌肉伸展、放松；静态	重复活动，单调；引发竞争精神；主要使肌肉收缩；动态
治疗层面	使静脉血迅速返回，改善葡萄糖容限，降低胆固醇水平，有助于延长寿命；控制肥胖；增强抵抗疾病的能力；在瑜伽练习期间，脉搏、血压、心跳保持稳定，有时减慢；对身心疾病起到补充和辅助治疗的作用；由于采用压力推拿，对心脏起到镇静作用，从而改善心肌的健康状况和功能；改善整个机体系统的功能，特别是神经系统的功能；可以作为预防和康复治疗的方法	使静脉血迅速返回，改善葡萄糖容限，降低胆固醇水平，有助于延长寿命；控制肥胖；增强抵抗疾病的能力；在体育锻炼期间，脉搏、血压、心跳加快；对于身体的紊乱是一种补救的方法；增加心肌功能，从而使心脏由于超负荷而紧张；改善呼吸和循环系统的功能；主要用于预防疾病的发生

续　表

对比维度		瑜伽运动	其他体育运动
行为影响		增加耐力，使个体更沉着、镇定；采取自我反省的态度，以人为本	增强进攻和防御精神；以自己为中心
范围层面	频率	最好每天练习，不连续练习瑜伽不会造成严重的负面影响，但间断时也不可能再获得练习瑜伽的益处	不必每天锻炼，但是，如果间断，可能会造成关节疼痛、超重、肌肉松弛等
	年龄	没有要求	仅限于某一年龄段
	性别	没有要求	没有要求
	环境	影响不大	影响较大
	其他辅助设备	要求较少	要求较多
	技能获得	在每种活动中获得技能	技能受限于某种体育锻炼 / 比赛

（一）锻炼目的

瑜伽运动重视心灵和精神的和谐与平衡，相关练习旨在通过对身体姿势、呼吸技巧和冥想的综合运用，实现整个机体的健康和平衡。在瑜伽的世界里，身体不仅是肉体的存在，更是心灵和精神成长的载体。瑜伽的实践者通过对体位法的练习，可以改善肌肉力量、柔韧性和体态，达到心灵的宁静和精神的觉醒。在瑜伽的哲学中，身体的健康和心灵的和谐被视为不可分割的整体，瑜伽的练习旨在培养一种个体内在的平和、智慧和对生命的深刻理解。相比之下，其他体育运动更多关注于强健体魄和改善体形。这类运动通常具有明确的身体锻炼目标，如增强肌肉力量、提高耐力、减少体脂。在这些运动中，身体的活动往往较为剧烈和有节奏，通过这些活动，个体能够宣泄被抑制的活力，改善身体健康状态和体形。这类体育运动对于维护身体健康和提升体能有着显著效果，对于缓解日常生活的压力也有一定的帮助。

但是需要注意的是，尽管瑜伽和其他体育运动在锻炼目的上存在明显差异，但它们在维护身体健康和提高生活质量方面都有着不可忽视的作用。瑜伽更加强调心灵与身体的统一和内在平衡的实现，而其他体育运动则更注重身体的强健和外在形态的改善。两者在现代社会中各有千秋，都可以为人们提供丰富的选择，以满足不同的健康和锻炼需求。

（二）生理层面

瑜伽作为一种温和而全面的锻炼方式，注重增强随意肌和非随意肌的健康状态，同时改善韧带、腱和体内肌的功能。在瑜伽的实践中，身体的姿势往往处于静态或缓慢变化的状态，这种练习方式主要激活红色肌纤维，这类肌纤维赋予人体稳健性、灵活性和适应性，使得瑜伽的实践者能够在保持姿势稳定的同时，提升身体的内在力量和平衡感。与此同时，瑜伽通过呼吸控制和冥想的综合运用，有助于个体释放体内能量，使身心重新充满活力。因此，瑜伽练习之后，个体通常会感到精神振奋和身心平静，这种效果与纯粹的肌肉锻炼不同，更多体现着瑜伽在身心整合和内在能量调节方面的独特作用。相比之下，其他体育运动更多关注随意肌的增强和身体力量的提升。这类运动通常包含快速、加速和重复的动作，主要激活白色或黄色肌纤维，这类肌纤维赋予人体速度、力量和敏捷性。这些运动在增强身体的耐力和力量方面效果显著，尤其适合需要快速反应和强力输出的体育活动。然而，由于这类运动的强度较高，通常会消耗大量的能量，因此在运动后，个体可能会感到疲劳。

（三）技术层面

瑜伽的练习内容丰富多变，不受单一模式的限制。瑜伽体位法包含众多姿势，每一种姿势都有其特定的练习要求和效果。体位法的多样性不仅让瑜伽的练习充满变化和新鲜感，更使得练习者能够全面地调动和锻炼身体的各个部分。在瑜伽的练习中，顺其自然的态度被高度重视，练习者被鼓励根据自身的条件和感受调整姿势的细节，保持身体和心灵的舒适和平和。在技术层面，瑜伽更注重肌肉的伸展和放松，通过缓慢和有控制的动作，帮助练习者提高身体的柔韧性，减轻肌肉紧张和身体僵硬。此外，瑜伽的练习通常呈现静态的特点，通过保持特定的体位，练习者能够深入感受身体的每一个细微变化，从而达到身心合一的境界。

相比之下，其他体育运动往往更注重重复性的活动和竞技性。这类运动中的动作通常是单一而重复的，如跑步、游泳或举重，这类重复性的活动有助于增强特定肌肉群的力量和耐力。竞争精神在这些体育运动中扮演重要角色，激发练习者不断超越自我，提高个人的技术水平和运动成绩。从技术层面来看，这些运动更多依赖于肌肉的收缩，通过快速和有力的动作，实现对身体力量和速度的提升。与瑜伽的静态特性不同，这些运动通常呈现出动态的特点，练习者在运动过程中通常需要保持高强度的身体活动。

（四）治疗层面

瑜伽的体位法和呼吸技巧有助于改善静脉血返流、降低胆固醇水平、改善葡萄糖容限，这些效果对于延长寿命、控制肥胖和增强抵抗疾病的能力均有积极贡献。瑜伽在保持脉搏、血压和心跳稳定方面具有独特优势，甚至在某些情况下可以降低这些生理参数，从而达到镇静和放松的效果。此外，瑜伽通过压力推拿等技巧，对心脏起到镇静作用，改善心肌健康状况和功能，对于心脏疾病患者有着辅助治疗的作用。瑜伽能够改善整个机体系统的功能，特别是对于神经系统的功能具有显著的改善效果。

其他体育运动在治疗层面上更多体现为生理参数的积极变化和身体机能的提升。这类运动通常会使脉搏、血压和心跳等生理参数升高，增强心肌功能和改善呼吸循环系统的功能，对于预防心血管疾病和呼吸系统疾病具有积极作用。在控制肥胖、增强体质和抵抗疾病方面，这些体育运动也表现出显著的效果。然而，由于这些运动通常伴随较高强度和较大负荷，心脏可能会因超负荷而产生紧张，因此在治疗某些疾病时需谨慎选择。

（五）行为影响

在瑜伽运动中，通过持续的体位法和呼吸控制，练习者可以培养一定的耐力和沉着冷静的气质，使个体在面对生活的各种挑战时能够保持理性和镇定。瑜伽强调自我反省的重要性，鼓励个体在练习的过程中持续观察和了解自身的身体和心灵，从而实现自我认知和自我提升。这种以人为本的实践哲学，使瑜伽的练习者在日常生活中更加注重内在的成长和心灵的平衡，培养一种积极、宽和和包容的人生态度。

其他体育运动，在行为影响上更强调竞技精神和团队合作。这类运动通常需要个体展现出较强的进攻和防御能力，强调对速度、力量和敏捷性的培养。在这些运动中，个体通常以自我为中心，通过与他人的竞争和合作，提升个人的技术水平和运动成绩。这种以竞争为核心的运动精神，塑造个体积极向上和不断超越的行为特质，鼓励个体在面对挑战时展现出勇气和决心，实现个人的目标和梦想。

（六）范围层面

瑜伽作为一种锻炼方式，其练习频率相对灵活。理想情况下，每天练习瑜伽能够最大化其对身心健康的益处，但即使不连续练习，也不会对个体产生严重的负面影响。瑜伽在适宜人群方面具有极高的包容性，无论年龄或性别，几乎所有人都可以从瑜伽的练习中获益。此外，瑜伽对环境的要求较低，无论是在家中、办公室，还是户外，只要有足够空间铺开瑜伽垫，就可以进行练习。在辅助设备方面，瑜伽的要求也相对较少，基本的瑜伽垫和舒适的服装即可满足大部分练习需求。在技能获取方面，瑜伽强调在每种体位和呼吸练习中的持续学习和提升，使得练习者能够在不断的练习中获得全面的技能和深入的自我认识。

相对而言，其他体育运动在范围上表现出不同的特点。虽然不是所有体育运动都要求每天锻炼，但如果练习间断，可能会导致关节疼痛、体重增加、肌肉松弛等负面效果，因此对于练习的连续性和规律性有一定的要求。从人群上看，某些体育运动可能仅适合某一年龄段的人群参与，对于年龄和身体条件有一定的限制。环境对于这些运动的影响较大，例如，一些运动需要特定的场地和条件。在辅助设备方面，根据不同的运动类型，可能需要更多的装备和工具。技能的获取通常受限于特定运动或比赛。

第二节 瑜伽流派与特点

一、瑜伽的流派

瑜伽包含多个不同的流派，这些流派各自具有不同的特点和练习重点。目前，瑜伽界内公认的七大主要流派包括：哈他瑜伽（hatha yoga）、业瑜伽（karma yoga）、信瑜伽（bhakti yoga）、智瑜伽（jnana yoga）、王瑜伽（raja yoga）、密宗瑜伽（tantric yoga）和语音冥想瑜伽（mantra yoga）。

（一）哈他瑜伽

在梵语中，“哈”代表太阳，“他”代表月亮，哈他瑜伽因此象征着力量与温柔的平衡，以及阳性与阴性能量的和谐结合。哈他瑜伽的练习重点在于身体姿势和呼吸控制，旨在通过对身体和呼吸的精确控制，达到心灵的平静与专注。它是瑜伽派系中运用最多、流行最广的类别。

哈他瑜伽将人体分为精神体系和肌体体系，强调二者的和谐与平衡。在日常生活中，诸如疲劳、兴奋、哀伤和激动等思想活动往往导致能量的过度消耗，其中大部分并未有效用于生命维持。通常情况下，这种能量的失衡可以通过休息得到自然修复；然而，严重的能量失衡，则可能引发精神和肌体的疾病。哈他瑜伽通过特定的体位法、呼吸技巧和放松方法，可以有效地调节和恢复身体的能量平衡。在哈他瑜伽的练习中，人们可以通过两个鼻孔进行呼吸：右鼻孔的呼吸称为太阳呼吸，它具有激活和加强身体能量的效果；而左鼻孔的呼吸称为月亮呼吸，它有助于使人冷静和舒缓身心。这种呼吸的平衡练习有助于保持呼吸的顺畅，对哈他瑜伽的深入修炼至关重要。通过练习，哈他瑜伽可以给身体的神经系统带来益处，并对内脏器官和各种腺体的健康维护起到一定的积极作用。

哈他瑜伽是增强体质的有效途径，其核心在于通过调节呼吸和精细的体位法，有针对性地锻炼和发展个体的大脑、肢体及内在精神。这一流派因其对促进生理健康的显著效果而在全球范围内广受欢迎，成为现代人在忙碌生活中寻求身心平衡的理想选择。哈他瑜伽包括一系列精心设计的练习，通过各种体位、呼吸和放松技巧，实现对身体各系统的全面调节和功能提升。这些练习对神经系统以及除神经系统之外的各种腺体和内脏器官等均具有显著的促进作用，有助于维持和改善身体机能。练习的核心目标在于促进规律和有节奏的呼吸，以及激发和利用身体的内在潜力。

与王瑜伽相比，哈他瑜伽的练习更加直接和实际，它跳过了王瑜伽初始的内制和制戒阶段，直接进入体位法练习。哈他瑜伽遵循着以下准则：通过改善身体状况促进个体健康，而身体的转变进而可以引导行为和道德观念向更积极的方向发展。在西方世界，哈他瑜伽的多种练习风格如威尼瑜伽、艾扬格瑜伽、力量瑜伽、热瑜伽等均受到广泛欢迎，这些流派的普及体现了哈他瑜伽在西方社会中的深厚影响力和受欢迎程度。值得注意的是，市场上流行的“美体瑜伽”“能量循环瑜伽”等称谓，并非瑜伽的官方流派，而是商业化的命名方式，旨在强调瑜伽练习的某些具体效果。目前，较为流行的哈他瑜伽练习风格主要包括以下几种。

1. 热瑜伽（hot yoga）

热瑜伽是在高温环境下进行瑜伽的体位法和呼吸技巧的练习。这种练习环境被认为能够有效促进身体的柔软性和可塑性，使得练习者的身体更容易“打开”，从而更深入地进行各种瑜伽姿势练习。特别是对于那些有关节问题和运动损伤的练习者，热瑜伽因其温暖的环境条件，有助于减少疼痛，提升关节的灵活性，从而使这些练习者能够从练习中获得更多的益处。在高温的环境下练习瑜伽，练习者的身体会消耗更多的热量。这种热量消耗的增加使得热瑜伽成为那些希望通过瑜伽练习减肥的练习者的热门选择。高温有助于提升身体的柔软性，加速代谢过程，从而使练习者在瑜伽的体位法和呼吸练习中能够实现更有效的热量燃烧和身体塑形效果。需要注意的是，练热瑜伽会给心脏和呼吸系统带来一定的压力，患有心脏病、低血压或者体质虚弱的人要谨慎练习。[①]

2. 阴瑜伽（yin yoga）

在阴瑜伽的理念中，结缔组织和关节被视为身体的“阴”部分，而肌肉和血液则属于身体的“阳”部分。与许多注重肌肉力量和活力的瑜伽风格不同，阴瑜伽专注于身体内部深层结构的练习，尤其强调对骨盆、大腿和下背部区域的结缔组织的锻炼。阴瑜伽的练习特点是注重深度和持久性。它主要采用地面上的被动体式，通过长时间保持某一体式，深入地作用于身体的结缔组织，从而促进这些组织的弹性和流动性。

3. 活力瑜伽（ashtanga yoga）

活力瑜伽，以其体系化的强度练习和对能量流动的深刻理解而著称。据历史记载，活力瑜伽的实践可追溯至约1500年前的《瑜伽合集》。这一流派的实践方法强调对体内能量流动的调节和掌控，通过系统化的体位法和呼吸技巧的结合，促进身心的健康。活力瑜伽练习对每个体位如

① 张军，沈建国．大学体育教程[M]．杭州：浙江工商大学出版社，2020：428.

何使用呼吸、重复次数等都有明确而具体的规定。这种规定性的练习方式旨在通过精确和有序的体位变换，激活和引导体内的能量流动，从而达到增强体质、净化身心的目的。活力瑜伽的运动强度相对较大，不仅要求练习者在体位法的精确执行上下功夫，还要求练习者在呼吸节奏和体内能量控制上有深刻的理解和实践。活力瑜伽的高强度特性使它成为一种适合希望达到明显排毒效果和希望提升体能的练习者的练习方式。通过有序和有节奏性的体位法练习，练习者能够在提升身体柔韧性和力量的同时，实现对身体内部毒素的有效排出，促进新陈代谢，提升整体的生活质量。

4. 辅助瑜伽（lyengar yoga）

在辅助瑜伽中，练习者经常需要利用各种辅助器具，包括障碍物、椅子、垫子和带子等。这些辅助器具的使用使得练习者能够在一个安全和有效的环境中自由探索和执行各种瑜伽体式。辅助瑜伽的独特之处在于，通过对辅助器具的运用，练习者能够借助外部的支撑力和阻力，深入地理解和练习各个体式。这种练习方式特别适合瑜伽初学者、柔韧性和耐力相对较弱的人群，以及有轻微运动损伤的练习者。辅助瑜伽强调体式的准确性和对生理解剖学原理的综合运用，这种对细节的关注和对身体的深刻理解，使得辅助瑜伽成为一种深受练习者欢迎且广泛应用于瑜伽治疗领域的练习方式。

除上述几种瑜伽之外，哈他瑜伽的练习风格还包括流瑜伽和力量瑜伽等。这些练习风格根据练习者的身体状况安排体式序列，并通过流畅如舞蹈的动作和有力的呼吸之间的结合，实现自由而有节奏性的练习。

（二）业瑜伽

业瑜伽，亦称作“实践瑜伽”“行为瑜伽”或“有为瑜伽”，是瑜伽学说中对于行为和其引发的后果的深刻理解与实践。在印度哲学中，“业”代表个体行为的能量，这种能量不可触摸，是驱动生命和影响未来的神秘力量。业瑜伽的核心观念是通过改变个体的行为模式来改变个体的“业报”即行为带来的后果，进而达到心灵的解脱和提升。

业瑜伽强调生命表现的第一层面是行为，从衣食起居到言谈举止，每一个细微之处都是生命的表现，也都将引发特定的结果。该流派倡导通过个体的实际行动和积极实践引导生命的方向。这种实践不仅限于身体层面，也包括精神和心灵的深度工作。业瑜伽提倡将精力集中于内心世界，通过精神活动的引导促进更完善、更有意义的行为模式的形成。业瑜伽的修持不依赖于具体的技术或方法，而更注重生活的细节和行为本身的质量。在这种实践中，行为的意图和态度是十分重要的。业瑜伽强调，个体应以自愿、善意和无私奉献的心态参与生活的每一方面，这样的心态能够促进个体的热情和进取精神，净化心灵、体验幸福和快乐。通过这种日常生活中的实践，业瑜伽的修行者能够逐步改变自己的“业报”，走向心灵的自由和解脱。

（三）信瑜伽

信瑜伽，常被称为“奉爱瑜伽”，是瑜伽众多流派中专注于精神和情感层面的一种。核心理念是通过对神或至高无上的存在的奉爱和奉献，实现个体的心灵净化和精神提升。在信瑜伽的实践中，爱和奉献被视为连接个体与宇宙之间神圣纽带的重要途径。

信瑜伽的实践不依赖于复杂的体位法或呼吸技巧，而是通过持续的祷告、赞美、咏唱和对神圣存在的深深敬仰，实现心灵的专注和投入。这种奉献的过程帮助个体超越自我中心的限制，通过爱的力量实现内在的和谐与平静。信瑜伽的修行者常常参与吟唱圣歌和参加集体礼拜，这些活动帮助他们培养对生命的深深感激和对宇宙的无限敬畏。通过这种对神的无条件的爱和奉献，信瑜伽的实践者旨在洗涤内心的杂念，培养纯洁和宽恕的品质，最终达到与神圣存在的统一和心灵的解脱。

（四）智瑜伽

智瑜伽，亦称为知识瑜伽或智慧瑜伽，目的在于通过深入的思考和冥想达到对生命本质的理解和自我认知的清晰。在梵语中，“jnana”意为“知识”或“智慧”，因此智瑜伽强调的是内在智慧的觉醒和对真理的深刻探索。

在智瑜伽的修行中，修行者会进行深入的思辨。智瑜伽强调通过知识的修习和内省，修行者能从无明的束缚中解脱出来，触及并理解那些将他们指引至神圣知识的古老经典，实现个体与宇宙终极本质——梵的合一。这种路径适合那些渴望深入理解生命、感知存在奥秘的求知者。智瑜伽进一步区分了知识的层级，认为普通的知识仅限于对生命和物质世界的表层理解，属于较低等级的知识。而智瑜伽追求的是那些被视为具有神圣启示性质的知识，即那些能引导个体深入理解生命和宇宙真谛的古老经典。修行者要通过持续的“自我探索”，体验和理解宇宙的终极实质。在这一过程中，修行者不断地探问“世界的本原是什么”“我是谁”等深奥的哲学问题，通过智瑜伽的修行，洞察事物表象之下的本质，从而实现与梵的统一。

智瑜伽强调，通过深入的智瑜伽练习和冥想实践，修行者能够触及并激活位于人体头顶的重要能量中心——梵穴轮。这种激活被视为一种精神觉醒的过程，使得修行者能够接纳并融合梵的能量，从而实现智慧的领悟和生命能量的提升。智瑜伽的修行者通过持续的瑜伽冥想和修行实践，深入探索世界的本质，领悟生命的深刻意义，并在此过程中实现个体的精神提升和生命之气的增强。

（五）王瑜伽

王瑜伽，也被称为皇家瑜伽或“经典瑜伽”，是瑜伽传统中一种深入且全面的实践路径，以心灵的控制和冥想为核心。它强调的是通过心理和精神层面的练习，达到心灵清净和意识提升的目的。在梵语中，“raja”意味着“王”，“王瑜伽”因此象征着对心灵的控制和精神性的统治。王瑜伽的实践基于古典文献《瑜伽经》中所描述的八支路径，包括制戒、自律、体位法、呼吸控制、感官收敛、专注、冥想和三摩地。王瑜伽的实践者对这八个层面的持续修习，旨在净化身心，控制内在的思维波动，达到心灵专注与内在和谐的境界。通过这一系列的实践，王瑜伽可以帮助个体达到身体上的健康和稳定，引导个体在心理和精神上的成长和自我超越。

（六）密宗瑜伽

在瑜伽的众多分支中，密宗瑜伽是一种融合仪式、象征和冥想技巧的深奥实践，旨在通过激发和升华个体内在的能量，帮助个体实现精神觉醒和宇宙一体的体验。密宗瑜伽起源于古印度的密宗传统，其核心理念是宇宙中存在的一切能量，包括个体内在的精神和生理能量，都是相互连接和相互转化的。在密宗瑜伽的实践中，重视能量中心的激活和能量通道的清洁。修行者通过特定的体位法、呼吸技巧、冥想，以及使用各种象征性的仪式和咒语，旨在唤醒位于脊柱底部的潜在能量，并引导这股能量通过脊柱的能量通道上升，激活身体的各个脉轮。激活和升华昆达里尼能量被视为实现深层自我觉醒和精神提升的关键。当这股能量成功上刀并通过身体的脉轮时，个体能够体验到深刻的心灵净化和内在和谐，逐步认识到自我与宇宙之间的深刻联系，从而达到心灵的解脱和智慧的觉醒。

密宗瑜伽，是瑜伽众多流派中较为深奥的一种，需要谨慎练习。密宗瑜伽在练习中虽然具有极大的精神和身体转化潜力，但同时带有一定的风险。在激活和引导昆达里尼能量的过程中，练习者如果没有适当的准备、指导和自我觉知，可能会对自己的身心健康产生不利影响。因此，对于希望探索和实践密宗瑜伽的学练者来说，应在有经验的瑜伽老师的指导下进行练习。

（七）语音冥想瑜伽

语音冥想瑜伽，亦称咒语瑜伽，是一种通过声音的振动和反复吟诵达到净化心灵和提升意识状态目的的瑜伽实践。在梵文中，“mantra”一词由“man”（心灵）和“tra”（引导）两部分组成，旨在通过特定的语音将心灵从日常的纷扰、欲望和忧虑中引导至一种更高的意识层面。语音冥想瑜伽的练习不仅涉及口头发音，还包括在内心深处不断重复神圣的声音，以完成瑜伽的修炼。

语音冥想瑜伽的修持理论和方法主要体现在通过声音的振动实现心灵净化和意识提升的过程中。这种实践认为，个体通过将注意力专注于对瑜伽咒语的吟唱上，并持续重复特定的声音，可以改变大脑的意识状态，从而超越无知和不安的心理状态，达到一种善良和宁静的内心状态。在语音冥想瑜伽的实践中，修行者所吟唱的咒语可以是单个音节、单词或一段短语。修行者通过反复且有节奏的吟唱，利用声音的振动集中思维，从而实现身心的和谐与统一。这种通过声音振动引导心灵的实践有助于提升个体的精神状态，是身心协调和内在平和的重要途径。

二、瑜伽的特点

（一）瑜伽的健身特点

1.广泛性

瑜伽运动能够跨越性别、年龄和身体素质的界限，为不同背景的个体提供一种协调身体和精神的有效途径。作为一种身心练习方式，瑜伽不局限于特定群体，所有寻求身体健康、心灵宁静和精神提升的人都可以参与。这种包容性使得瑜伽成为一种普遍适用的健身和自我提升手段，无论是年轻人还是老年人，无论是身体强壮的运动员还是处于康复期的患者，都可以通过有规律的瑜伽练习，根据自身的条件和需求，得到相应的益处。另外，瑜伽的广泛性还体现在瑜伽所囊括的丰富流派和多样的练习方式上，每一种流派都有其独特的焦点和练习方法，可以满足不同练习者的健康需求和精神追求。

2. 有效性

实践证明，瑜伽对人体的生理、精神和情感等方面都会产生积极影响。从机体上看，瑜伽练习通过调节和平衡神经系统与内分泌系统，能够有效促进个体生理机能的协调和稳定。长期、科学、正确地进行瑜伽训练能够显著改善交感神经系统和副交感神经系统的平衡，从而带来身体的放松和心灵的平静。此外，瑜伽的体位法通过促进肠胃蠕动和增加消化液分泌，以及增强肾脏供血能力等方式，有助于改善人体内脏器官的功能，促进消化系统的健康运作。瑜伽的练习功能，还包括通过净化血液和调节体重维持身体健康。无论是消除过剩脂肪以对抗肥胖问题，还是通过平衡饮食和增加体重帮助消瘦人群，瑜伽都能够提供有效的解决方案。这些练习通过直接或间接影响人体各种系统的功能，使整个机体系统达到一种理想的平衡状态。

在预防和治疗疾病方面，瑜伽练习同样表现出显著的有效性。特定的瑜伽姿势能够作为一种辅助治疗手段，通过身体的扭转和挤压等，实现对于身体特定部位的集中锻炼，并促进身体气血的流通。这些练习有助于疾病的预防，并对多种身心相关疾病的治疗产生显著的积极效果。

3. 安全性

作为一种健身方式，瑜伽的安全性得到了广泛认可。瑜伽的体位法和呼吸练习遵循着人体生理学和解剖学原理，虽然某些姿势看起来可能与人体的自然规律不符，但实际上，瑜伽的练习动作要求练习者进行缓慢、均匀的动作执行，并且练习的每一步骤都是明确和清晰的。在进行瑜伽练习时，个体需要根据自身的体能和承受能力适当调整动作，避免过度扭转和伸展，从而有效地预防运动损伤。这种对动作精确控制和个体适应性的注重，能够保证瑜伽练习的安全性和有效性。此外，瑜伽的练习环境要求相对简单，不依赖特定的场地或复杂的器械。一个安静、空气清新的空间便足以进行练习，这使得瑜伽方便易行，还减少了因场地或器械不当而引发的潜在安全风险。在练习过程中，瑜伽很少依赖于可能存在安全隐患的器具，进一步增强了它作为一种健身方式的安全性。

（二）瑜伽的健心特点

1. 融入自然，愉悦心情

对于瑜伽修行者而言，身体是连接自我与自然、实现心灵平和的桥梁。瑜伽的体位法能够帮助练习者解除一天的疲劳和压力，放松紧张的肌肉，恢复体力和活力，也能够在更深层次上促进心灵的安宁和愉悦。

回归自然是目前风靡世界的生活方式新概念，也是瑜伽所推崇的理念。[①] 瑜伽强调人与自然的和谐统一，即“梵人合一”。这要求练习者在练习中首先融入大自然，通过呼吸技巧吸纳自然界的新鲜空气，感受自然的生命力和清新。在大自然的怀抱中，练习者的各种体式得以自然而然地展开，体内的能量在自然的调和下得到平衡和提升。这种与自然的融合有助于促进体式的有效施展，实现人与自然的紧密连接，使练习者在体验中感受到身心的愉悦和自由。

2. 摒弃杂念，平静心境

在瑜伽的实践中，对身体姿势的调整、呼吸的控制及意识的集中是实现心灵净化的重要途径。瑜伽要求练习者在练习过程中将意识集中于特定的焦点，通过这种专注，促进意识的净化和内在的平和。瑜伽的实践者在这一过程中学会控制和抑制由外界刺激引发的知觉器官的瞬息反应，从而在一种安静的环境和内心的宁静中，激发身体和精神深处的潜能，达到自我完善和升华的目的。瑜伽的练习要求身体姿势和呼吸的和

① 黄彩华，廖建媚．瑜伽的起源与特点[J]．辽宁体育科技，2004（5）：33．

谐，强调意念的集中和内在的觉醒。通过将这三者有机结合，瑜伽练习者能有效地排除生活中的杂念，放松大脑，缓解和释放内心的压力。这种心灵的自我净化和情绪的释放，有助于消解烦恼，实现心灵的平衡和净化。因此，瑜伽是一种综合的身心修炼方法，其对摒弃杂念、平静心境的追求，可为练习者提供一种从紧张和忙碌中解脱出来的有效途径，指引他们达到更高层次的心灵净化。

3. 改善情绪，平定心态

瑜伽练习讲究在宁静的心境下进行身体的舒缓伸展，将所有的注意力集中在每一个动作所产生的感觉上。清新、自然的环境加上婉转流动的音乐，会使练习者的身心沉浸在无比宁静的氛围中，净化心灵，调整情绪。[①] 瑜伽的实践被广泛认为对改善情绪和平定心态具有显著效果，通过身体的姿势、呼吸控制和心灵的专注，瑜伽帮助练习者达到内心平和的状态，减少由紧张和忧虑引起的身心疾病。

瑜伽的体位法和动作本身设计得舒缓而轻柔，这种练习能够直接对人的情绪产生积极的影响。通过这些平和的动作，练习者能够从日常生活中的紧张、恐惧和焦虑中解脱出来，降低郁闷情绪，增强自信心。这种身体上的舒展和放松对于情绪的调节起着至关重要的作用，帮助个体维持心理平衡，抵御外界压力的侵扰。此外，瑜伽的体位法练习能提升个体的身体运动能力，如灵活性和坚韧性，也对身心健康有显著的治愈效果。有规律的瑜伽练习，可以有效缓解身体疲劳，平稳神经系统，甚至辅助治疗某些特定的身体疾病，如胃病和脊椎问题。这种身心的休息和能量恢复，使练习者在面对生活、工作和学习等各种挑战时，能够始终保持一个良好的身心状态，表现出更强的适应能力和心理韧性。

① 陈雨彤. 练习瑜伽的四大理由：瑜伽健身系列谈（4）[J]. 中国养生保健（上半月），2006（9）：23—24.

第三节　瑜伽运动的基础知识

一、瑜伽的基本姿势要求

瑜伽姿势是指一个人能够在身体上和精神上保持稳定、平静、超脱和舒服的姿势。[①] 在进行瑜伽健身时，正确、舒适和稳定的姿势是保障练习者安全、有效练习的基础。练习者在执行每一个体位时都需要遵循瑜伽的原则和技巧，保证姿势的精准和适宜性。另外，练习者在练习过程中还需要保持身体和心灵的舒适感，避免过度拉伸或强迫，允许身体在安全范围内逐步适应和深入。练习者在做出某一瑜伽姿势时要保持身体的平衡和稳定，避免摇晃和突然的动作，以免引发由身体不稳定导致的受伤。

瑜伽的姿势影响着练习者的锻炼效果，帮助练习者提升自我觉知、控制能力和专注力。然而，如果姿势执行不当，不仅难以达到预期的练习目标，还可能对身体造成不必要的压力和伤害。因此，人们在瑜伽练习过程中要保持正确、舒适和稳定的姿势。

从生理学和心理学视角上看，瑜伽的姿势具有明显的科学性，对身心健康具有深远影响。不恰当的动作姿势可能会导致肌肉不得不承担本应由骨骼支撑的负担，从而引起机体的过度疲劳。在极端情况下，不正确的姿势甚至可能直接导致肩膀、脊椎、膝盖、脚踝和髋关节等部位的损伤，这与瑜伽练习所追求的身体健康和内在平衡的初衷背道而驰。从心理学的角度上看，不当的姿势可能会对个体的气质、情绪和形体产生负面影响，干扰练习者的心理状态和情绪平衡。此外，错误的姿势练习不利于练习者在瑜伽实践中建立自信，可能会造成挫败感，影响练习的连贯性和有效性。因此，瑜伽姿势的修炼应以个人的身体承受能力和心理舒适度为基准，避免过度夸张或过于拘谨的姿态。练习者应力求在保

① 任晋军. 大学体育与健康教程[M]. 北京：教育科学出版社，2010：252.

持身体姿态的平衡和舒适的同时，结合生理和心理的科学原理，精细调整每一个动作，真正达到身心健康和内在平和的目标。

在瑜伽练习实践中，瑜伽练习的姿势要求通常包括以下几点（表1–3）。第一，放松肩膀，挺直胸部并收紧腹部，手臂自然垂在肩膀下方。同时，双脚应稳固站立，膝盖保持放松，身体重量均匀地分布在双腿和脚上，保证整个体态的稳定性和平衡性。此外，保持呼吸的顺畅和自然也是瑜伽姿势的重要组成部分，有助于提升姿势的持续性和动作的流畅性。第二，合理的瑜伽姿势需要基于练习者的具体练习目的和身心状况进行确定。瑜伽的体式是多样化的，每种姿势都有其特定的目的和效果，因此，选择合适的体式并正确执行，对于实现瑜伽练习的效益最大化至关重要。不同的姿势可针对身体的不同部位和功能进行伸展和调理，从而确保瑜伽练习能全面地促进身体的健康和内在的平和。第三，正确的瑜伽姿势强调身体对称性的重要性，这不仅有助于促进肌肉的平衡发展，还对骨骼的正确生长和身体结构的整体稳定性有显著影响。身体对称性确保了体力和能量在两侧身体上的均匀分配，从而避免单侧负荷过重，预防肌肉拉伤和骨骼变形。第四，规范的瑜伽姿势应该使上半身得到充分伸展。通过科学的体位调整，练习者能够确保头部和上半身的自由舒展，这有助于增强脊柱的灵活性，提高胸廓的开放度，从而促进呼吸的深度和顺畅性。在这种姿态中，练习者的整个身体能够保持稳固和平衡，为进一步的练习打下坚实的基础。第五，科学的瑜伽姿势应使练习者的身体变得充满活力、灵活自如，带来内心的平静和自信。在瑜伽练习中，身体的每一次微妙运动和调整都是对练习者内在潜力的唤醒和利用。通过体位法的持续练习，练习者能够逐渐解锁和提升自己的生理机能水平，使身体的各个系统，如呼吸、循环、消化和内分泌系统，能够在最理想的状态下运行，最大限度地发挥生命潜能。

表1-3 瑜伽练习的姿势要求

序号	姿势要求	对练习者的影响
1	放松肩膀，挺直胸部并收紧腹部，手臂自然垂在肩膀下方，双脚稳固站立，保持呼吸顺畅和自然	保证体态的稳定性和平衡性，提升姿势的持续性和动作的流畅性
2	基于练习者的具体练习目的和身心状况确定合理的瑜伽姿势，选择合适的体式并正确执行	实现瑜伽练习的效益最大化，全面地促进身体的健康和内在的平和
3	强调身体对称性的重要性，促进肌肉平衡发展，对骨骼正确生长和身体结构的整体稳定性有显著影响	避免单侧负荷过重，预防肌肉拉伤和骨骼变形
4	使上半身得到充分伸展，增强脊柱的灵活性，提高胸廓的开放度，促进呼吸的深度和顺畅性	为进一步的练习打下坚实的基础，保持稳固和平衡
5	使练习者的身体变得充满活力、灵活自如，带来内心的平静和自信，提升生理机能水平	逐渐解锁和提升练习者的生理机能水平，最大限度地发挥生命潜能

二、瑜伽的呼吸与安全

（一）瑜伽的呼吸

呼吸是人体通过肺部交换空气的过程，主要包括吸气（吸入氧气）和呼气（排出二氧化碳）两个阶段。这一过程对于维持生命具有十分重要的作用，因为它是人体获取氧气和排除代谢废物的主要方式。实际上，许多身心问题的根源在于不正确的呼吸方式、负面情绪和不良饮食习惯。一般人的呼吸往往是不规律的，浅表而缺乏系统性，无法与身体的自然节律协调一致。这种不规律和浅表的呼吸模式会逐步损害人体的神经系统，削弱内分泌系统的功能，导致身体失去力量和活力，从而引发一系列身心不适的症状，如疲劳、沮丧和烦躁。因此，瑜伽中的呼吸练习强调有意识地控制呼吸的节奏和深度，使呼吸与身体的自然节律相协调，从而促进身体各系统的协调运作和内在能量的平衡。正确的呼吸方法是瑜伽练习者必须掌握的基本技能之一，是实现瑜伽练习效果的核心要素。

瑜伽练习者应该意识到，忽视对呼吸进行调节和控制的单纯的体位练习，无法达到瑜伽修炼的整体效果。只有将呼吸练习与体位法、冥想和生活习惯调整相结合，才能真正实现身心的健康和内在的平和，达到瑜伽练习的最终目的。

瑜伽中的呼吸技巧是富有变化的，旨在通过呼吸的节奏、深浅、持续时间甚至屏息的有意识调节，唤醒和激活自主神经系统，从而调节身体的能量状态和心理情绪。瑜伽呼吸的实践大体上可以分为两种基本模式：快速有力的呼吸和平缓深长的呼吸，每种模式都有其独特的作用和适用场景。在情绪低落或体力疲惫时，快速有力的呼吸能够有效刺激自主神经系统，为身体注入活力，恢复精神和体力。这种呼吸模式通过加快呼吸节奏，提高呼吸的强度，快速改变身体的能量状态，帮助个体从困顿中迅速恢复。在焦虑紧张或心理压力大的情况下，平缓深长的呼吸能够使神经系统平静下来，达到身心放松的效果。这种呼吸模式通过延长单次呼吸的持续时间，减缓呼吸节奏，帮助个体缓解紧张情绪，恢复内心的平静和平衡。在哈他瑜伽的练习中，通过对呼吸的精准控制和持续练习，练习者能够保持呼吸的通畅和均衡，加深对身体和思想的感知，逐渐觉察到生命能量的微妙流动。正确的呼吸练习能够有效清理身体，排出体内的毒素，提升练习者对身体的控制力和自我觉察能力，促进身心的和谐。

（二）瑜伽的安全

人体的运动系统主要由骨骼系统和肌肉系统构成。骨骼系统由骨骼和关节组成，起到支撑和保护身体的作用，同时作为运动的杠杆。关节则像枢纽一样，使身体能够灵活运动。肌肉系统主要包括骨骼肌，它附着在骨骼上并横跨关节，骨骼肌收缩和伸展产生动力，推动骨骼围绕关节进行运动。简言之，肌肉系统是身体运动的主动发起者，而骨骼系统则是被动响应者。在瑜伽体式的练习中，所有的屈曲、伸展、扭转和支撑动作，无论是细微的调整还是较大范围的运动，都是由骨骼系统和肌肉系统的紧密协作共同完成的。因此，了解身体结构的科学知识，可以帮助瑜伽练习者更好地理解各种体式对身体各部分的作用，从而在练习中做出适当的调整，提升瑜伽练习的安全性和效果。

1. 骨骼系统

成人体内共有 206 块骨骼，这些骨骼分布于头颅、躯干和四肢三个主要区域。躯干的骨骼包含 24 块椎骨、1 块骶骨、1 块尾骨、1 块胸骨，以及 12 对肋骨。脊柱是由 26 块脊椎骨构成的结构，包括 7 块颈椎、12 块胸椎和 5 块腰椎，以及骶骨和尾骨。脊柱呈现两种主要的弯曲形态：一级弯曲和二级弯曲。脊柱自然弯曲是身体支撑和运动协调的保障机制，可以为瑜伽中各种体式的执行提供必要的空间和灵活性。在四肢骨骼中，上肢和下肢分别由 64 块和 62 块骨骼构成，分布在人体两侧，呈现出对称的结构。在瑜伽的各种体式中，上肢骨主要负责细致的操作和灵活性的表现，而下肢骨则承担起身体的支撑和稳定作用。这种分工使得瑜伽练习者能够在保持身体平衡的同时，展现出优雅和力量的结合，进而在瑜伽的修炼中达到身心的和谐与统一（表 1-4）。

表1-4　人体部分骨骼系统的构成及在瑜伽中的作用

骨骼部分	结构描述	在瑜伽中的作用
颈椎	7 块颈椎骨，高度灵活，支撑头颅	通过颈部动作增强灵活性，保持颈椎健康，支持头部动作
胸椎	12 节椎骨，与肋骨相连，支撑胸腔	提供胸廓稳定性，支持呼吸控制，参与躯干的弯曲和扭转
骶椎	由 5 块椎骨融合成骶骨，构成骨盆后壁	通过练习提高骶骨区域的灵活性，促进骨盆血液循环
上肢骨	包括肩胛骨、锁骨、肱骨、尺骨、桡骨和手骨	执行细腻动作，体现灵巧性，支撑体式如倒立和手臂支撑
下肢骨	包括髋骨、股骨、髌骨、胫骨、腓骨和脚骨	提供身体支撑，参与行走和平衡维持，构建稳固基础

颈椎位于头部和胸椎之间，虽体积较小，却因高度的灵活性、频繁的活动及承担头颅重量的重要性而成为脊柱中非常关键的部分。组成颈椎的 7 块椎骨各具特性，其中第一颈椎和第二颈椎的结构独特，而第二至第七颈椎两两之间，以及第七颈椎和第一胸椎之间，各有一个椎间盘，共计六个，为颈椎的活动提供了必要的缓冲和支持。颈椎拥有比胸椎和腰椎更广泛的活动范围，以适应头部的各种运动，包括前屈后伸、左右侧屈、左右旋转，以及由这些基本运动组合而成的复杂动作。这些动作的实现，主要依赖于从第二颈椎到第七颈椎的协调运作。通常，颈椎能够实现大约 45° 的前屈和后伸，这些动作的幅度主要由椎间盘的前后滑动决定。然而，这些运动并非无限制，颈部的韧带和肌肉群对过度的前屈和后伸都有一定的限制，以保护颈椎不受损伤。

颈椎的活动范围在个体之间存在显著差异，这通常受年龄、职业习惯及锻炼程度的影响。通常，随着年龄的增长，颈部的活动性逐渐受到限制。颈椎呈现一定的弯曲，这种自然的生理曲度对于维持颈椎的健康具有重要作用。生理曲度增加了颈椎的弹性，能有效减轻并缓冲因重力带来的震动，保护大脑免受冲击。然而，现代生活方式，尤其是长时间固定姿势地注视电子设备屏幕，如长时间低头操作手机，可能会影响颈椎的正常生理曲度，导致颈椎僵硬或其他不良体态的形成。因此，瑜伽练习强调通过各种细微的颈椎动作维持和增强颈部的灵活性，从而保持颈椎的健康状态。

胸椎位于颈椎之下、胸腔后部，由 12 节椎骨构成，并与 12 对肋骨相连，椎骨结构包括椎体、椎弓和突起，且自上而下体积逐渐增大，形成脊柱的中段。这一区域与肋骨和胸骨共同构成桶状结构，保障着脊柱中段的稳定性和功能性。胸椎的每一节都连接着胸脊神经，这些神经从脊髓中出发，分为前后两支，其中前支（肋间神经）沿肋骨走向，后支则进入背部。作为脊柱中稳定性最佳、功能最强的部分，胸椎段不仅承载重力、缓解冲击，还支持脊神经和内脏器官。分布在胸椎段的内脏神经系统直接影响心脏、胃、肝脏、胆囊、胰腺、小肠和肾等重要器官的功能，因此，胸椎的健康状况对整个内脏功能和全身健康至关重要。在瑜伽练习中，胸椎的稳定性和灵活性对于呼吸控制、开肩和后弯等体式至关重要。这些体式练习需要胸椎与颈椎和腰椎的协调配合。瑜伽中针对胸椎的呼吸练习和体式练习，可以增强胸椎段的稳定性与灵活性，为深层次的屈曲和扭转提供必要空间。此外，瑜伽练习还能有效纠正含胸驼背等不良体态，帮助练习者塑造挺拔向上的体态，培养充满活力和朝气的气质。

骶椎，位于腰椎之下，由 5 块原本独立的椎体融合形成一个固定的骨性结构，称为骶骨。它与第五腰椎相接于上端，与尾骨相连于下端，形状呈前凹后凸的倒三角形，并构成骨盆后壁的一部分。骶骨的灵活度相对较低，其主要功能在于为人体的生殖系统提供坚固的支撑和保护。在瑜伽练习中，尤其是那些着重于开髋和深度前屈的体式，都有助于促进骶骨与第五腰椎间的灵活性。

上肢骨由上肢带骨（肩胛骨和锁骨）和自由上肢骨（包括肱骨、尺骨、桡骨和手骨）构成。肩胛骨呈三角形，扁平地位于胸椎两侧，作为肩部的重要组成部分，它与锁骨及肱骨相连接。肱骨作为大臂的主要骨骼，提供坚实的骨性支撑并为肌肉提供附着点。在前臂部分，尺骨位于内侧，桡骨位于外侧，两者相互配合，共同支撑前臂，并为肌肉提供附着点，使小臂和手部能够灵活运动。上肢骨在人体运动中主要负责执行细腻和灵巧的动作。在瑜伽体式的实践中，上肢骨的作用尤为重要，频繁涉及协助打开胸腔和腋窝，以此构建舒展开放的体态。通过对于倒立和其他上肢支撑性体式的练习，练习者可以提升自身的上肢力量。

下肢骨构成了人体的重要支撑系统，包括下肢带骨（左右对称的髋骨）和自由下肢骨（包括股骨、髌骨、胫骨、腓骨和脚骨）。髋骨位于躯干下方，与骶骨和股骨相连，为大腿提供坚实的骨性支撑和肌肉附着点。股骨下端与髌骨相接，髌骨作为人体最大的籽骨，对膝关节的稳定起着至关重要的作用。尽管髌骨体积不大，却是极其重要且脆弱的骨骼，容易因外力打击、运动错误或其他原因受损，且一旦受损不易修复。因此，瑜伽练习者在进行体式练习时应避免通过压迫膝盖的方式进行伸展，不应实施膝盖超出脚尖的力量练习。正确的方法是通过收紧大腿肌肉提供膝窝伸展的空间，并通过启动臀肌减轻髌骨的重力压迫，从而有效保护髌骨，避免运动损伤。胫骨位于小腿内侧，承担主要的负重作用，而腓骨则位于小腿外侧，细长而轻盈。下肢骨的重要功能在于支撑整个身体的重量。个体在呈现一个端正、挺拔且优雅的体态时需要将身体重量均匀地分布于双腿之间。如一条腿长时间承担过多体重，可能导致身体不平衡和各种病变。瑜伽练习中的根基正位体式有助于构建和加强双腿的力量，提高双腿均匀支撑身体的平衡控制能力。

2. 肌肉系统

人体的肌肉系统，主要由附着在骨骼上的骨骼肌构成，广泛分布在躯干和四肢部位（表 1–5）。这些肌肉在人体中呈对称分布，形状和大小多样，一个健康的成年人拥有大约 600 块骨骼肌。骨骼肌是人体活动的核心动力，遍布在颈肩、躯干和四肢等区域，能够根据个人的意志进行自如的收缩和放松。在一个健康成年人的身体组成中，骨骼肌的重量大约占到体重的 40%。不过，通过持续和有效的锻炼，如瑜伽练习，骨骼肌的比重可以得到显著提升，有可能达到体重的 60% 左右。从体积的角度看，同重量的骨骼肌体积仅为脂肪的三分之一。例如，对于一个体重为 65 千克的成年人，骨骼肌占 40% 的个体与骨骼肌占 60% 的个体相比，前者的体积大约是后者的 1.2 倍。这就解释了为什么同体重的两者在外观上，肌肉含量更高者看起来更为紧实和匀称。

表1-5 人体部分肌肉组的基本功能及在瑜伽中的作用

肌肉组	功能描述	在瑜伽中的作用
核心肌群	环绕在腰椎周围，支撑和保护内脏器官，维持腰椎的健康活动	通过瑜伽练习增强核心控制能力，激活深层核心肌肉，保持身体稳定性和灵活性
臀部肌群	维持人体站立和行走，控制髋关节后展和外展	瑜伽体式练习可提供适当的运动负荷，保持臀部肌群活力和弹性，塑造臀部曲线美
腿部肌群	支撑身体重量，完成行走和保持身体平衡	通过根基正位体式练习增强腿部力量，提高平衡控制能力，塑造修长优美腿部线条
背部肌群	支撑躯干，协调颈部、头部和肩部运动	通过瑜伽体式练习加强背部肌肉，增强肩部和上肢运动能力，构建健康稳固的上半身结构

核心肌群，也被称作腹部肌群，是环绕在腰椎周围、覆盖腹部内脏器官的一系列肌肉。这些肌肉位于胸廓的下缘和骨盆之间，包括腹直肌、腹外斜肌、腹横肌、腹内斜肌，以及位于腰椎两侧的腰方肌。核心肌群的功能对于维持腰椎的健康活动、协助完成躯干的弯曲、伸展和扭转等动作至关重要。这些肌群的紧实收缩对于预防骨盆前倾和腰椎相关疾病也发挥着重要作用。瑜伽中针对核心控制的体式练习，不仅可以有效提高核心肌群的控制能力，还可以通过有意识的呼吸控制练习激活深层核心肌肉。

臀部肌群，位于骨盆的后侧部分，根据深浅不同被划分为三个层级。浅层主要包括臀大肌和阔筋膜张肌，中层由臀中肌和梨状肌组成，而深层则以臀小肌为主。臀部肌群是维持人体站立和行走的关键力量来源，同时是控制髋关节后展和外展的主要肌群。臀部肌肉力量不足，可能导致一系列问题，如臀部肌肉收缩不当、髋关节运动受限，从外观上可见臀部两侧皮肤凹陷，以及臀部扁平、下垂的现象。瑜伽体式练习能够为臀部肌群提供适当的运动负荷，有助于保持臀部肌群的活力和弹性。这样的练习不仅能够塑造臀部的曲线美，预防由于臀肌力量不足带来的健康问题，还能够提升臀位线，从而在视觉上拉长腿部线条。

腿部肌群分为大腿肌群和小腿肌群两大部分。大腿肌群由股四头肌、内收肌群（包括长收肌、短收肌和大收肌），以及由股二头肌、半腱肌和半膜肌组成的腘绳肌群构成。股四头肌负责屈曲大腿和小腿，同时是支撑人体站立、行走和承重的关键肌肉。大腿内侧的内收肌群协助完成腿部的内外旋转和髋关节的屈曲动作，强健的内收肌群能预防腿部外展引起的不良体态，如“外八字”。腘绳肌群则主要负责腿部的屈曲、内旋和外展动作，有助于塑造修长优美的腿部线条。小腿肌群包含前侧、外侧和后侧肌群，主要功能是协助完成站立、行走及脚尖和脚跟的升起动作，同时构建稳固的足弓，有效承载和缓冲身体重量。整个腿部肌群不仅是支撑身体重量、完成行走和保持身体平衡的基础，也是全身动作协调和力量分配的关键。因此，构建腿部肌肉的力量是整体肌肉协调运作的基础，也是塑造健美腿部线条的重要因素。鉴于腿部肌肉的重要作用，瑜伽练习通常以强化腿部肌肉力量为起点，通过根基正位的体式练习，培养练习者的基础力量，为进一步的瑜伽练习奠定坚实的基础。

背部肌群，作为躯干后侧的主要组成部分，沿胸椎两侧对称分布，并根据深浅不同被分为三层：浅层、中层和深层肌肉。在瑜伽体式的练习中，尤其是本书所重点介绍的部分，浅层背部肌肉经常被调动和锻炼。这些浅层肌肉包括斜方肌、背阔肌、肩胛提肌和菱形肌。斜方肌，从颈椎到胸椎末端呈三角形分布，承担着协调颈部、头部和肩部运动的重要职能。健壮的斜方肌有助于塑造挺拔且舒展的体态，而斜方肌的弱化则可能导致肩部下垂和弯曲的体态。长时间的低头工作和不适当的运动习惯可能导致斜方肌的紧张或增厚，形成不良体态。因此，斜方肌在瑜伽体式练习中需受到特别关注和细心练习。背阔肌位于胸部后侧，在上臂与肩关节的伸展和旋转运动中发挥着重要作用，是上肢力量的重要来源。强化背阔肌不仅能增强肩部和上肢的运动能力，还有助于构建健康、稳固的上半身结构。

在瑜伽的高级体式序列中，许多要求倒立和支撑的动作依赖于健壮的背阔肌提供力量支持。瑜伽的练习强调一个核心原则：非暴力。非暴力原则倡导在体式练习中对身体采取温和、非强迫的态度，避免使用过分的外力，以防止身心受伤。瑜伽体式的实践是多样化和个性化的，没有统一的模式，且因人而异。所有的瑜伽动作在实践时都应该是稳固且可控的。每个人在练习瑜伽时都应尊重自己的身体条件和个体差异，深入体验和感受由每一个动作带来的变化。练习中，肌肉应保持适当的张力，以支撑身体，练习者应注重使力量分布均匀，运用意识感知和控制呼吸及肌肉的运作方向；每完成一个体式后，应检查是否达到了稳定的基础、平衡的力量分配和集中的注意力。错误的练习方式可能带来不利的后果，如不当的用力可能会导致关节承受额外压力，引发扭伤、拉伤、肌肉疲劳或血管破裂等情况。因此，在瑜伽练习中，需要注意保持对安全的警觉性。

三、瑜伽练习的注意事项

（一）瑜伽练习前后的饮食习惯

一般建议，在瑜伽练习前至少一小时内避免进食。如果在练习前感到饥饿，可以选择在练习前半小时摄入一些流质和易消化的食物，如稀粥或面条，但注意量不宜过多，以免影响练习的舒适度和效果。瑜伽练习结束后，适当补充水分和能量是非常必要的。可以饮用一杯白开水或选择淡盐水、酸奶、蜂蜜和果汁等饮品，以帮助身体恢复体力，补充练习中流失的水分和能量。需要特别注意的是，吃饱后立即进行瑜伽练习是不推荐的。这是因为食物在短时间内尚未被完全消化，立即进行体式练习可能会增加肠胃的负担，引起不适，如呕吐或眩晕等症状。因此，合理安排饮食和瑜伽练习的时间，对于确保练习过程的安全和舒适至关重要。

（二）空调房里不宜练习瑜伽

瑜伽练习的环境选择对于保障练习的效果和安全非常关键。理想的瑜伽练习环境应是阴凉、通风良好的场所。可以选择室内空间充足、清洁且舒适的房间，或者选择户外如花园、草坪等开阔自然的地方。然而，要注意避免在大风、寒冷、酷热或空气质量差的条件下练习，以确保身心的舒适和安全。特别要指出的是，瑜伽练习不宜在空调房内进行。瑜伽属于有氧运动，需要充足的新鲜空气，以保证呼吸的顺畅和效果的最大化。空调房可能存在氧气不足的问题，这不仅会影响练习的效果，也可能对健康不利。此外，在练习瑜伽时，身体毛孔通常会张开，如果此时被空调冷气直接吹到，极易导致感冒等身体不适。同时，长时间处于空调环境中的皮肤容易处于缺水状态，可能会削弱身体的排汗功能，从而影响人们在瑜伽练习中期望达到的排毒效果。因此，建议选择自然通风、温度适宜的环境进行瑜伽练习，以保证练习的舒适性和健康效益。

（三）不同身体状况必知的禁忌

在瑜伽练习中，针对不同的身体状况和健康条件，有必要了解并遵守特定的禁忌，以确保练习的安全性和效果。对于患有慢性疾病或处于手术恢复期的人来说，在开始瑜伽练习之前，务必先咨询医生的意见，并在有经验的瑜伽教练的指导下进行练习。具体来说，高血压和低血压患者，以及头部或颈部有伤的人应避免进行倒立等头部低于心脏的动作，以防止不必要的健康风险。孕妇在练习瑜伽时，应在专业教练的指导下进行，避免所有可能压迫腹部的体式，特别是在怀孕前三个月应完全停止练习。对于女性而言，虽然瑜伽能够在经期帮助稳定情绪和缓解痛经，但在经期间，应避免进行体式练习。特别是经期的前两天，建议仅进行静坐或对于冥想呼吸的练习。在经期的后期，同样应避免进行大幅度的动作，并严格避免倒立、翻转以及过分挤压腹部的体式，以保护身体健康。了解并遵守这些针对特定身体状况的瑜伽练习禁忌，是确保练习安全和高效的重要一步。每个练习者都应根据自身的健康状况，选择合适的体式进行练习，并在必要时寻求专业人士的指导和建议。

第四节　瑜伽与科学练习

一、瑜伽科学练习的原则

（一）循序渐进原则

循序渐进原则是指在学习体育技能和安排运动负荷时，应遵循由浅入深、由易到难的顺序，逐步提升训练的强度和复杂性。这一原则在瑜伽练习中尤为重要，能有效避免运动伤害，同时帮助练习者稳固基础，逐渐提高练习层次。任何科学技术本身都具有严密的逻辑系统，瑜伽技法也是有“序”排列的，只有按照其逻辑体系和一定顺序进行练习，才能循序渐进地、系统地掌握瑜伽基本技法和基本技能。[①] 在瑜伽练习中贯彻循序渐进的原则，主要需要注意以下两点：一是避免急于求成。瑜伽练习者应根据自身的实际情况，如身体条件、柔韧性、力量，合理确定动作的难度和运动的负荷。量力而行，不盲目追求高难度的动作，特别是在练习结束后，应感到适度的疲劳而非极度疲惫。二是逐步提升动作难度和练习强度。对于初学者或者在中断一段时间后重新开始练习的人来说，应从简单、基础的动作开始，练习时间和频率也应控制在合理范围内。随着练习的深入和身体条件的改善，逐渐增加动作的难度，延长练习时间，增加练习密度，以促进身心的全面发展。

① 翁荣．瑜伽学法研究[D]．湘潭：湖南科技大学，2010．

（二）健身的 FIT 原则

FIT 是 frequency（频率）、intensity（强度）、time（时间）三个英文单词的首字母缩写，是一种普遍应用于健身计划中的原则，旨在帮助人们以科学的方式安排和调整自己的健身活动。在瑜伽练习中，遵循健身的 FIT 原则，可以在一定程度上提高练习效果，有效避免过度训练和运动伤害（图 1-1）。

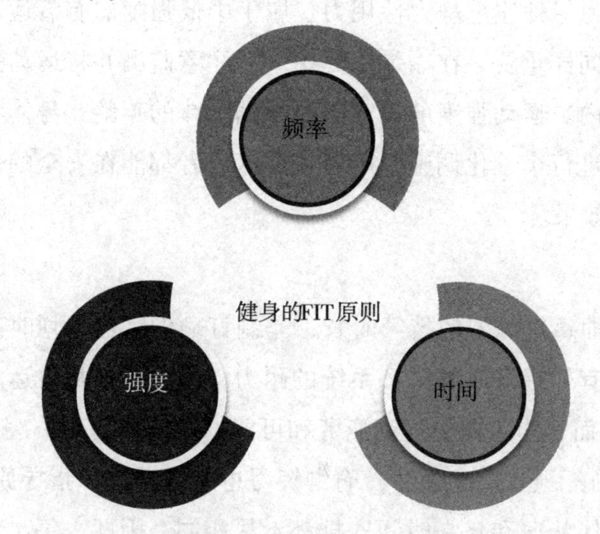

图 1-1　健身的 FIT 原则

1. 频率

频率指的是在一定周期内进行锻炼的次数。对于瑜伽练习来说，作为一种强调身心和谐的练习，适宜每天进行，以促进身体的柔韧性，增强肌肉力量，并使人在精神层面达到平静和放松。然而，由于日常生活的繁忙和其他责任，有些人可能难以保证每天都有时间进行瑜伽练习。在这种情况下，建议至少保持每周 3 次的练习，以保证瑜伽练习的连贯性和效果。

2. 强度

强度是衡量有氧运动的一个重要指标，通常通过监测心率调控。心率与运动强度之间在一定范围内（每分钟 110 至 170 次之间）呈现线性关系。因此，监测桡动脉或颈动脉的跳动频率是一种控制运动强度的有效方法。人体在达到最大运动强度时的心率被称为最大心率。在我国，估算最大心率的一般公式：男性为 220 减去年龄的 70%，女性为 223 减去年龄的 80%。在进行锻炼时，适宜的心率一般建议维持在最大心率的 60% 至 80% 之间，亦可简化为 180 减去年龄，以计算适宜心率。

瑜伽作为一种注重静力性用力、属于中低强度的有氧运动，其运动强度的控制同样重要。在瑜伽练习中，应注意监测并将运动强度维持在适宜的范围内。运动强度的设定需要根据个体的年龄、身体状况和锻炼基础等因素进行个性化调整，确保每个练习者都能在安全的范围内达到最佳的练习效果。

3. 时间

时间，即每次练习的持续时长，是制订瑜伽练习计划时的一个关键要素。为了有效提升心肺循环系统的耐力，通常建议每次运动至少持续 20 分钟。然而，为了避免过度疲劳和可能的运动损伤，一次有氧运动的持续时间最好不超过 90 分钟，瑜伽练习也应遵循这一指导原则。不过，每个人的身体状况和日常时间安排都不尽相同，因此，每次瑜伽练习的具体持续时间应根据个人的具体情况灵活决定。如果在某一天无法安排足够的连续时间进行瑜伽练习，可以将练习分成几个短时段，分散在一天中的不同时间进行。例如，可以在早上、中午和晚上各进行一次短时间的瑜伽练习。这样分散的练习方式，尽管每次练习时间较短，但也能在累积上有效提升健身效果，有助于保持身体活力。

（三）全面发展原则

全面发展原则强调在练习过程中实现身心全面和谐的发展。这意味着不仅要关注身体形态和机能的提升，还要注意身体素质和心理素质的全面协调发展。全面发展原则主要表现在以下两个方面：一是追求身体的全面协调发展。瑜伽练习的内容和方法应全面考虑，不仅包括各种体式的实践，还应包括呼吸控制、冥想和放松技巧等。这样的综合练习可以促进身体各部位的平衡发展，增强肌肉的协调性，提升整体的灵活性和稳定性。同时，全面练习能有效促进内脏器官的功能，提升身体的内在调节能力。二是有目的、有针对性的专门练习。在保证全面发展的基础上，根据个人的身体状况和具体需求，有意识地加强具有针对性的瑜伽练习。例如，对于需要改善脊柱健康的练习者，可以重点进行增强背部肌肉和改善脊柱灵活性的体式；对于寻求放松和压力缓解的练习者，可以更多地参与冥想和深度放松的练习。

（四）个别对待原则

个别对待原则是指根据每个练习者的独特身体条件、锻炼基础和具体锻炼目标进行个性化练习。每个人的身体构造、健康状况、能力水平及练习目的都有所不同，因此瑜伽练习应该是量身定制的。按照这一原则，练习者需要根据自己的身体状况选择适合的瑜伽动作。例如，生理期的女性应避免一些需要腹部用力的动作和倒立类动作，关节炎患者在练习时要注意温和地进行动作，直到找到适合自己的动作。有慢性疾病的人应在专业人员的指导下选择有针对性的瑜伽练习，以达到辅助治疗的效果。此外，练习者应根据自己的锻炼基础选择适合的动作，特别是初学者不应盲目尝试难度较高的动作，而应从基础的、自己能力范围内的动作开始，逐渐提升。练习者还应根据自己的练习目标或需求有选择性地练习瑜伽。不同的练习目标需要不同的、有针对性的练习方案。例如，为了缓解腰酸背痛，练习者可以通过围绕脊柱进行的各种姿势，活化平时不常运动的身体部位，从而达到缓解疼痛的目的。

（五）安全性原则

安全性原则强调在整个练习过程中必须重视自身的安全，避免任何可能导致伤害的行为。这一原则的核心是自我保护和风险预防，具体内容包括以下几点（表 1-6）。

表1-6 安全性原则的具体内容

要点	内容	注意事项
适度练习	根据自身能力适度进行瑜伽动作，避免超出能力范围的动作	动作幅度和强度应在舒适控制范围内，避免肌肉拉伤
专业指导	特殊情况练习者应在专业教师或医生指导下进行，特定姿势需谨慎练习	根据个人健康状况制订合适的运动计划，避免不适合的姿势
充分的准备活动	进行充分的热身活动，提高肌肉和关节灵活性，预防运动损伤	热身应唤醒身体，逐步增加活动能力，适应练习
量力而行	大病初愈后应从轻松动作开始，逐渐增加难度和强度	考虑身体恢复情况，避免过度劳累
合理补水	适量补充水分，避免一次性大量饮水。瑜伽练习后适当休息，避免立即冲澡	少量多次饮水，瑜伽练习后适当休息，温和伸展帮助身体恢复

1. 适度练习

瑜伽不是竞技运动，也不是表演，其核心在于自我身心的锻炼。练习者应根据自身的能力适度进行瑜伽动作，不要勉强自己做超出能力范围的动作。动作的幅度和强度应该在自己能够舒适控制的范围内，避免过度努力而导致的肌肉拉伤或其他伤害。

2. 专业指导

对于身体有特殊情况或疾病的练习者，如高血压人群、低血压人群、颈部或头部受伤者、眩晕病患者、心脏病患者、视网膜问题者及经期女性，应在专业教师、医生或运动科学专家的指导下进行瑜伽练习。这些专业人员可以根据练习者的具体健康状况制订合适的运动计划并做出练习指导，以确保练习者安全、科学地进行瑜伽练习。此外，某些特定的瑜伽姿势，如倒立和身体上下翻转动作，可能不适合这些特殊群体练习，应避免以防风险。

3. 充分的准备活动

瑜伽练习前应进行充分的热身活动，以唤醒身体、提高肌肉和关节的灵活性，并逐步增加内脏器官的活动能力。适当的热身可以有效预防运动损伤，使身体更好地适应接下来的练习。

4. 量力而行

大病初愈后，身体可能还未完全恢复到最佳状态，此时不宜立即进行难度大、强度高的瑜伽练习。应从轻松的动作开始，逐渐根据身体恢复情况增加难度和强度。

5. 合理补水

在瑜伽练习过程中适量补充水分是必要的，特别是在长时间练习或在高温环境中练习时。应少量多次饮水，避免一次性大量饮水，以减轻心脏负担并预防肠胃不适。运动后不宜立即冲澡，尤其是冷水澡，因为瑜伽练习后，身体的调整需要一定的时间，突然的温度变化可能对身体造成不适或冲击。适当的休息和温和的伸展可以帮助身体更好地恢复。

二、科学练习瑜伽的要求

（一）树立对于瑜伽的正确认知

瑜伽与其他运动形式如体操、舞蹈或一般的有氧锻炼存在本质区别。它强调的是呼吸、意识和姿势三者的融合和统一，只有这样，练习者才能达到瑜伽的真正境界。有些人误以为瑜伽仅仅是一种注重柔韧性的运动，认为只有具备极高柔韧性的人才能练好瑜伽。然而，这是一个误区。瑜伽更加注重的是身心的和谐以及姿势的正确性，并不仅仅是对于柔韧性的展示。实际上，许多瑜伽大师也仅仅练习一些基础的瑜伽动作，他们更加重视通过冥想等方式进行内心的修炼。瑜伽是一种温和的练习方式，它的姿势能够被每个人根据自身的需求和身体状况所调整和适应。

这就要求练习者了解并接受瑜伽的这种本质，根据自己的身体条件选择合适的瑜伽体式进行练习。只有这样，瑜伽才能在促进身体健康的同时，为练习者带来舒适和宁静的生活体验。

（二）练习瑜伽需保持乐观、平和的心态

练习者应避免对自己过于苛刻，不要勉强自己完成超出个人能力范围的动作。需要认识到，每个人的身体条件和练习基础都不相同，有些人能够完成的姿势并不意味着每个人都能做到。过于急躁或强迫自己尝试复杂的动作，不仅可能无法达到预期效果，还可能导致不必要的运动损伤。此外，瑜伽练习不是一项竞技运动，也不是一种表演，因此练习者不必过分关注动作的外在美观，也不应与他人进行无谓的比较。瑜伽的核心在于身体和心灵的和谐与统一，练习者应更加专注于身体在每一个动作中的感受，感受每个姿势带来的身体伸展和心灵的平静。通过练习瑜伽，练习者可以逐渐培养出一种内在的平和与满足感，从而达到身心的和谐与平衡。

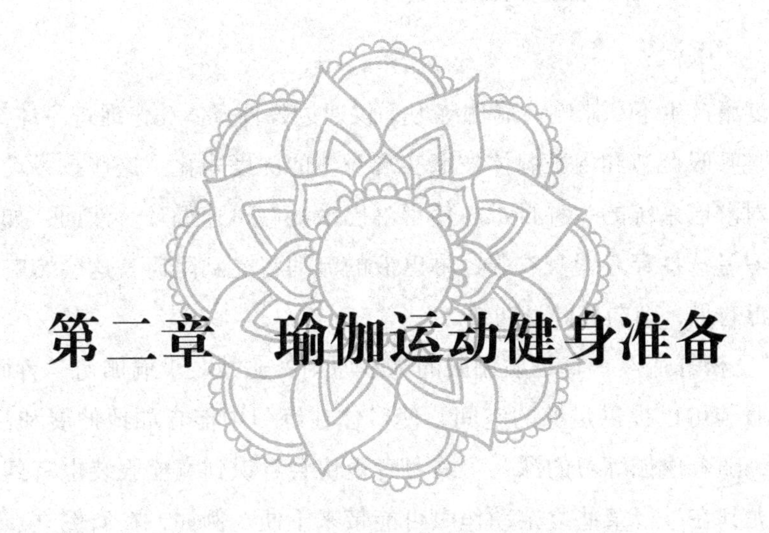

第二章　瑜伽运动健身准备

第一节　服饰与工具的准备

一、服装准备

（一）为何选择合适的瑜伽服

瑜伽服是瑜伽这项古老运动的外在表征，同时映射出瑜伽独有的精神内涵。在动作与冥想交织的瑜伽练习中，需要选择恰当的服装。在进行瑜伽健身活动时，穿着合适的服装有助于练习者达到身心的完全放松。适宜的服装能够提升个人的舒适感和满足感，使练习者更快速地进入练习瑜伽的专注状态。在这样的状态下，身体的每一次伸展和呼吸都能得到自然而流畅的表达，不会受到任何束缚或干扰。

瑜伽运动对促进人体气血循环具有显著效果，穿着适宜舒适的衣服能够使这一功能更好地发挥出来。合适的瑜伽服能够保障身体伸展时的自如和安全，使气血畅通无阻，提高健身成效。相反，过于厚重或材质硬挺的衣服，如牛仔服，会限制身体活动的自由度，妨碍气血流通，对身体健康产生不利影响。瑜伽练习不仅通过各种身体动作促进身体健康，也通过呼吸调节和内脏腺体按摩实现身体的深度净化。这些技术动作相当于对淋巴系统的一种排毒，使得淋巴液能够迅速循环。然而，如果瑜伽练习者选择穿着紧身衣服，淋巴液的流动将受到阻碍，这会影响瑜伽的排毒效果，削弱其健身功效。

“宽松舒适”一直是瑜伽服的基本原则，尤其对于瑜伽初学者而言，这类服装可以提供足够的空间，使身体在练习中能自如地伸展和活动。然而，随着瑜伽练习的深入，练习者很快会意识到宽松服装也有其局限性，尤其在进行某些复杂动作时可能带来不便。例如，在肩倒立、头倒立或下犬式等倒置姿势中，宽松的衣服可能会滑向头部或面部，影响练习者的视线和练习效果。此外，练习者在选择服装时应避免过多层次或过厚的衣服。过多的衣服会限制身体动作的自由度，过厚的材质可能导致过热，影响身体的温度调节。因此，瑜伽练习者应根据个人的练习水平和具体的练习内容，选择合适的服装，以确保练习的舒适性和效果。

（二）如何选择合适的瑜伽服

在市场上，适用于瑜伽锻炼的服装种类繁多，每种服装在设计风格、材质、颜色和款式上都有其独特之处。选择瑜伽服时，瑜伽爱好者可以综合考虑个人偏好、实际需求以及经济条件等因素，挑选最合适的服装。鉴于瑜伽特有的柔和、延展等特质，瑜伽服的选择也需符合这些特点。瑜伽练习者应选择那些能够提供足够支持和舒适度，同时不妨碍身体伸展和呼吸的服装。在挑选过程中，瑜伽练习者可着重考虑服装的适体性、透气性和耐用性，以确保在瑜伽练习中的顺畅和舒适。瑜伽服的选择要点如下（表 2–1）：

表2-1　瑜伽服的选择

标准	细节	益处	考量点
款式	简约、实用、舒适，无过多装饰	减少身体束缚感，使练习者能更专注于呼吸和姿势的调整	避免金属配件或复杂结带，避免干扰练习者的动作流畅性或导致不必要的身体摩擦
样式	上衣袖口宽松，裤脚设计松紧适宜或可调节	保证运动自由，适应不同环境温度	选择便于手臂自由摆动且不受束缚的上衣，选择防止裤脚滑落的裤子
质地	透气性、吸湿性好的面料，如棉质、麻质或混纺面料	保持适宜温度，有助于汗液的吸收和蒸发，使练习者感到轻松、自在	根据季节和个人出汗程度选择合适的面料，以保持练习过程中的舒适
颜色	温和清新的色调，最好是单色系，以营造安静舒适的练习环境	降低视觉刺激，减轻心理负担，促进精神集中	选择不过度刺激感官且与瑜伽练习的宁静性质相符的颜色
风格	根据个人喜好和身体特点选择民族风格或现代风格	符合个人气质和个性，提高练习舒适性和自信	结合个人文化偏好和瑜伽练习类型选择服装风格

1.款式

在挑选瑜伽服的款式时，应注重其简洁性、实用性和舒适性。理想的瑜伽服应无过多装饰，尤其避免金属配件或其他可能在做某些瑜伽姿势时引发不适的装饰物。装饰繁复的衣物或带有绳带的衣物设计往往会给练习者造成不便，可能干扰练习者动作的流畅性或导致不必要的身体摩擦。

选择那些设计简单、线条流畅的瑜伽服，可以保护身体免受不必要的伤害，使练习者在瑜伽练习中能够自由、充分地进行各种伸展和扭转动作。简洁大方的款式有助于减少身体的束缚感，使练习者能更专注于呼吸和姿势的调整，以达到瑜伽练习的最佳效果。

2.样式

在选择瑜伽服的样式时，应综合考虑服装的功能性和舒适性，以确保在瑜伽练习中既能保持身体的自由活动，又能根据季节变化适应不同的环境温度。瑜伽服上衣的袖口应设计得宽松自然，避免过紧的袖口限制手臂活动的自由度，从而保证练习者在做各种瑜伽动作时手臂能够灵活摆动，不受束缚。瑜伽裤的裤脚设计宜以松紧口或可调节的扎绳为主，这种设计可以使练习者在做如仰卧后翻等动作时防止裤脚滑落，保证练习的连贯性和安全性。另外，练习者可以根据季节的变化合理选择瑜伽服的款式。在夏天，短袖上衣和短裤是适宜的选择，有助于练习者保持凉爽，促进汗液的蒸发；而在冬天，长裤和长袖上衣则具有较强的保暖效果，可以避免练习者因体温下降而导致的肌肉僵硬或其他不适。

3. 质地

质地方面，通常选择那些能保证透气性、吸湿性和舒适性的面料。优选的瑜伽服材质通常包括棉质和麻质，这两种面料的天然特性能确保身体在瑜伽练习中保持适宜的温度，并且有助于汗液的吸收和蒸发，使练习者感到身体轻松、自在。除纯棉或纯麻材质外，含有少量莱卡成分的棉质混纺织物也是一个不错的选择。这类混纺面料不仅继承了棉质的舒适透气特性，还因莱卡的加入而具备了更好的弹性和形状保持性，使服装更加服帖，能够在不影响练习者动作执行的前提下，更好地适应身体在各种瑜伽姿势中的伸展和扭动。

4. 颜色

在挑选瑜伽服的颜色时，建议选择温和且清新的色调，最好是单色系。温和的色彩有助于为练习者营造一个安静舒适的练习环境，使练习者能更容易放松心情，快速进入平静状态。淡雅和纯净的颜色如浅蓝、柔和的灰色或自然的绿色，不仅令人感觉舒适，也有助于减少视觉刺激，从而减轻心理负担，促进精神集中。相反，鲜艳或对比强烈的色彩可能会刺激视觉神经，使得神经系统保持较高的兴奋状态，这并不利于瑜伽练习中追求的放松和内心平和。

5. 风格

瑜伽练习者应充分考虑个人的喜好和身体特点，选择与自身气质和个性相匹配的服装。一方面，印度民族风格的瑜伽服具有独特的文化韵味和飘逸洒脱的感觉，通常设计得宽松舒适，为练习者提供了充分的运动空间，营造出一种神秘的氛围。这类服装很适合喜欢传统瑜伽文化或寻求精神层面修行的练习者。另一方面，市场上也提供多种现代风格的瑜伽服。这些服装通常弹性佳，紧身合体，旨在展现练习者的优美体态，同时保证服装与身体的紧密贴合，以便在进行各种瑜伽动作时不受束缚。特别是在高温瑜伽或要求较高体位动作的练习中，紧身的现代风格瑜伽服更能满足练习者的需要。

（三）赤脚练习

在瑜伽练习中，推荐练习者赤脚进行瑜伽练习而非穿着“瑜伽袜”，因为这样可以更直接地与地面接触，增强身体与大地之间的连接。赤脚练习瑜伽的好处主要包括以下几点（图 2-1）。第一，维持平衡。赤脚练习可以增强脚部的灵敏度，提高练习者对不同姿势的控制能力，使得练习者在进行瑜伽体式时能更好地维持身体的平衡。第二，与大地亲密接触。赤脚练习使得练习者可以直接感受到大地的支撑和力量，这种直接的接触有助于练习者感受到从地面传来的能量，增强身体与自然的连接。第三，排放“病气”。传统的瑜伽哲学认为人体能通过脚与地面接触排放体内的负能量或“病气”。通过赤脚练习，练习者可以促进自身能量的流动，帮助练习者达到身心的净化和平衡。

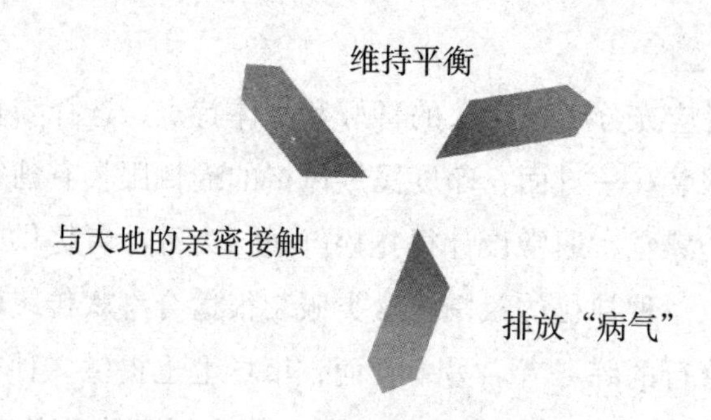

图 2-1　赤脚练习瑜伽的益处

此外，在瑜伽练习开始前，摘掉身上的腰带、领带、手表以及其他装饰品是非常重要的，这一步骤不仅可以让练习者的身体保持全面的放松状态，避免练习者在做各种瑜伽姿势时感到不必要的束缚，而且还能在一定程度上保证个人的身体安全。当身体进行伸展、扭转、弯曲等动作时，任何坚硬或突出的物品都可能造成皮肤擦伤、挤压伤或其他形式的身体伤害。移除这些物品还有助于练习者保持专注，减少外部的干扰，使其更容易进入瑜伽的静心状态，从而全身心投入瑜伽练习中。

二、工具准备

（一）瑜伽服

前面已经提到，合适的瑜伽服，可以使练习者在进行各种伸展和扭转的动作时身体感到舒适和自由。因此，在挑选瑜伽服时，优选由蚕丝棉、含 5% 氨纶的纤维或含 5% 氨纶的涤纶材质制成的服装。这类材质质地柔软，透气性好，而且具有良好的弹性，能够随身体的每一个动作自然伸展，确保练习者在进行瑜伽练习时身体和心灵的完全放松。

（二）瑜伽垫

瑜伽垫是瑜伽练习中不可或缺的道具之一，尤其在进行躺姿或跪姿等体式时，瑜伽垫能提供必要的支撑和保护。硬质的地板可能会对练习者的脊椎、脚踝、膝关节等部位造成压力，甚至导致运动伤害。因此，铺设一块厚度适中、具有良好防滑性能的瑜伽垫是非常重要的。瑜伽垫能有效缓冲身体与硬地面之间的冲击，保护人体的关节和骨骼不受碰撞伤害，还能确保练习者在进行各种体式时的稳定性。此外，合适的瑜伽垫还能帮助练习者更加准确、安全地完成各种瑜伽动作，增加练习的效果和乐趣。

（三）瑜伽砖

瑜伽砖是为瑜伽练习者特别设计的辅助道具，尤其对于初学者或柔韧性较差的练习者来说，它是提升瑜伽练习效果的重要工具。瑜伽砖可以用作支撑和延展身体的工具，帮助练习者在进行一些动作要求较高的体式时保持身体的平衡和稳定，如骆驼式。在执行这类体式时，练习者可以在两脚旁边各放置一块瑜伽砖，当上半身向后弯曲时，双手可以直接扶在瑜伽砖上，这种做法可以有效减轻身体弯曲的幅度，降低难度，减少运动损伤的风险。随着练习的深入，瑜伽砖也能帮助练习者逐步提升身体的柔韧性，进而使得所做动作更加精准和到位。

（四）瑜伽球

瑜伽球是瑜伽练习中功能多元且实用性较强的辅助道具。由于其柔软而具弹性的特点，瑜伽球在瑜伽练习中的应用非常广泛，不仅能增加瑜伽练习的多样性，还能有效降低运动风险。使用瑜伽球可以进行多种练习，如将球举高以增强手臂力量，或将球置于身体下方作为支撑点，帮助练习者维持或深化某些体式。此外，夹持瑜伽球进行腿部举升等动作，不仅能锻炼身体，还能使练习过程更加有趣。另外，瑜伽球的柔和性和弹性也为减轻练习者的肌肉拉伤和其他运动损伤提供了一定程度的保护。在进行一些动作难度较高的体式时，如舞王式，瑜伽球可以作为一个稳固的支撑点。将球置于身体前方大约 0.5 米处，手扶瑜伽球，可以帮助练习者保持身体平衡，并在逐步提高动作难度的同时，确保练习者的安全和舒适。

（五）瑜伽绳

瑜伽绳又叫瑜伽伸展带，在练习一些拉伸肢体的动作时会派上用场，如牛面式的练习，瑜伽绳能帮助练习者拉伸筋骨和韧带，待身体柔韧性增强后再逐步增加练习难度。

第二节　时间与场地的准备

一、时间准备

练习瑜伽没有具体的时间规定，只要符合自己生活工作规律的时间，就是最适宜的时间。[①] 瑜伽练习的时间安排应充分考虑个人的生活和工作规律，以确保练习可以融入日常生活中而不造成额外压力。瑜伽的练习没有严格的时间限制，灵活性是其特点之一。清晨是一天中身心最为放松的时候，进行瑜伽练习可以帮助练习者唤醒身体，调整呼吸，为一天的工作和学习做好准备。黄昏或睡前的瑜伽练习可以帮助练习者缓解一天的疲劳，放松身心，改善睡眠质量。饭后立即进行瑜伽练习可能会造成消化不良或其他不适，因此，建议饭后至少等待 2 至 3 小时再进行瑜伽练习。另外，尽可能在每天的固定时间进行瑜伽练习。这样不仅有助于练习者形成良好的练习习惯，还可以让其身体和心灵逐渐适应练习的节奏，从而取得更好的效果。即使因为特殊原因无法每天时间练习，也应保证每周至少进行 3 次瑜伽练习，以保持练习的连续性和效果。

① 史艳艳. 体育瑜伽美学与健康教育[M]. 北京：中国书籍出版社，2020：123.

二、场所准备

选择一个适宜的练习场所，可以帮助练习者更好地集中注意力，进入瑜伽练习的状态。以下是瑜伽练习场所的准备要求（图 2–2）。

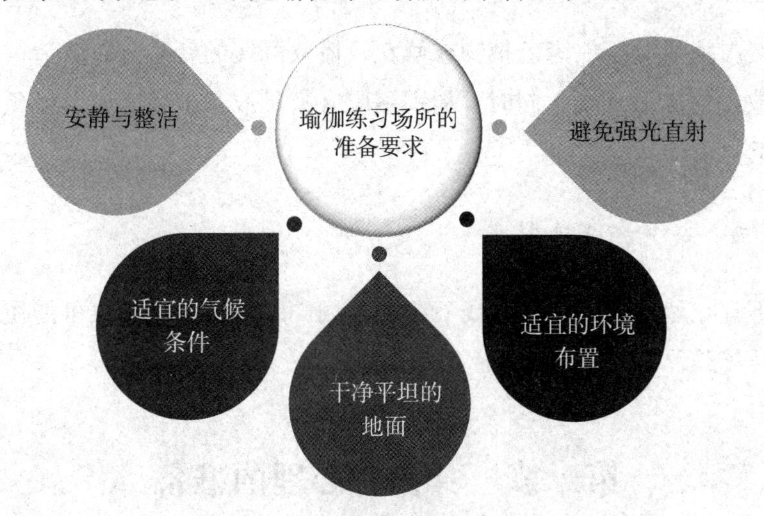

图 2–2　瑜伽练习场所的准备要求

（一）安静与整洁

无论是室内还是室外练习，环境应保持安静和整洁。安静的环境有助于练习者快速进入瑜伽状态，避免外界的干扰。同时，整洁的环境有利于维持练习者的心理和生理健康。

（二）适宜的气候条件

室外练习应避免恶劣天气，如大风、寒冷或空气污染等。室内练习则应确保良好的通风条件。环境的温暖舒适，有助于肌肉的放松和伸展。

（三）干净平坦的地面

无论室内还是室外，练习场地都应选择干净、平坦的地方。在地面上铺上瑜伽垫、地毯或毛巾软垫，可以防止练习者脚底打滑并提供适当的支撑，避免练习者因地面过硬而肌肉紧张。

（四）适宜的环境布置

室内练习可摆放绿色植物或鲜花，播放舒缓的音乐，以营造一个舒适和放松的练习环境。同时，周围不应有家具或其他障碍物，以免妨碍身体的自由伸展。

（五）避免强光直射

不宜在烈日下或强烈光线下练习瑜伽，因为过强的光线可能使练习者心浮气躁，不利于身心的放松和集中。

第三节　身体与心理的准备

一、身体准备

在瑜伽练习之初，充分了解自身的身体构造及其各个部分的功能性特点是至关重要的。这种自我身体认知的过程不仅能够帮助练习者在瑜伽练习中更精准地执行各种姿势，还有助于提升练习者的练习效率和安全性。在深入了解自己的身体结构之后，进行充分的热身活动是必不可少的一步。这包括通过各种适当的热身练习来唤醒和预热关节、肌肉等，从而使身体渐渐进入一个适宜进行更高强度瑜伽练习的状态。有效的热身不仅能够提高练习效果，还能显著降低练习者在正式进入瑜伽练习时发生运动损伤的风险。因此，瑜伽练习者在做身体准备时需要从以下两个方面入手。

（一）了解身体

了解身体是瑜伽练习的起点，也是优化练习效果的关键。通过了解自身的身体特征，瑜伽练习者能够更好地评估自己的练习水平，从而合理地选择相应的瑜伽练习内容和方法。这一过程不仅有助于提升练习者瑜伽练习的安全性和有效性，而且可以确保其练习过程与个人的身体状况和需求相匹配。

在瑜伽练习中，需要了解的身体部位包括手、脚、腿、骨盆后侧等。这些部位在瑜伽练习中承担着重要的角色，因此对它们的构造、功能及潜在的灵活性和强度有一个基本的了解，对于保障练习的顺利进行和减少运动伤害至关重要。

1.手

手指与身体系统有着密切联系，每个手指对应着身体的特定部位，具有特定的功能（表 2-2）。因此，在瑜伽练习中，了解手的结构及其与身体系统的对应关系显得格外重要。瑜伽练习者在练习前，应深入了解手的构成和功能，以及手指与身体系统的相互关联。这不仅有助于其在瑜伽练习中更有效地利用手部动作，还能使练习者意识到瑜伽练习中手部动作蕴含的深层意义和哲学内涵。通过有意识地将手部动作与身体的各个系统相协调，瑜伽练习者可以更全面地促进身体的整体健康和平衡。

表2-2　手指及其对应系统[①]

手指	对应系统
拇指	肠、膀胱、心脏、体液
食指	营养系统
中指	循环系统
无名指	神经系统

① 黄霞．瑜伽健身功效与习练[M]．长春：吉林科学技术出版社，2020：93.

续 表

手指	对应系统
小指	生殖系统

2. 脚

脚支撑着整个身体的重量，是人体与地面连接的重要媒介。在瑜伽哲学中，脚代表着稳定性和对大地的深深连接，是感知和吸纳自然力量的关键。因此，深入了解并正确使用双脚在瑜伽练习中尤为重要。在进行站立式瑜伽练习时，练习者应特别注意双脚的接地感和平衡。脚趾的铺展和足弓的上提也至关重要，这不仅能增强练习者足部的稳定性和灵活性，还能加强练习者与地面的接触，使练习者更好地感受到从地面传来的力量。

3. 腿

在瑜伽的练习中，腿部是身体的支柱，承载着身体的重量，也是力量和稳定性的重要来源。腿的强度和灵活性直接影响到练习者练习瑜伽的质量和效果。由于腿部肌肉群的力量和耐力对于维持各种瑜伽体式至关重要，因此，瑜伽中腿部动作的练习尤其重要。在瑜伽体位法中，许多动作都旨在强化练习者腿部的力量，提高其稳定性和灵活性。这些练习不仅涉及腿部肌肉的拉伸和加强，也包括对膝关节、髋关节和踝关节等关节的活动，从而帮助练习者建立强健的腿部基础。通过这些腿部动作的练习，瑜伽练习者可以获得更好的平衡和协调能力，同时，腿部的稳定和力量能够保证其身体在进行更高难度动作时的安全和稳定。此外，强健有力的腿部还能够提高练习者的运动效率和耐力，从而帮助练习者更深入、更全面地体验瑜伽带来的身心益处。

4. 骨盆后侧

骨盆后侧主要包括坐骨、尾骨以及骶骨两侧。坐骨是人在坐姿状态下臀部下方的主要承重点。在进行瑜伽的坐姿或柔软性练习时，正确的坐骨位置能保证身体的正确对齐和稳定性，避免不必要的压力和损伤。尾骨是脊柱的最末端，深入骨盆内部。在瑜伽练习中，尤其是那些需要前屈、后弯或旋转的动作中，尾骨的位置和活动对脊柱的健康和动作的正确性至关重要。骶骨的左右两侧是连接腰椎和髂骨的结构，是脊柱和下肢之间的重要连接部位。骶骨的稳定性直接影响到脊柱的健康和整个身体的平衡。

（二）热身活动

在瑜伽练习中，热身运动能够唤醒身体，激活肌肉和关节，增加体温和血液循环，为后续更深入的练习做好准备。适度的热身，可以减少练习者在进行复杂瑜伽动作时受伤的风险，使身体更加柔韧和强健。另外，通过专注于简单的体位和呼吸练习，练习者能够将注意力从日常生活中转移到即将进行的瑜伽练习上，从而在心理上达到一种平静和集中的状态。开始瑜伽练习或在尝试更具挑战性的动作前，进行适当的热身可以帮助身体适应练习的强度，避免因身体未做好充分准备而造成不必要的压力和损伤。因此，热身不应被视为可有可无的部分，而应作为瑜伽练习中不可或缺的一环，以保证整个练习过程的安全性和有效性。

在瑜伽练习中，一些常见的热身活动主要包括以下几种（表 2-3）。

表2-3　常见的瑜伽热身活动

热身项目	具体步骤	目的与益处	注意事项
头部活动	低头贴近胸部，顺时针旋转一圈，再仰头并逆时针旋转一圈	放松颈部肌肉，增加颈部灵活性和血液流动	动作平稳，呼吸协调，避免过度拉伸造成身体伤害
肩旋转	双臂平举至与地面平行，手指轻触肩头，顺时针与逆时针旋转肩部约 12 圈	扩展胸部，放松肩关节，增强上背部柔韧性	保持呼吸平稳深长，逐渐扩大肩部旋转半径
肘部活动	两臂伸展平举，手掌向上，然后屈肘轻拍对侧肩头，重复 8 至 10 次	放松肘部关节，增强臂部肌肉力量	保持身体稳定，控制肘部活动范围
胸、背活动	屈膝坐下，上体顺时针与逆时针转动，双手抓住脚趾，上体尽量贴近地面	放松胸腔和背部肌肉，增加脊柱灵活性	保持呼吸顺畅，动作缓慢有控制，避免过度拉伸

续　表

热身项目	具体步骤	目的与益处	注意事项
腰、腿活动	左腿向左侧伸展，右脚跟贴近身体，上半身向左侧下压，右手尝试抓住左脚的脚尖，交换腿部重复	延伸髂旁腱，伸展腿部后侧肌肉和韧带，提高腿部柔韧性，减少腰两侧脂肪积聚	动作缓慢有控制，确保腰腿活动中脊柱的稳定性，避免过度拉伸

1.头部活动

头部活动旨在放松颈部肌肉，增加颈部的灵活性和血液流动。在进行头部运动时，应注意动作的平稳和呼吸的协调，避免过度拉伸造成身体伤害。具体步骤如下：首先，练习者在呼气的同时，慢慢低头，使下巴尽量贴近胸部，此时颈部肌肉应感到轻微的拉伸。接着，在吸气的过程中，将头部轻柔地向右侧开始顺时针旋转，完成一圈，回到最初的低头位置。之后，在顺畅地调整呼吸后，抬头并仰望天花板，感受下颚肌肉的轻柔拉伸。随着呼气，头部从左侧开始逆时针旋转，完成一整圈，最后，将头部平稳地回到正位，同时注意呼吸的节奏。在整个头部活动过程中，每个动作都应该细腻而有控制地进行，确保每个方位的拉伸都是有意识并且是温和的，每个位置维持片刻以利于颈部肌肉的放松和活化。

2.肩旋转

肩旋转的主要目的是扩展胸部，放松肩关节，并增强上背部的柔韧性。细腻而有序的肩部运动，可以有效地缓解肩颈紧张和压力，为更深层次的瑜伽体位练习做好准备。具体操作如下：首先，练习者站立，保持脊柱挺直，两脚并拢，保持身体稳定。其次，练习者的双臂从两侧平直举起，直至与地面平行，保持手臂的平直和稳定。最后，练习者将掌心轻柔地转动至向上，此时肘部自然弯曲，使手指轻触肩头，准备进行肘关节的旋转活动。开始时，练习者应以小圆圈进行旋转，动作要缓慢且有所控制，逐渐地扩大圆圈的半径，直到两肘在胸前轻微碰触，在这一过程中，练习者的胸部会随着肩部的运动而逐渐打开和扩展。完成顺时针方向的肩旋转后，应以同样的方法逆时针旋转，每个方向旋转 12 圈左右，使肩关节得到均衡的活动。在整个肩旋转过程中，保持呼吸平稳和深长。

3. 肘部活动

肘部活动的主要目的是通过特定动作放松肘部关节，并在此过程中增强臂部肌肉的力量。练习者需要保持自然站立的姿势，两脚并拢，确保整个身体的稳定性。接着，两臂平直伸出，与地面平行，手掌向上，呈现一种开放的姿态。此时，练习者缓缓屈肘，利用手指尖轻柔地拍打对侧肩头，这一动作有助于激活肩部和臂部的肌肉群，同时能在一定程度上放松肘部关节。完成肩头轻拍后，再次将两臂平直向前伸展，恢复到起始姿势。这一系列动作建议重复练习 8 至 10 次，以确保肘部关节得到充分的活动和放松。此外，为了确保臂部肌肉群的均衡发展，同样的动作也应在两臂侧平举的状态下练习。通过改变臂部的方向，可以更全面地活动肘部关节和臂部肌肉，使热身效果更为显著。

4. 胸、背活动

胸、背活动的主要目的是放松胸腔和背部肌肉，增加脊柱的灵活性。具体操作如下：练习者屈膝坐下，双手自然放置在两侧，同时确保两腿分开，脊柱伸直，以保持良好的姿势。练习者需要将上体以腰部为轴心向右转动，同时进行呼气，上体尽量向右腿的前侧贴近。这个动作有助于伸展胸部和背部的肌肉，同时能够激活腰部周围的肌肉群。之后，练习者在吸气的同时，缓缓将上体抬起回到正位，然后以相同的方式将上体向左侧转动，呼气并让上体尽量向左腿的前侧贴近。接着，吸气并将上体再次抬起。此时，练习者将双手放在胸前的地面上，尽量让上体贴近地面，两手分开，手指抓住脚趾。这个动作能够深度伸展脊柱，进一步放松胸部和背部的肌肉。最后，练习者将两手放到体前，肘部弯曲，然后在吸气的过程中缓缓抬起上体并放松，完成整个胸部和背部的热身动作。

该活动可以显著增强练习者的胸大肌和背部肌群的力量，改善身体的整体姿态，使身体看起来更加挺拔，从而使练习者呈现出更好的体态。

此外，胸、背活动对于增强膝关节和踝关节的灵活性也有着显著作用。通过适当的拉伸和弯曲，膝关节和踝关节的活动范围得以扩大，关节的灵活性和稳定性得到提升。胸部和背部的活动还能促进人体背部肌群和胸部的进一步扩张，从而增强整个躯干的稳定性和灵活性。这种扩张对于呼吸有着重要的促进作用，可以让练习者在瑜伽练习过程中的呼吸更加深长和平稳。通过这类练习，练习者可以得到有效的按摩，有助于促进消化系统的健康，从而提高身体的整体代谢和健康水平。

5. 腰、腿活动

开始时，练习者应舒适地坐下，双手自然放在双膝上。然后，将左腿向左侧伸展，确保膝盖伸直且脚背绷紧，而右脚跟则贴近身体中部，形成一个稳定的坐姿。接着，练习者深吸一口气，同时收紧两侧腰部的肌肉，为接下来的动作做好准备。随着呼气，练习者缓缓将上半身向左侧下压，目标是尽可能使上半身靠近左大腿前侧，同时伸出右手，尝试抓住左脚的脚尖。随着吸气，练习者缓慢将上半身抬起，恢复至初始坐姿。最后，练习者将两腿交换位置，在右侧重复相同的练习。

这类活动能够有效地拉伸髂腰肌，同时伸展腿部后侧的肌肉和韧带，提高腿部的柔韧性和活动范围。这些动作还有助于减少腰两侧的脂肪，从而提升腰部线条的美观度和腰部的整体柔韧性。另外，对腰部和腿部的有意识锻炼，可以增强脊柱的柔韧性，使其更加灵活。

二、心理准备

在瑜伽练习中，心理准备不容忽视。瑜伽练习者需要从内心深处认识到瑜伽的真正价值是改善人的精神状态。练习者要有耐心和毅力，瑜伽不是一朝一夕就可以见效的练习，它需要练习者持续的努力。练习者需要在心理上准备好迎接挑战，接受练习过程中的起伏和困难，以平和的心态对待练习中的每一次尝试。此外，练习者还应尊重和感激练习环境，意识到自己是在一个充满能量和积极氛围的空间中练习，这个空间能够促进自我探索和内在成长。练习者应该心怀感激，珍惜每一次练习的机会，把每次练习视为一次自我探索和提升的过程。

一般来说，瑜伽练习者的心理状态主要表现在以下三个方面（图2-3）。

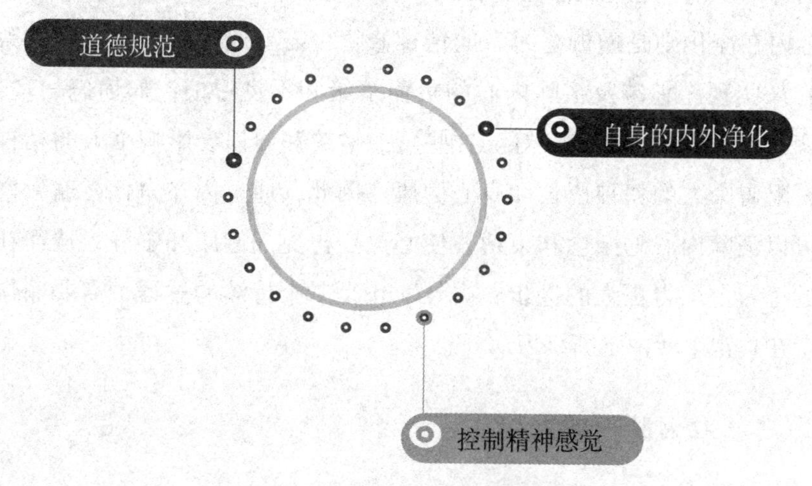

图 2-3　瑜伽练习者的心理状态

（一）道德规范

在瑜伽练习中，道德规范是基石，它是身体练习和心灵修炼的指导原则。如果缺少了道德的指引，瑜伽的练习将失去其深层次的意义和价值。道德规范通过个人心灵的培养来提升其精神境界，包括真实、节欲、不偷盗、非暴力。这些规范要求练习者在生活中严格遵守，避免贪婪和攀比，维持内心的平静和满足。通过这样的练习，瑜伽能使个人的道德修养得到提升，进而影响和改善个人的人际交往环境。

（二）自身的内外净化

在练习瑜伽的过程中，练习者需要追求自身的内外净化。外在净化主要指的是行为和生活方式的规范化。外在净化要求练习者保持平和的心态，对待周围的环境和人际关系以真诚、尊重和谦逊的态度，通过自己的正面行为为周围环境带来和谐与美好。练习者应在日常生活中注意自己的行为举止，培养良好的生活习惯，如定期清洁身体、选择健康的饮食、保持良好的环境等。这些外在的净化能够为瑜伽练习提供一个良好的外部环境，也是对自己身体的一种尊重和珍视。

内在净化则是瑜伽练习者的精神修行，需要通过持续的自我觉察和反省来实现。它涉及根除内心的负面情绪和不良习惯，如愤怒、贪婪、迷恋、混乱、恶意和嫉妒等。这些负面情绪和习惯会影响个人的精神状态，阻碍个人的精神成长和身心健康。因此，通过内在净化，瑜伽修炼者可以消除内心的杂念和束缚，使心灵变得更加健康和宁静，从而在瑜伽的练习上取得更大的进步。内外净化是一个持续的过程，需要瑜伽练习者在日常生活中不断练习。

（三）控制精神感觉

在瑜伽练习中，控制精神感觉，即制感法，是实现心灵平和与内在稳定的关键技巧。这种方法认识到人的精神状态常受到外部刺激与内心冲动的双重影响，导致欲望和情感的不断碰撞与纠缠。为了达到瑜伽哲学所倡导的身心和谐与内在平静，练习者需通过制感法将外在的感觉转化为内心的体验。通过这一过程，练习者能够培养出对内心世界的深刻洞察和强烈自足感，从而逐渐摆脱对外在物质或情感满足的依赖。控制精神感觉的实践不仅涉及对欲望的抑制，更重要的是将意识集中在某一焦点上，如呼吸、体式或内在感受。这种集中注意力的练习能够帮助练习者从日常生活的纷扰中抽离出来，进入一种平和、专注的状态。通过长期的练习和体验，练习者能够在内心深处找到平静与满足，逐渐建立起一种超越外在世界纷争与变化的内在稳定。这种稳定不是对外界事物的逃避，而是一种深刻的自我认识和自我掌控，使练习者能够在生活的风浪中保持清醒的意识、理智的判断和稳定的情绪。

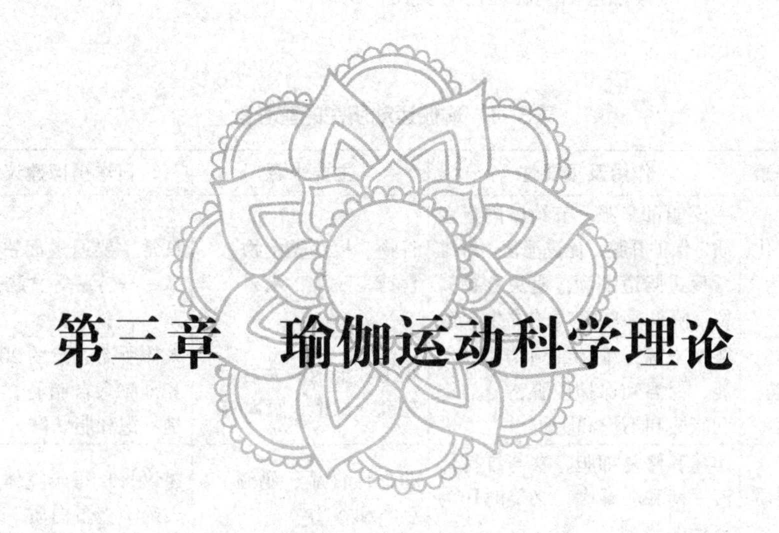

第三章　瑜伽运动科学理论

第一节　营养学基础理论

一、瑜伽与营养素

营养素是指食物中为人体提供能量、构成机体和组织修复以及具有生理调节功能的化学成分。[①] 进行瑜伽练习后，人体需要补充必要的营养和能量，而饮食为此提供了重要途径。人体所需要的营养多样，而饮食中亦富含多种营养成分。深入了解人体需求饮食中所含营养素之间的关系，可以帮助练习者合理选择食物，培养健康的饮食习惯。饮食中包括多种营养素，如碳水化合物、脂肪、蛋白质、维生素、矿物质及水分等（表 3-1）。这些营养素可以为人体提供维持生命活动和劳动所需的能量，供给细胞生长、发育及修复所需物质，进而保障机体正常生理功能，促进身心健康。

① 孙杨．高校大学生运动、营养与健康[M]．南京：河海大学出版社，2021：86.

表3-1 瑜伽运动所需的营养素

营养素	作用及重要性	主要来源	日常摄取建议
碳水化合物	主要能量来源，节约体内蛋白质，保护肝脏，促进消化。纤维素促进肠道蠕动，避免食物残留，降低某些疾病的发生风险	谷物、根茎类植物、食糖、蔬菜、水果	日常主要通过面粉、大米、马铃薯等食物摄取
脂肪	能量来源，维持细胞结构和功能，保温和保护内脏，分为饱和脂肪和不饱和脂肪	花生、玉米、大豆、芝麻、橄榄、豆腐等	人体所需热量的 20% 至 30% 应来自脂肪，特别是不饱和脂肪酸
蛋白质	构建和修复细胞，参与维持体液平衡和酸碱度，必要时作为能量来源	动物性食品、奶制品、豆类和谷物	建议每日每千克体重摄入约 1 克蛋白质
维生素	调节新陈代谢，促进生长发育，维持生命活动，作为酶的组成部分或辅助因子	多样化食物摄入	采取均衡饮食以确保摄入足够的各种维生素
矿物质	构成骨骼和牙齿，维持体液酸碱平衡，参与酶系统活化和协助其他营养素	人体通过食物摄取各种矿物质	保证均衡摄入各种矿物质，以维持正常的生理、生活和劳动需要
水	维持体温，提供化学反应介质，促进呼吸、消化、吸收和排泄，润滑组织	从饮用水和食物中摄取	每天额外饮用约 1300 至 1500 毫升的水，特别是在瑜伽练习前 30 分钟

（一）碳水化合物

碳水化合物，通称糖类，包括葡萄糖、麦芽糖、乳糖、蔗糖、淀粉和纤维素等，是人体的主要能量来源。它们可以有效地节约体内蛋白质，并对肝脏具有保护作用，促进人体消化。在糖类中，纤维素与其他类型有显著差异，尽管纤维素不能被消化吸收且不提供直接营养价值，但其生理作用不容忽视。纤维素能促进肠道蠕动，帮助清空肠道，避免食物残留导致的腐败和毒素的生成，降低某些疾病（结肠癌、结肠炎等）的发生风险，同时能减少血清胆固醇，预防胆结石和动脉粥样硬化。糖类主要来源于谷物、根茎类植物以及各种食糖、蔬菜和水果，日常主要通过面粉、大米、马铃薯等食物摄取。

（二）脂肪

脂肪是一种重要的有机化合物，主要由碳、氢和氧元素组成。它在人体中具有多种重要功能，主要包括以下几点：一是能量来源和储存。脂肪是能量密度很高的营养素，每克脂肪提供约 9 千卡热量，是碳水化合物或蛋白质热量的两倍多。① 当人体摄取的热量超过需要时，多余的热量会以脂肪的形式储存起来，供未来使用。二是作为人体细胞的重要组成成分，对维持细胞结构和功能具有十分重要的作用。三是维持体温和保护内脏。脂肪能够保护内脏免受外力撞击，帮助维持体温。脂肪可分为饱和脂肪和不饱和脂肪两种，不饱和脂肪进一步分为单不饱和和多不饱和脂肪酸。适量摄入不饱和脂肪（尤其是必需的脂肪酸）对于健康是必要的，但摄入过多的饱和脂肪和反式脂肪可能会增加心血管疾病的发生风险。人体所需热量的20%至30%应来自脂肪，特别是花生、玉米、大豆、芝麻、橄榄和豆腐等素食中含有的不饱和脂肪酸。

（三）蛋白质

蛋白质的重量约占人体总重的18%，按体重比例则占约50%。在瑜伽饮食中，蛋白质的日常摄入量占总热量的20%，建议每日每千克体重摄入约 1 克蛋白质。② 值得注意的是，人体无法储存多余的蛋白质，过量摄入会转化为尿素并通过肝脏代谢，可能导致钙质流失和对肝脏的额外负担。蛋白质是细胞构建和修复的基础，涉及人体的广泛部分，包括肌肉、血液、器官、激素、酶和抗体，同时参与维持体液的平衡和酸碱度。由于人体细胞不断地代谢和增长，蛋白质的持续供给对健康和发育至关重要。在碳水化合物和脂肪供能不足的情况下，蛋白质亦可作为能

① 施倍华，章步霄，周兰．瑜伽与体育舞蹈[M]．北京：中国书籍出版社，2018：57.

② 施倍华，章步霄，周兰．瑜伽与体育舞蹈[M]．北京：中国书籍出版社，2018：57.

量来源，但其供能效率相对较低。

蛋白质分为完整蛋白质和非完整蛋白质两类。① 完整蛋白质含有所有人体无法自行生产的必需氨基酸，对人体内蛋白质的合成起着至关重要的作用。通常，动物性食品如肉类等含有大量的完整蛋白质。与之相对的非完整蛋白质则缺乏一种或多种必需氨基酸，尽管如此，人体可以通过摄取足够的氮源、碳源和能量来自行合成非必需氨基酸。

瑜伽饮食中，练习者通常通过奶制品与不同的豆类和谷物的搭配作为每餐日餐食，其能够确保身体获得所需的完整蛋白质。这种搭配方式能够提供必需的氨基酸，保证蛋白质的全面供给，有助于身体正常的新陈代谢。

（四）维生素

维生素是人体必需的有机化合物，它在调节新陈代谢、促进生长发育、保持生命活动中发挥着不可或缺的作用。大部分维生素参与机体的生化反应，作为酶的组成部分或辅助因子，对维持正常生理功能至关重要。由于人体无法或仅能合成极少量的维生素，因此，摄取适量、多样化的食物以确保足够的维生素摄入是十分必要的。

维生素按照其在体内的溶解特性，可以分为两大类：脂溶性和水溶性维生素。脂溶性维生素主要包括维生素 A、维生素 D、维生素 E 和维生素 K，这些维生素可以在体内脂肪组织中储存，故过量摄入可能引起积累性中毒。水溶性维生素则包括 B 族维生素和维生素 C 以及其他类维生素，这些维生素在体内不易储存，多余的部分会通过尿液排出，需要人体经常补充。不同种类的维生素在保持身体健康、预防疾病等方面都有其特定功能，因此采取均衡饮食以确保摄入足够的各种维生素是维持身体健康的基础。

① 施倍华，章步霄，周兰．瑜伽与体育舞蹈[M]．北京：中国书籍出版社，2018：57.

（五）矿物质

矿物质，亦称无机盐，是构成人体的基本元素之一，对于维持人体的正常生理功能和健康状态具有十分重要的作用。这些元素在人体中的作用主要包括构成骨骼和牙齿、维持体液的酸碱平衡、参与酶系统的活化及协助维生素等其他营养素。

矿物质按其在人体中的含量和需求量可以分为常量元素和微量元素两大类。常量元素，包括钙、磷、钾、钠、镁、氯和硫，这些元素对于维持人体神经和肌肉功能、骨骼结构、水和电解质平衡等至关重要，需要的量相对较多。而微量元素，包括铁、锌、铜、锰、碘、硒等，尽管其在体内的含量较少，但它们在催化生化反应、抗氧化、免疫功能等方面发挥着不可替代的作用。这些矿物质的不足或过量都可能引起人体的功能紊乱，因此，人体应保证均衡摄入各种矿物质，以维持正常的生理、生活和劳动需要。

（六）水

水是维持人体生命的基础，大约占人体总重量的60%。[①] 人体的每项生理功能几乎都离不开水，它对于维持人体健康和生命活动十分重要。

水的作用体现在多个方面：一方面，它是体温调节的重要因素，水的高比热容使其成为体内温度稳定的关键。另一方面，水为人体内的化学反应和物质交换提供了必需的介质，促进了人体呼吸、消化、吸收和排泄等关键生理活动。此外，水还对肝脏功能有积极影响，能够降低食欲并促进脂肪转化为能量，从而在维持人体体重和健康方面发挥作用。水还在润滑体内组织，如眼泪、唾液、关节滑液和浆液等方面发挥作用，确保机体运转顺畅。因此，在瑜伽练习中，保持适当的水分摄入是必要

---

① 施倍华，章步霄，周兰．瑜伽与体育舞蹈[M]．北京：中国书籍出版社，2018：57.

的。除通过食物补充水分外，每天还应额外饮用约1300至1500毫升的水。饮用凉开水通常是最佳选择，而饮水的最佳时间通常是在瑜伽练习前30分钟。[①] 通过这种方式，可以确保练习者练习瑜伽时身体得到充足的水分支持，保持最佳的生理状态和练习效果。

二、瑜伽食物的分类

随着社会进步和生活水平的提升，可供人们选择的食物越来越多。食品种类丰富多样，营养价值各异。在瑜伽活动中，有着独特的饮食准则和标准。瑜伽练习者普遍认为，瑜伽饮食应根据食物的特性和对人心理状态的影响分为三大类：惰性食物、变性食物和悦性食物。

（一）惰性食物

惰性食物指的是能引发人体惰性，潜在地导致疾病，并减缓思维敏捷性的食物。此类食物通常包括海产品、蛋类、各种肉类、酒精和某些药物。除了这些常见的食物，未经阳光照射且在潮湿环境中生长的某些菌类食品，如木耳和平菇，也被归类为惰性食物。过度烹饪、真空包装、反复加热的食物，以及添加了防腐剂或经过油炸处理的食物，同样被视为携带惰性成分。即便某些食物本身不属于惰性食物，过量摄入也可能发生转变，因为暴饮暴食本身就是一种惰性行为。惰性食物对人体的危害不容忽视，它在身体和心灵层面均可能造成负面影响。

惰性食物对人体的影响主要体现在以下三个方面：第一，惰性食物容易导致体重增加，臃肿的体形不利于执行某些瑜伽动作。第二，摄入惰性食物后，人们往往感到精神疲惫、身体沉重且缺乏动力，极端情况下甚至可能触发抑郁情绪，同时可能引起各类身体健康问题，这些负面效应对于瑜伽练习者的身心修炼极为不利。第三，惰性食物的消极作用还体现在情绪层面，食用这类食物的人容易情绪波动，甚至产生易怒倾

① 施倍华，章步霄，周兰．瑜伽与体育舞蹈[M]．北京：中国书籍出版社，2018：57.

向。因此，瑜伽练习者在日常生活中应尽量减少摄入惰性食物，若条件允许，更应积极避免这类对身心有潜在危害的食物。

（二）变性食物

变性食物指的是那些可能对身体有益，但对心灵或情绪可能产生不利影响的食物。变性食物虽然能够为身体提供能量，对身体健康有一定的积极影响，但它对心灵的健康可能带来负面作用。这类食物通常包括膨化食品、快餐以及含有过量糖分、盐分、香料、调味剂或辣椒的食物。此外，一些刺激性饮品和食物如烟草、巧克力、咖啡、碳酸饮料和浓茶也属于这一类。虽然变性食物能为身体提供必要的热量，对身体有一定的益处，但对于瑜伽练习者而言，这类食物并不推荐。因为其负面影响可能抵消其对身体健康的正面作用，尤其是在心灵层面，这类食物可能引发情绪波动或其他心理问题，不利于瑜伽练习者追求身心平衡和内心宁静的目标。

对于瑜伽练习者而言，变性食物的不利影响主要表现在以下两个方面：一是这类食物会对人体的神经系统产生刺激作用，可能引发内分泌系统的紊乱。这样的生理变化可能导致大脑过度兴奋或者激动，而瑜伽练习恰恰需要练习者保持心境平和、情绪稳定，因此变性食物与瑜伽的精神追求相悖。二是变性食物的摄入可能导致人体循环系统的失调，从而引起心绪不宁、性格易怒、好胜心强等情绪问题。这种心理状态的波动会对瑜伽练习的深入产生负面影响，也与瑜伽运动所倡导的内心宁静、身心和谐的理念背道而驰。因此，瑜伽练习者应尽量减少变性食物的摄入，并通过适量的运动来促进身体的新陈代谢，以减轻这些食物可能带来的不良影响。

（三）悦性食物

悦性食物是有益于身体和心灵健康的食物。这类食物通常包含新鲜、自然和营养丰富的成分。例如，新鲜的水果（如香蕉、苹果、橘子）、水果制品（如果汁、果干、沙拉）、新鲜的蔬菜（如生菜、菠菜、西红柿）、乳制品（如奶油、牛奶）以及坚果和豆类、蜂蜜等。这些食物可以为人体提供所需的营养，而且也能改善心情，有助于瑜伽练习者在练习中保持心情的愉悦、平和。悦性食物通常富含人体必需的维生素、矿物质、纤维和其他重要营养素，同时，这类食物的摄入与人们积极的生活方式和健康的心理状态密切相关。悦性食物是瑜伽练习者的首选，因为它们营养丰富、有益身心健康，而且制作简单，味道清新。一方面，这些食物易于消化，可以增强人体耐力，保持思维清晰和精力充沛，有助于缓解工作和生活带来的疲劳及压力。另一方面，悦性食物如蔬菜和水果大多是纯天然的，不添加辣椒、香料等刺激性调味品，食用后口感清淡，更有利于健康。另外，这类食物对于心灵具有净化作用，能帮助练习者达到心静如水的状态，这对于进行瑜伽练习尤为重要。因此，悦性食物不仅是身体营养的来源，也是心灵修养的重要部分。

此外，瑜伽练习者还应该意识到食物的烹饪方式也会对其属性产生一定影响。例如，土豆作为一种悦性食物，若经过不当的烹饪处理，如煎炸，可能会转变为惰性食物，如炸薯条。因此，瑜伽练习者在选择食物时，不仅要考虑食物本身的属性，还要考虑其烹饪方法。整体来看，瑜伽练习者应遵循瑜伽练习的特点和饮食原则，尽量避免食用惰性食物，适度食用变性食物，而更多地选择悦性食物，以此来保持身心的和谐与健康。

三、瑜伽认可食物

瑜伽饮食强调的是身心的和谐与平衡，这不仅体现在瑜伽的动作练习中，也体现在日常饮食之中。达到饮食均衡是瑜伽饮食的核心原则之一。蔬果汁、沙拉、新鲜水果和坚果是瑜伽饮食的必备，无论是偏爱肉食还是素食的人，都应该在日常饮食中融入这些食物，确保身体能够获取丰富而全面的营养。

（一）蔬果汁

蔬果汁是通过将新鲜的蔬菜和水果经过榨汁机处理，转化为易于摄取和消化的形态。蔬果汁中天然的盐分或糖分能够补充身体所需的微量元素，同时保持饮品的风味。对于瑜伽练习者而言，经常饮用蔬果汁有助于清除体内的毒素，减少身体内的不必要积物，使身体和心灵都得到净化。在瑜伽练习中，尤其是在进行瑜伽断食时，蔬果汁能够提供必要的能量，而不会给消化系统带来沉重的负担。

在某一餐不进食固体食物时，一杯新鲜的蔬果汁可以成为替代品。它能够满足身体的营养需求，还能让人感觉轻盈，更符合瑜伽倡导的身心和谐统一的理念。选择蔬果汁，是拥抱自然，珍爱身心的一种简单而深刻的方式。

（二）沙拉

沙拉的制作方式虽然简单，却蕴含着丰富的营养。可以生吃的蔬菜，如西红柿、莴苣、卷心菜、胡萝卜、黄瓜等，是制作沙拉的理想选择。人们可以将这些蔬菜切成小块，然后拌入少量的调味油，色彩丰富、口感多样的沙拉就制作完成了。沙拉能为人体提供丰富的维生素和矿物质，给人带来满足感和饱腹感。将沙拉作为午餐和晚餐的开胃菜，能激发食欲，让人在进食主菜之前先摄入丰富的纤维，帮助消化。新鲜的蔬菜沙拉保留最自然的营养。不论是叶类蔬菜还是根茎类蔬菜，人们在每天的饮食中都应适量摄入，这样可以保证人体摄入全面的营养。

（三）新鲜水果

水果中含有丰富的维生素、矿物质以及抗氧化物质，对维持身体的正常机能有着不可忽视的作用。瑜伽强调自然和谐，因此在选择水果时，人们应优先考虑季节性和地域性的水果。这些水果能提供最适合当前季节的营养成分，还有助于减少食物碳排放，符合瑜伽对于环境保护的理念。同时，常年上市的水果是瑜伽饮食的一部分，它们能保证练习者在任何时候都能摄取到必需的营养。

水果的选择并不需要过度复杂或昂贵。一个苹果、橘子或香蕉，就能为身体提供必需的营养和能量。水果摄入关键在于持之以恒，每天的饮食中都包含水果，可以让身体在获得营养的同时，享受自然食物带来的活力。

（四）坚果

坚果中所含的蛋白质、必需脂肪酸、维生素和矿物质对于人体保持良好的身体状态有着积极的作用。例如，开心果、杏仁、榛子、核桃仁、山核桃等坚果，都是人体的优质能量来源。

在瑜伽中，坚果是提供持久能量和健康脂肪的理想食品。它们的热量密度较高，因此每天只需适量食用即可。这样既能满足身体对于营养的需求，还能避免脂肪的过量摄入。坚果的另一个优点是它们的热量生成功能，其尤其适合在寒冷的冬天食用，有助于身体产生热量，保持温暖。反之，在炎热的夏季，练习者应适量减少坚果的摄入，以避免过多的热量摄入。

四、瑜伽食谱

（一）瑜伽素汤

瑜伽素汤，大多为纯天然的应季食物，包括谷类及其制品、水果、蔬菜、牛奶、乳类制品、豆类、坚果等，新鲜富有营养，很少添加香料、调料。例如，苦瓜红玉汤、玉米浓汤、奶油芹菜汤等。苦瓜具有清热祛暑、明目解毒、利尿凉血、解劳清心、益气壮阳的功效。而玉米所含的植物纤维素能加速致癌物质和其他毒物的排出，促进细胞分裂、延缓衰老、降低血清胆固醇、防止皮肤病变。这些天然汤品充分地为人类提供大量的纤维质，从而达到清洁身体和促进细胞再生的作用。在心理方面，绿色的食物还可以缓解压力。

（二）瑜伽菜品

瑜伽菜品倡导的是简洁、自然和清淡的饮食理念。众所周知，现代人的饮食结构复杂多变，常常摄入大量外观诱人、味道丰富却可能对身体造成负担的食物。瑜伽菜品提倡的是一种回归自然、纯净、不添加过多调味料的饮食方式。这些食物在保证营养的同时，更易于人体吸收，不会给胃肠等消化系统造成过重的负担，从而避免"食垢"的累积。在瑜伽饮食中，清淡并不意味着单调无味，而是强调食物的原始风味和营养的均衡。这种饮食方式不仅能有效减轻肠胃负担，促进消化吸收，还能帮助人体维持体内环境的平衡，减少身体的患病风险。同时，瑜伽饮食强调饮食的量，主张适量而不过饱，这与许多长寿者提倡的饮食原则不谋而合。

绿色菜品是瑜伽饮食的一部分，其丰富的营养价值和对身体的积极影响使其成为瑜伽练习者的理想选择。以下是几种对瑜伽练习者有益的绿色菜品（表3–2）。

表3–2　对瑜伽练习者有益的绿色菜品

食物	主要营养成分	健康功效
木瓜	蛋白质、维生素A、维生素B族、维生素C、钙、磷	清洁肠胃，帮助消化，促进食物分解和吸收
西洋芹菜	维生素A、B族维生素、维生素C、钾、钙、铁	补充营养，促进消化
豆腐	蛋白质、必需氨基酸、不饱和脂肪酸、卵磷脂	提供全面营养，满足人体日常所需
土豆	B族维生素、维生素C、钙、镁、钾、碳水化合物	补充身体所需营养，满足日常活动能量需求

续 表

食物	主要营养成分	健康功效
番茄	维生素 C、维生素 E、维生素 K、茄红素、叶酸、酚酸、纤维质	美肤瘦身，抗氧化
苦瓜	B 族维生素、维生素 C、纤维质	清热解毒，降火，清理体内毒素
海带	硒、钙、镁、钾	清除体内自由基，维持正常生理机能，净化身体
苹果	维生素 A、维生素 C、钾、钙、铁质、纤维质	美容排毒，促进肠道蠕动，加速毒素排出，控制体重

（1）木瓜。木瓜营养丰富，含有蛋白质、维生素 A、B 族维生素、维生素 C 以及钙和磷，而且具有多种健康功效。它的独特成分——木瓜酵素，还具有清洁肠胃的作用，能够帮助消化，促进食物的分解和吸收。

（2）西洋芹菜。这种蔬菜含有丰富的维生素 A、B 族维生素、维生素 C，以及钾、钙、铁等多种矿物质。其独特的营养成分组合使得西洋芹菜成为晚餐后的理想食物，有助于补充一天的营养需求，同时促进消化。

（3）豆腐。作为植物性食品，豆腐的蛋白质含量很高，包含 8 种人体必需的氨基酸。此外，豆腐还含有动物食品中所缺乏的不饱和脂肪酸、卵磷脂等。与其他食物搭配食用，豆腐能提供更全面的营养，满足人体日常所需。

（4）土豆。土豆包含人体所需的多种营养元素，其中 B 族维生素、维生素 C、钙、镁、钾以及碳水化合物，能为人体提供充足的能量和必要的微量元素。适量食用土豆可以补充身体所需的营养，满足人体日常活动的能量需求。

（5）番茄。除基本的维生素 C、维生素 E、维生素 K 之外，番茄还含有番茄红素、叶酸、酚酸和丰富的纤维质，这些成分对皮肤健康非常有益。番茄红素特别是在抗氧化、美肤以及瘦身方面有着显著作用。经常食用番茄，不仅能帮助人体保持肌肤弹性，还有助于维持良好的身材。

（6）苦瓜。苦瓜含有丰富的 B 族维生素、维生素 C 和纤维质，具有显著的清热解毒、降火的功效。常吃苦瓜可以清理体内毒素，促进身体健康。但因为苦瓜是性质偏寒的蔬菜，体质偏寒的人群在食用时应适量，以免影响身体健康。

（7）海带。海带含有大量的硒，是一种强效的抗氧化剂，能够帮助人们清除身体中的自由基，减轻氧化压力。此外，海带中的钙、镁和钾等矿物质对维持人体的正常生理机能非常重要。海带还有助于排除体内的重金属，从而起到净化身体的作用。瑜伽练习者常将海带作为饮食的一部分，以提高自己的身体素质和净化体内环境。

（8）苹果。作为“果中之王”，苹果含有丰富的维生素 A、维生素 C，以及钾、钙、铁质和纤维质。苹果营养价值高，有助于美容和排毒。它的纤维质能促进肠道蠕动，加速身体内毒素的排出，同时，苹果的低热量特性有助于控制体重。因此，苹果是瑜伽饮食中不可或缺的一部分，它能满足人体对营养的需求，帮助维持身体的轻盈和健康。

（三）瑜伽主食

尽管练习瑜伽的人常常追求苗条的身材，有时会减少甚至完全不摄入主食，但这种做法可能会带来一系列健康问题。主食，如大米和小麦等五谷粮食类食品，是人体获取能量、糖类、蛋白质和各种维生素的基本来源，对于维持身体的正常功能和健康有着不可替代的作用。

长期不吃主食会损害脾胃功能，影响消化吸收，导致肝肾精血不足，这与头发的生长、脱落和润泽密切相关。在中医理论中，头发被视为“血之余”，其健康状态与肝脏的血液滋养以及肾脏精气的充盈程度有关。适当的主食摄入可以保证身体获得足够的营养，支持精血的生成，从而促进头发的健康生长，避免脱发和早衰的问题。因此，瑜伽练习者在追求身心和谐与健康的同时，不应忽视平衡饮食的重要性。合理安排饮食，确保足够的主食摄入，可以帮助其维持身体的健康。

全麦面包和豆类是瑜伽饮食中理想的选择，它们可以提供人体所需的多种营养素，符合瑜伽追求健康、天然的饮食理念。全麦面包区别于常规白面包，其含有更高量的纤维、纤维素和钾等矿物质，这些营养成分对于维持消化系统的健康、促进肠道蠕动、降低胆固醇水平都有显著作用。

豆类作为植物性食品，其在提供优质蛋白质方面有着不可小觑的地位。其所含的必需氨基酸的数量和比例与动物蛋白接近，其中大豆蛋白更是被誉为植物性优质蛋白质的代表，蛋白质含量高达35%至40%，可以完美替代动物源食品提供的蛋白质，这对于坚持素食的瑜伽练习者来说尤为重要。豆类的胆固醇含量远低于动物性食品，同时其丰富的亚油酸和磷脂有助于分解体内的胆固醇，促进脂肪代谢，防止皮下脂肪的堆积，对于追求健康体态的人来说，豆类无疑是瘦身和保持健康的优选食品。

五、瑜伽的科学饮食

（一）瑜伽饮食习惯

1. 多吃悦性食物

悦性食物能够使人延缓衰老并净化生命，使人变得更加健康和快乐，悦性食物主要为天然绿色的食物，很少添加香料和调味剂。[①] 瑜伽练习者应选择那些既有益身体健康又有助于心理平衡的食物，即悦性食物。这类食物通常富含必要的营养成分，而且易于消化吸收，有助于维持身体的耐力和活力。悦性食物的口感通常清淡爽口，避免过重的调料刺激，有利于人们保持清醒的头脑和充沛的精力。悦性食物通常为纯天然的食

① 范晓红．从养生角度试论瑜伽饮食的科学性[J]．湖北体育科技，2015，34（1）：14—16，7．

物，如新鲜的水果、蔬菜和全谷物等，这些食物有助于身体健康，也有助于人们营造平和、宁静的心境。

这一饮食习惯主要包括以下几个方面（图 3-1）。

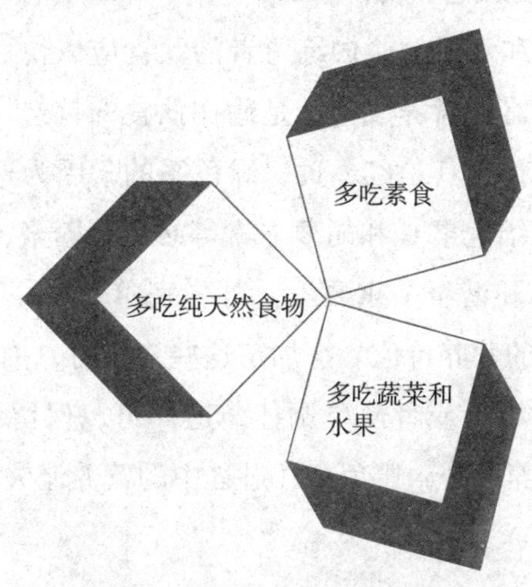

图 3-1　多吃悦性食物的饮食习惯

（1）多吃素食。在瑜伽练习中，练习者应多吃素食，因为肉类食物含有给肠胃消化系统带来压力的毒素，引发消化系统疾病并降低人体免疫力。反之，素食来源于大自然，如阳光、空气和水，这些都是自然且健康的能量源。素食可以为瑜伽练习者提供必要的能量，也有助于其体内营养的消化和吸收，进而促进身心的全面健康。因此，瑜伽练习者应尽量减少肉类食品的摄入，转而选择各种素食，以保持身心的和谐与健康。

（2）多吃纯天然食物。瑜伽练习者应多食用未经工业加工的纯天然食物，以最大限度地摄取天然营养。现代人常食用的经过腌制、速冻或煎炸的食物，往往含有过量的调味剂，这些食物可能会导致身体健康问题，如肥胖，还可能影响心智，使人难以安定下来进行瑜伽练习。纯天然食物指的是那些未经长途运输、冷冻、腌制或过度添加调味剂的食物，它们保留了食物原有的营养价值，有助于练习者保持清晰的头脑和充沛的精神。出于健康考虑，瑜伽练习者应选择清淡的食物，并在必要时用健康的替代品或烹饪方法来代替不健康的选择，例如，用柠檬代替醋，用蜂蜜代替白糖，选择全麦面包而非白面包，用酸奶代替沙拉酱，用蒸、煮、拌等健康烹饪方式替代煎炸。

（3）多吃蔬菜和水果。瑜伽练习者的饮食应以悦性食物为主。新鲜蔬菜和水果含有丰富的营养成分，是瑜伽饮食的首选。练习者应选择多样化的蔬菜和水果，尤其是红、黄、绿色系的，因为这些颜色的食物通常富含维生素 B_1、维生素 C 和胡萝卜素等必需营养素，这些成分对促进人体身体健康身心和谐至关重要。此外，完整使用芹菜的根、茎和叶，可以获取更为全面的营养价值。在加工这些食物时，推荐应使用最简单、最自然的方法，如生食或者简单调拌，这样可以保留食物的原始鲜味，最大限度地保存营养成分，避免烹饪过程中的营养流失。

2. 全面均衡地补充营养

正确的营养摄入对于瑜伽练习者来说至关重要，因为不同类型的食物提供了身体所需的各种营养素。例如，主食类如谷物是碳水化合物和热量的主要来源，保证了体能的供给；奶制品和豆制品富含蛋白质，对于修复和构建身体组织至关重要；而蔬菜和水果则是维生素和矿物质的“宝库”，对于维持身体各系统的正常运作和增强免疫力发挥了重要作用。因此，瑜伽练习者应依据自己的年龄、健康状况和日常活动量，有意识地从各类食物中获取所需的营养，确保营养的全面性和均衡性。这种全面均衡的饮食习惯不仅有利于身体健康和满足瑜伽练习的需求，也是身心和谐发展的重要组成部分。通过科学合理的饮食安排，瑜伽练习者能更好地维护自身健康，实现身心素质的全面提升。

全面均衡饮食是指在日常饮食中摄入多种营养，确保身体获得必需的各种营养素，包括蔬果汁、新鲜水果、坚果和蔬菜沙拉以及其他多样化的食物，以满足身体对不同营养成分的需求。蔬果汁和新鲜水果可以提供丰富的维生素和矿物质，有助于增强人体免疫力和促进身体功能的正常运作；坚果是优质脂肪和蛋白质的来源，有助于维持能量水平和修复身体组织；蔬菜沙拉可以提供丰富的纤维素，促进消化系统的健康。

3. 注意适量饮食

瑜伽练习者要适量饮食，追求摄入与消耗之间的平衡，既避免过度节食，也避免暴饮暴食，从而保证身体可以从饮食中获取恰到好处的营养，同时促进人体消化。这种饮食方法要求瑜伽练习者根据自己的实际食量合理准备食物，避免过量食物导致热量的过度摄入。同时，练习者要进行多样化饮食，包括蔬菜、水果、坚果、谷类和豆类等，以确保从多种食物中获取丰富全面的营养素，促进身心的整体健康。这样的饮食习惯有助于练习者维持身体的最佳状态，是对瑜伽练习精神的一种体现，即在身体和心灵上追求平衡与和谐。

4. 补充水分

水是生命的源泉，是维持人体正常生理功能不可或缺的重要元素。它是身体内主要的物质，具有运输营养物质、排毒、促进代谢和维持水分平衡的作用，有助于延缓衰老，保持健康与活力。水分的缺乏会直接影响瑜伽练习者的健身效果和整体健康。因此，瑜伽练习者应保证每日摄取适量的水分。虽然牛奶、汽水和果汁等饮品也能提供水分并具有良好的口感，但过度依赖这类饮品可能会给身体带来额外的糖分和卡路里，甚至可能导致身体健康问题。因此，建议瑜伽练习者优先选择清水，这样可以有效维持身体的水分平衡，避免不必要的健康风险，为瑜伽练习提供良好的身体条件。

5. 饮食速度要慢

瑜伽练习者在饮食时，应当采取慢速、细嚼慢咽的方式进食。匆忙进食容易导致饮食过量，这不仅可能引起体重增加，还可能导致消化不良、腹部不适甚至长期的健康问题，如腹部膨胀和胃下垂。相反，慢速饮食有助于提升练习者的饮食体验，使食物充分在口腔内与唾液混合，促进食物的初步消化。此外，慢速进食有助于提高练习者餐后的满足感，从而有效地减少食量，减轻消化系统的负担。这种饮食方式还可以让瑜伽练习者有更多时间品尝食物的味道，从而带来更深层次的饮食满足感和精神愉悦。

6. 保持愉悦的饮食心情

练习者需要选择一个安静和和谐的环境进行饮食。这样的环境可以帮助练习者远离日常生活的喧嚣和压力，更加专注和享受当下的饮食体验。同时，保持愉悦的心情对食物的消化和吸收极为重要。当人们心情舒畅时，身体的各项生理机能会运作得更加顺畅，有助于食物的消化和营养物质的吸收。反之，焦虑或压抑的心情可能会干扰人体正常的消化过程，降低身体对营养的吸收效率。因此，瑜伽练习者在饮食时应努力创造一个宁静愉悦的环境，同时积极调整心态，享受饮食带来的身心愉悦。

（二）瑜伽饮食规则

瑜伽饮食重视食物的整体营养和能量平衡。合理地组合谷物、新鲜蔬菜和水果，是瑜伽练习者保持身体和心灵健康的重要方式。谷物作为主食，能为人体提供丰富的碳水化合物和必需的能量，支持日常的活动需求。同时，谷物中的纤维素有助于肠道健康，能促进消化系统的正常运作。新鲜的蔬菜和水果则是维生素和矿物质的重要来源。它们含有丰富的天然营养素，能够提升身体的免疫力，同时有助于身体排毒。蔬菜和水果中的纤维可以帮助人体调节血糖和胆固醇水平，对维持心血管健康非常有益。

瑜伽的饮食规则倡导一种简单的生活方式。在饮食搭配上，谷物作为日常饮食的主体，占比约 40%，为身体提供基本的能量和纤维。豆类因其丰富的蛋白质含量，占 20%，是素食者重要的蛋白质来源。蔬菜和水果类各占 20% 和 15%，能为人体提供维生素、矿物质及抗氧化剂，同时促进身体的清洁和排毒。奶和其他乳制品则占 5%，能为人体补充必需的脂肪和钙质。瑜伽饮食注重食物的原生态，倡导尽量食用未经加工的自然食物，保留食物的原始营养。因此，经过精加工的食品和罐装、瓶装饮料不在推荐之列，而绿色食品因其天然、健康的特点，则成为瑜伽饮食中的重要组成部分。

瑜伽的饮食规则强调饮食的意识性和对身体的尊重。当人们在生病或身体不适时，瑜伽饮食规则建议人们适当断食，以减轻胃肠的负担，让身体有机会休息和自愈。人们在断食期间可以饮用新鲜的蔬果汁，为身体提供必要的营养，同时帮助排出体内的毒素，加速身体康复。

第二节　生理学基础理论

一、生长发育和新陈代谢规律

瑜伽运动能体现出其对身体生长发育和新陈代谢规律的尊重。通过瑜伽的各种体位法、呼吸法和冥想技巧，练习者可以提高身体的灵活性、增强肌肉力量、改善循环系统和消化系统的功能，还能调节神经系统，帮助恢复身体的自然平衡。瑜伽练习强调与身体的自然节奏同步，通过缓慢、有意识的动作和深沉的呼吸，帮助身体释放紧张和压力，从而促进人的身心健康。此外，瑜伽练习者在练习的过程中，也会感受到身体内在的自我修复，其能使身体的各个系统更协调地工作，从而达到促进生长发育和提高新陈代谢的目的。

（一）生长发育

生长发育是个体从幼小到成熟的一个连续过程，它是遗传基因与环境共同作用的结果。在这一过程中，个体的生理机能、形态结构、运动能力以及心理特点等多方面都会受到遗传因素的深刻影响。这些遗传因素通过内在的“遗传程序”来展现，为个体的成长设定了基本轨迹和发展水平。然而，这一“遗传程序”并非固定不变，后天的环境因素、生活方式、营养状况以及锻炼习惯等都能在一定程度上对其造成影响。瑜伽作为一种全面调节身心的锻炼方式，也能对生长发育过程产生积极的调节作用。个体在不同的生长发育阶段，其身体和心理的需求各异，因此在进行瑜伽练习时也需因时制宜，选择适合当前阶段的练习方式和强度。

（二）新陈代谢

新陈代谢是生物体内持续不断发生的物质和能量的交换过程，它是维持生命活动、实现生物体自我更新和适应外界环境变化的基础。这一过程包括物质代谢和能量代谢，它们互为基础，相互促进。

物质代谢包括同化作用和异化作用。同化作用是指生物体从环境中摄取营养物质，并转化为自身的组织和物质，同时储存能量；异化作用则是指生物体分解自身物质，释放和排除代谢产物，并伴随能量的释放。这两个过程虽相互对立，但又紧密相关，共同维持生物体内环境的稳定和生命活动的进行。能量代谢是物质代谢过程中的能量转化和利用，包括能量的储存、释放、转移和利用等方面。在人体内，碳水化合物、脂肪和蛋白质不仅是重要的营养物质，供给机体必需的原料，参与组织和器官的建造与维护，同时是能量代谢中不可或缺的组成部分，是人体获取、储存和使用能量的重要来源。

在瑜伽练习过程中，人体的新陈代谢活动会得到明显加强，并伴随着能量消耗的增加。瑜伽练习能够强化身体的柔韧性和力量，促进细胞内酶系统的适应性，提升酶的活性，这些都是物质代谢和能量代谢的重要基础。随着练习的持续，身体对能量物质的恢复能力得以增强，使人体达到比练习前更加充沛的能量水平，这有助于促进身体各器官系统的功能增强。另外，瑜伽练习中对能量供应的需求不断高涨，它是维持持续练习所需体力和确保达到良好练习效果的基础。

新陈代谢是人体生命活动的重要特征，对于维持人体生命和健康发挥着至关重要的作用。它涉及同化作用和异化作用相互依存且同时进行的过程，这两者在人生的不同阶段及瑜伽练习中展现出独有的特性。在儿童和青少年时期，同化作用占据主导地位，身体物质的合成速度超过分解速度，促进身体的成长和发育。进入成年，人体的同化作用和异化作用趋向平衡，维持身体的动态稳定，保证充足的活力和精力。然而到了老年阶段，异化作用开始占优势，身体逐渐衰老。在瑜伽练习过程中，由于运动带来的能量消耗，异化作用暂时占据上风。而在练习后的恢复期，身体努力补充消耗的能量和物质，使同化作用得以强化。这种锻炼与恢复的循环不仅有助于提升人体的物质代谢和能量代谢，还有助于提高人体的身体健康状况和生活质量。科学的瑜伽练习，可以有效地调节和优化人体的新陈代谢过程，从而让人在各个生命阶段保持最佳的生理状态和精神活力。

1. 物质代谢

人体与其周围环境之间不断地进行物质交换的过程称物质代谢。[①]人体的物质代谢主要包括以下三种类型（表 3–3）

表3–3 人体的物质代谢

类型	主要过程	运动影响
糖代谢	1. 摄入的糖类分解成葡萄糖后吸收入血液 2. 转化为血糖、储存为肝糖原和肌糖原 3. 糖异生将非糖物质转化为糖	1. 运动时糖原被动员以供能 2. 适时补充糖分提高运动效率 3. 避免运动性低血糖
脂肪代谢	1. 脂肪被分解为甘油和脂肪酸 2. 转化为乳糜微粒 3. 作为有氧代谢的主要能源	1. 规律运动降低 LDL（low density li-poprotein，低密度脂蛋白），提高 HDL（high density li-poprotein，高密度脂蛋白） 2. 促进脂肪分解和消耗 3. 改善血脂水平

① 邱娟，韩笑，王立刚，等. 运动训练的生理学研究[M]. 长春：吉林大学出版社，2013：92.

续 表

类型	主要过程	运动影响
蛋白质代谢	1. 摄入的蛋白质被分解为氨基酸后吸收 2. 氨基酸用于合成新蛋白或作为能源 3. 多余蛋白质经分解由肾排出 4. 亮氨酸、异亮氨酸和缬氨酸在运动后作为补充	1. 促进蛋白质合成，加速细胞更新 2. 运动后及时补充蛋白质支持肌肉修复 3. 增强体力，提升运动表现

（1）糖代谢。糖是人体细胞的重要组成成分，可以为瑜伽和其他健身活动提供必要能量。运动负荷的不同，糖在体内的代谢过程也会有所变化，这显示出其代谢过程的多样性和复杂性。在大多数情况下，糖可以作为能量的直接来源，还可以转化为其他形式，如蛋白质和脂肪，进一步支持和维持人体多种生理功能的正常运作。

摄入体内的糖类食物，先经过消化酶的作用分解成可被吸收的葡萄糖分子。葡萄糖随后通过小肠黏膜上的特定蛋白质进入血液，转化为血糖。血糖在体内进一步转换成糖原，作为能量储备存放在肝脏和肌肉中，分别称为肝糖原和肌糖原。除此之外，人体肝脏具有将乳酸、丙氨酸、甘油等非糖物质转化为葡萄糖或糖原的能力，这种机制被称为糖的异生作用。糖的合成代谢过程涉及糖原合成和糖异生。而糖的分解过程则通过糖酵解、有氧氧化等多个途径，将糖原和葡萄糖转化为乳酸，乳酸随后通过糖异生途径转换回葡萄糖或经过氧化分解，从而完成糖的代谢循环。

在静态情况下，人体的血糖浓度维持在一个相对稳定的范围，但当参与长时间或高强度的体育运动时，血糖水平可能会出现下降，从而影响运动者的体能和表现。这种血糖浓度的变化并不是一成不变的，实际上，不同类型的运动对血糖的影响各异。活动的内容和强度，以及因此引发的神经系统兴奋性的变化，都是造成不同运动后血糖浓度变化趋势的重要因素。

在进行瑜伽或其他运动时，及时补充糖分对提高人的运动效果非常关键。糖分的及时补充能够确保肌肉和其他组织在运动期间有足够的能量供应。补充糖分的时机，对于人在运动期间的血糖水平有重要影响。运动前半小时或两小时补充糖分是最佳的，因为这能保证其补充的糖分可以通过血液及时输送到肌肉组织，或者在运动开始前完成糖原的合成和转化。当运动开始后，肌肉和肝脏的糖原就会被动员，转化为血糖以满足身体的能量需求，维持较高的血糖水平。然而，运动前一个小时补充糖分并不是一个好的选择，因为这可能会迅速提升人的血糖水平，导致胰岛素的过量分泌，降低运动效率，甚至可能导致运动性低血糖，为人体带来不利的影响。

在瑜伽练习中，合理安排补充糖分的周期和选择正确的饮料对于保持练习者的运动效率和身体健康非常重要。练习者应每隔半小时补充一次低浓度的含糖饮料。低浓度的含糖饮料有助于人体加速糖分的渗透吸收，因为胃在短时间内能有效地排空这些饮料，迅速将能量输送至体内需要的部位。相对而言，高浓度的含糖饮料可能会对胃功能造成不良影响，因为它们需要在胃中停留更长时间，延长了胃排空的时间，这样不仅减缓了糖分的吸收速度，还可能影响练习者的表现和舒适感。因此，在长时间、高强度的练习过程中，练习者应选择合适的饮料和补充周期，以保持最佳的运动状态，同时促进能量恢复。

（2）脂肪代谢。脂肪是重要的能量来源，对身体有着保护作用。大量的脂肪储存于皮下组织、内脏和肠系膜等位置周围，为人体的有氧代谢过程提供主要能源，支持长时间、强度适中的活动。人体获取脂肪的途径主要是通过食物，如动物性脂肪和植物油，人体也能通过将糖类或蛋白质转化为脂肪来自我合成。此外，脂肪还具有保护内脏免受外力撞击、减少摩擦损伤以及维持体温的功能。正是由于这些多样的功能，脂肪成为人体必不可少的一部分，并在新陈代谢过程中持续更新和转化，以适应身体不断变化的需求。

首先，脂肪需要在体内水环境中乳化，这一过程依赖于机体自身产生的乳化剂，形成乳浊液以便于酶的作用。其次，脂肪在特定酶的作用下，被分解成甘油、游离脂肪酸以及单酰甘油等成分，其中还包括少量的二酰甘油和未完全消化的三酰甘油。再次，这些分解产物通过小肠上皮细胞的直接摄取，转化为乳糜微粒，进而被吸收入体。在这个过程中，较大的脂肪酸及乳糜微粒进入淋巴系统，而甘油和小分子脂肪酸则溶于水，通过扩散作用进入毛细血管。最后，脂肪在体内被进一步分解，并在代谢的最后阶段生成二氧化碳和水，完成其代谢循环。

体育运动对脂肪代谢的影响是多方面的，尤其是在进行长时间的有氧运动时，脂肪作为主要的能量来源被大量利用。随着运动时间的延长，身体逐渐转换能量来源，更多地利用脂肪来供能，这不仅促进了脂肪的消耗，还有助于调节血脂水平。具体来说，规律的体育运动能显著降低血浆中低密度脂蛋白（LDL）的含量，这类脂蛋白通常被视为“坏”胆固醇，因其过多可能导致心血管疾病。同时，运动能提高血浆中高密度脂蛋白（HDL）的含量，这类脂蛋白被认为是“好”胆固醇，其有助于降低心脏病和中风的风险。此外，持续的体育运动还有助于人体降低体内的脂肪储存，特别是减少内脏脂肪的积累，这对保持健康的体形至关重要。长期坚持适度的运动，能够有效促进脂肪的分解和消耗，增强身体的代谢功能，提升整体健康水平。因此，运动是改善身体成分，实现减肥塑身目标的有效方法之一。

（3）蛋白质代谢。氨基酸是蛋白质的基本组成单位，在人体内，它们通过食物摄取或身体内蛋白质的分解而获得。作为身体必需的营养元素，蛋白质负责细胞的构建、修复和再生，并在合成生物活性分子如酶和激素中发挥着重要作用。氨基酸在代谢过程中还能作为能量来源，参与维持机体的正常运转。

一般情况下，摄入的蛋白质在消化酶的作用下被分解为氨基酸，这些氨基酸随后被小肠吸收。进入血液后，这些氨基酸在体内被运送至不同的组织，在那里它们被用来重新合成新的蛋白质，满足细胞结构和功能的需求。随着代谢的深入，这些氨基酸还经历脱氨等过程，最终转化为氨、二氧化碳和水，同时释放出能量。与糖或脂肪不同，多余的蛋白质不能在体内储存，而是通过肝脏的代谢作用分解，最终由肾脏排出。因此，人体对蛋白质的摄入需要保持一定量，既不过多也不过少，以维持健康的代谢状态。

在体育运动过程中，蛋白质代谢起着重要作用。体育活动有助于促进蛋白质的合成，加速其分解，使得组织细胞的更新和再生过程更加活跃。运动时，由于肌肉的高强度工作，部分蛋白质被消耗，组织细胞遭到一定程度的破坏，这正是体内修复和再生功能得到激活的信号。因此，人们在运动后，为了支持肌肉的修复，增强体力，保持良好的体能状态，并保证肌肉质量，必须补充适量的蛋白质。

人们在运动后，身体对蛋白质的需求增加，尤其是对亮氨酸、异亮氨酸和缬氨酸的需求有所增加。这三种氨基酸以 2 ： 1 ： 1 的比例混合，有助于促进肌肉力量增长。这种混合物可以满足大强度负荷后身体对蛋白质的需求，是理想的运动后营养补剂。亮氨酸在身体中扮演着多重角色，它是肌蛋白的重要组成部分，能促进关键物质的合成，增强激素分泌，并有效抑制对肌细胞有害的因素，帮助人体最大限度地减少运动中蛋白质的分解，有效增加肌肉力量。此外，由于亮氨酸能促进蛋白质合成，运动后的恢复期成为补充亮氨酸的关键时刻，亮氨酸的及时补充有助于身体的快速恢复和增强运动效果。

谷氨酰胺对提升人体肌肉力量和质量具有显著作用，是体育运动中不可或缺的一部分。补充谷氨酰胺能够增强运动强度和质量，特别是在运动前后补充谷氨酰胺能够优化人的运动表现和加速身体恢复。此外，体内激素水平对蛋白质代谢具有重要影响。例如，甲状腺素和肾上腺素能加速蛋白质分解，导致身体消瘦，而生长激素的增加则能促进蛋白质合成，增强人体肌肉力量。

2. 能量代谢

在体育活动中，人体获取能量的主要途径包括磷酸原供能系统、糖无氧酵解供能系统和有氧代谢供能系统（表 3-4）。

表3-4 人体的能量代谢

类型	描述	运动影响及特点
磷酸原供能	利用 ATP 和 CP 为主要能量源，在细胞内提供必需能量，尤其适用于高强度短时运动。补充肌酸作为能量补给策略	1. 快速释放能量支持肌肉力量的瞬间爆发 2.ATP 和 CP 储量有限，需要其他能源补充 ATP 3. 运动初期的首选能量来源
糖无氧酵解供能	以糖原或葡萄糖无氧分解成乳酸的形式产生 ATP，适用于需大量快速能量的活动。产物乳酸可能导致肌肉疲劳	1. 提供的能量超过磷酸原系统，但持续时间短 2. 无需氧气，但产生乳酸 3. 适用于大量快速能量需求的活动
有氧代谢供能	通过碳水化合物、脂肪和蛋白质在氧气参与下彻底氧化产生 ATP，适合长时间的耐力活动。不产生乳酸，能量产出总量庞大但生成速度慢	1. 适合长时间运动 2. 高效能量产出，无乳酸产生 3. 依赖于心肺功能和血液氧气输送能力 4. 适当规划有氧运动提高运动效果

（1）磷酸原供能。磷酸原供能系统由 ATP（三磷酸腺苷）和 CP（磷酸肌酸）构成，是运动中的主要能量来源。该系统在细胞内发挥着重要作用，主要为各种生物活动提供必需的能量。ATP 作为细胞的直接能量源，在肌肉活动尤为重要。尽管 ATP 在肌肉细胞中的储量有限，但它的合成速率却对肌肉运动能力影响极大。因此，在高强度的短时运动中，ATP 和 CP 能快速释放能量，支持肌肉力量的瞬间爆发。

在体育活动中，ATP 是肌肉收缩过程中直接将化学能转换成机械能的核心能源。活动强度的增加会导致 ATP 转换率加快，使身体对肌肉磷酸原供能系统的依赖性增强。尤其在强度较大的肌肉收缩时，ATP 会迅速消耗，促使 CP 快速分解以释放能量，满足肌肉的即时需求。肌肉在静止状态时，将能量以 CP 形式储存，使得肌肉细胞中的 CP 含量通常是

ATP 的 3 至 5 倍。然而，ATP 储量是有限的，随着活动的持续进行，必须依靠其他能源来补充 ATP，以维持肌肉活动。CP 的快速可用性使其成为 ATP 合成过程中极为关键的能量来源。肌酸能被人体吸收并用于合成 CP 和 ATP，因此补充肌酸可以作为能量补给的一种策略。磷酸原供能系统中的 ATP 和 CP 通过水解高能磷酸键来提供能量，特别是在运动初期，磷酸原供能系统是身体首选的能量来源。

（2）糖无氧酵解供能。又称乳酸能系统，糖原或葡萄糖在细胞质中无氧条件下分解成乳酸，并在此过程中再合成 ATP。该系统的供能超过磷酸原系统，但持续时间较短，功率排在第二位，并且其不需要氧气，糖无氧酵解供能系统的最终产物是乳酸，这是导致肌肉疲劳的主要因素之一。在体育运动时，尤其是那些需要大量快速能量的活动中，当人的身体对能量的需求超出磷酸原系统的供应能力，且氧气供应不足以满足机体需求时，糖无氧酵解供能系统就显得尤为重要。在这个系统中，丙酮酸在缺氧环境下被还原为乳酸。当氧气供应充足时，部分乳酸在线粒体内氧化释放能量，另一部分则被转换成肝糖原。但乳酸作为一种强酸，一旦在肌肉中积累过多，就会打破人体内的酸碱平衡，导致肌肉工作能力下降，引发肌肉疲劳。因此，虽然糖无氧酵解供能在短时间内为身体提供了必需的能量，但同时带来了疲劳的风险。

人体内糖的无氧酵解过程先是葡萄糖的分解，这个分解过程主要将葡萄糖转化为两个分子的磷酸丙糖。接着，这些磷酸丙糖分子继续转化，生成丙酮酸，同时在这个过程中产生 ATP，即腺嘌呤核苷三磷酸。这个过程发生在人体细胞的细胞质中，不依赖于氧气，因此被称为无氧酵解。当人体内的氧气供应充足时，产生的丙酮酸不会停留在这个阶段，而是会进入线粒体，在那里继续被氧化，最终分解成二氧化碳和水。这个过程产生的能量远超过无氧酵解过程，但需要充足的氧气才能进行。而在高强度运动或其他需要快速能量的情境下，无氧酵解为身体提供了迅速的能量来源，尽管其产能效率不及有氧氧化过程。

在体育活动的初始阶段，人体依赖磷酸原系统作为快速能量来源。此时，ATP 在 ATP 酶的作用下迅速分解，释放出用于肌肉收缩的能量。随着活动强度的增加和时间的延长，ATP 水平开始下降，人体立即动用 CP 进行能量补充，确保 ATP 水平的维持。与此同时，肌肉中的糖酵解过程也被启动，肌糖原分解加速，转化为必要的能量以支持持续的运动。这个过程是连续且动态的，糖无氧酵解在此过程中发挥着关键作用，主要提供人在运动期间所需的持续能量。

（3）有氧代谢供能。有氧代谢供能是人体进行长时间耐力活动时的主要能量来源。在这个过程中，碳水化合物、脂肪甚至蛋白质都可以在氧的参与下彻底氧化，最终转化为水和二氧化碳，同时释放出大量的能量。这种供能方式的特点在于能量的产出总量庞大，但生成速度相对较慢，因此它非常适合支持长时间的运动。有氧代谢供能的过程中不产生乳酸等疲劳物质，这是与无氧代谢供能的显著区别。因此，长时间的有氧运动，如跑步、游泳、骑行等，更多地依赖于这种供能方式。它能有效消除由于无氧代谢产生的乳酸，减缓肌肉疲劳，延长运动的持续时间。同时，有氧代谢对心肺功能、代谢健康、体重管理等有着显著的益处。在有氧运动中，由于氧气充分供应，能量的产出效率高，可以持续较长时间，使得肌肉可以在不积累大量乳酸的情况下持续工作。因此，无论是体育活动的参与者还是日常健身者，都应根据自己的体能水平和运动目标合理规划有氧运动的强度和时间，以充分利用有氧代谢供能的优势，提高运动效果，促进身体健康。

在有氧体育活动中，机体依靠糖、脂肪和蛋白质这三大能源物质的有氧代谢来释放能量，合成 ATP，形成有氧代谢供能系统。在这一系统中，机体先以糖作为能量来源，肌糖原在 1 至 2 小时的低强度运动中逐渐消耗。接着，脂肪作为主要的能源供给者，在安静状态或低到中等强度的运动中发挥作用，提供持久而稳定的能量。运动的强度与时间对糖的依赖程度有显著影响：运动强度越低、持续时间越长，对糖的依赖性越大。此外，蛋白质作为辅助能源，在长时间、高强度的运动中才会显著参与能量供应。其供能比例与肌糖原储备密切相关：当肌糖原充足时，蛋白质的供能可能只占总能量的 5%，但在肌糖原耗尽的情况下，这一比例可增加至 10% 至 15%。有氧代谢系统的功能受多种因素影响，包括机体对氧气的利用效率和传输能力，如心肺功能、血液的氧气输送能力和肌肉细胞的氧气利用能力等。优化这些系统的功能能显著提高有氧代谢供能的效率，从而提升人的运动表现和耐力。

在进行有氧体育运动时，机体需求的氧气量显著增加，以满足肌肉细胞在长时间运动中对能量的需求。为了适应这种增加的氧气需求，呼吸系统会通过提高呼吸频率和呼吸深度来增加肺通气量，从而促进更多氧气的摄入和二氧化碳的排出。提高呼吸深度，可以减少解剖无效腔对氧气输送效率的影响。解剖无效腔是指呼吸道中那些不参与气体交换的部分，如气管和支气管。在深呼吸时，更多的空气能够达到肺泡，这是气体交换发生的主要场所。因此，增加呼吸深度能够有效提高氧气进入血液和被运输到肌肉的效率。此外，改善呼吸效率有助于提高运动性能，提升心肺功能，增强机体的整体耐力和健康水平。

血液系统在有氧代谢供能中承担着运输营养素和氧气至肌肉细胞、带走废物和二氧化碳的任务。在这个过程中，血红蛋白主要负责氧气的携带和运输。血红蛋白能够有效地与氧气结合，并将氧气输送到需要能量的肌肉细胞。血红蛋白的含量对有氧耐力有直接影响。如果血红蛋白水平较低，即贫血状态，那么血液携带氧气的能力会降低，进而影响有氧代谢供能的效率，导致运动者的耐力和性能下降。因此，对于经常参与有氧体育活动的人来说，保持适当水平的血红蛋白是非常重要的。为了保证运动者能够维持最佳的有氧代谢能力，定期检测血红蛋白水平是必要的。通过监测，运动者可以及时发现和解决贫血问题，使血液能够高效地为肌肉提供充足的氧气，从而保持运动的高效率和持久性。此外，合理的饮食和补充含铁丰富的食物或补剂，也可以有效地提升血红蛋白的含量，进一步优化有氧代谢供能，提升运动者的运动表现。

循环系统在有氧代谢供能中具有十分重要的作用，心脏是该系统的核心，其泵血功能直接影响到整个体系的效率。在体育活动中，心脏的工作能力显著影响着身体对氧气的利用和能量的产生。在运动过程中，心脏的泵血量，即每分钟泵出的血液量，会显著增加。这种增加有两个主要目的：一是为了将足够的氧气和营养物质输送到正在工作的肌肉中；二是为了帮助人体去除肌肉代谢产生的废物，如二氧化碳。在体育运动刚开始时，心脏通过增加心输出量（心脏每分钟泵出的血量）来应对身体对氧气和能量的即时需求。心输出量的增加主要通过两种方式实现：一是增加心脏每次搏动泵出的血液量（每搏输出量），二是增加心脏每分钟的搏动次数（心率）。这两者的提升使得血液能够更快、更多地流经身体，特别是流向那些处于活动状态的肌肉组织。心脏泵血功能的有效性是评估有氧健康水平的一个关键指标。具有良好心脏功能的个体通常能更有效地进行长时间的有氧活动，因为他们的心脏能够更有效地供应氧气和营养物质，同时能更快地去除代谢废物。

二、瑜伽的生理学原理

生物对环境变化的基本适应机制为“刺激—反应—适应”，它也是瑜伽练习中的核心原则。瑜伽练习通过一系列精心设计的体位法、呼吸控制和冥想技巧，刻意对人的身体和心灵施加“刺激”。这种刺激可以是体位法中的身体延展、压迫或平衡挑战，也可以是呼吸练习中的节奏和深度调整，甚至是冥想实践中对心灵的深层洞察和调整。身体和心灵对这些刺激的“反应”表现在生理和心理层面。生理上，其可能表现为肌肉的强化、柔韧性的提高、心率和呼吸的调节，以及整体代谢功能的优化；心理上，则可能体现为情绪的平衡、压力的减轻和注意力的集中。随着时间的推移和练习的持续，“适应”过程逐渐展开。练习者的身体结构和功能开始调整和优化，以更好地适应瑜伽练习带来的刺激。练习者的心理状态也开始改变，如更高的意识觉醒、更深的内心平静和对日常生活挑战的更好应对。

瑜伽体位练习通过伸、拉、扭、挤、屈、推等各种姿势，活化僵硬的关节，伸展筋骨，改善机体肌肉及韧带；配合呼吸调息以柔和按摩人体的各个内脏，强化心肺功能，调整神经系统和内分泌系统，从而改善骨骼肌系统、氧运输系统、心肺系统、神经系统及内分泌系统等各个系统间的协调关系。[①]

（一）机体的运动负荷本质

在运动生理学中，运动负荷是施加于生物体的一种刺激，其核心手段是体力练习。这种刺激主要对个体的心理和生理产生影响。在瑜伽练习中，运动负荷特指练习者在进行瑜伽活动时所承受的生理压力，即身体对瑜伽动作带来的生理刺激的反应。受到这种负荷刺激，参与瑜伽的练习者会经历不同程度的生理变化，涉及多个器官系统的功能调整。瑜伽练习者的运动负荷可以从外部和内部两个维度来观察和评估。外部负荷主要体现在练习的数量和强度上，而内部负荷则通过心率、血压、血乳酸等生理指标在练习过程中的变化来衡量。因此，在瑜伽练习中，刺激的强度和运动负荷之间存在正比关系。随着运动负荷的增加，刺激的强度也相应提高，进而引发更显著的生理反应，相关的生理指标也会出现更明显的变动。

当练习者参与瑜伽活动时，身体经历运动负荷刺激，进而引发身体各器官系统的响应。这个过程主要表现为耐受、疲劳、恢复、超量恢复以及消退等方面的生理变化（图 3-2）。

---

① RAUB J A. Psychophysiologic effects of hatha yoga on musculoskeletal and cardiopulmonary function: a literature review [J]. Journal of Alternative and Complementary Medicine, 2002, 8 (6): 797-812.

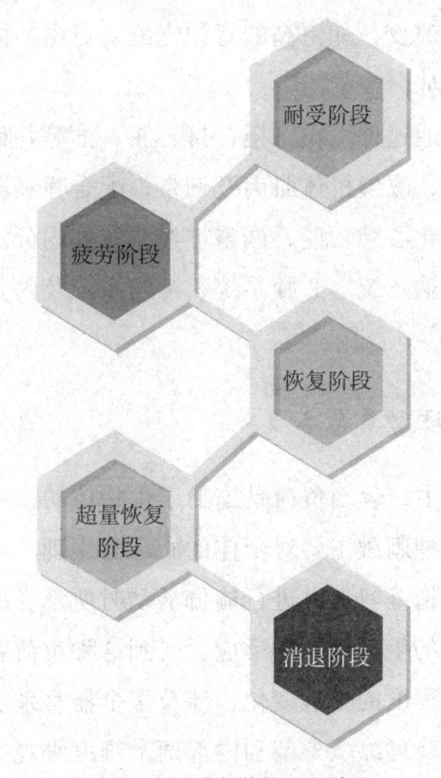

图 3-2 运动负荷的不同阶段

1. 耐受阶段

在瑜伽练习中，人体对于运动负荷的耐受是指机能对刺激的一种适应性。这一阶段的表现力度及持续时长受多种因素影响，尤其受运动负荷的强度与练习者自身训练水平的影响。在此期间，人体通常能展示出较为稳定的工作能力，并有效地完成练习任务。因此，合理利用这一阶段进行瑜伽练习能够有效地促进健身效果。然而，个体对于运动负荷的耐受程度差异显著，受运动负荷量、强度、练习后的身体恢复程度及个人的身体状况等多种因素影响。

2. 疲劳阶段

机体在经历了一段时间的运动负荷后，会表现出功能和效率的下降，这种现象被称为疲劳。瑜伽练习者在这一阶段感受到的疲劳程度和能够承受的负荷时间长度会根据练习的具体目标和任务安排而有所不同。重要的是，适度的疲劳被视为瑜伽练习中提升运动能力的必要环节。只有在达到一定的疲劳水平之后，机体在休息和恢复期才能实现超常的恢复，从而促进身体功能的增强和运动能力的提升。

3. 恢复阶段

在瑜伽练习进入恢复阶段时，机体需要补充在运动过程中耗费的能源物质，并且修复在练习中可能受到的微小损伤。这一阶段也是机体重新调整内部环境以恢复至运动前状态的重要时刻，该阶段可以使各个器官系统的功能得到充分的恢复。在这个过程中，机体的疲劳程度起着决定性的作用。深度疲劳意味着练习者需要更长的时间来消除疲劳并完成身体恢复，而轻度疲劳则意味着练习者可以在较短时间内恢复。因此，在瑜伽练习中，监控和适当调整瑜伽练习的强度，并预留足够的恢复时间，有助于保持练习的可持续性和提高练习效果。

4. 超量恢复阶段

超量恢复是指机体在瑜伽练习后恢复到运动前的能量水平和身体状态，并进一步提升自身的机能。这种现象表明，适当且有控制的运动负荷刺激可以促进身体的健康。在此阶段，机体的恢复可以补偿运动中的消耗，并增添了额外的能量和强度，从而提高身体的整体运动能力。超量恢复的显著程度与运动过程中身体的疲劳程度有关，但是这种恢复是建立在运动负荷在机体可承受的范围内的前提下。

5. 消退阶段

消退阶段反映出瑜伽练习对机体机能提升的暂时性和易逆性特点。在这个阶段，如果练习者未能持续施加新的刺激或未能保持一定的练习频率，那么之前通过瑜伽练习所获得的身体机能的提高和健康效益将逐渐减少，甚至可能回退到练习前的状态。因此，为了维持并进一步提升瑜伽练习带来的益处，练习者需要在超量恢复的基础上，合理安排练习计划，保证练习的连续性和适时性，以确保所获得的身体和心理健康效果能够持续并得到进一步的提升。

（二）机体的运动负荷适应

瑜伽运动对人体产生的应激性和适应性是其对运动负荷的一种积极响应，体现在机体各系统形态、结构和生理功能等的调整和改变上。瑜伽运动有助于增强人体各器官系统的功能并改善其工作效率，从而提高身体素质和健康水平。在这一过程中，瑜伽练习者的心血管系统、呼吸系统、神经系统以及肌肉骨骼系统等都会经历逐渐的适应过程，表现为耐力提升、力量增强、灵活性和协调性的改善。因此，适度、持续和科学的瑜伽练习对于推动机体实现最佳运动负荷适应，促进身心健康具有重要意义。

（三）机体的运动负荷阈

机体的运动负荷阈是指瑜伽练习者在进行瑜伽运动时所能承受的生理负荷限度，它包括运动强度、持续时间、练习密度和数量等要素。在练习过程中，这些要素的适度配合和调整对于实现最佳训练效果至关重要。例如，增加练习的强度可能需要相应减少练习的持续时间或次数，以确保整体负荷量处于适宜范围内。

在瑜伽练习过程中，练习者身体承受的生理负荷是关键的影响因素，它作为运动对机体的有效刺激，可以促使机体的各个器官系统产生适应性变化。然而，这种变化的程度高度依赖于刺激强度的合适程度。当运动负荷过轻，刺激强度不足时，机体很难产生有效的适应性变化，使得瑜伽练习对身体素质的提升作用极为有限，甚至无效。反之，如果运动负荷过重，超出了机体的承受范围，或者在机体尚未充分恢复体力的情况下增加训练负荷，不仅会妨碍练习者身体适应能力的提升，还可能对练习者的身心健康及身体素质造成负面影响，甚至导致过度训练或过度疲劳等不良后果。这种情况下的适应被视为不良适应，因为机体对不适宜的刺激也会做出反应，但结果往往并不符合预期。相反，恰当的刺激强度，即在机体可承受的范围内适度施加的运动负荷，能有效促进身体的适应性反应，引导机体形态、结构和生理机能朝着预期的方向发展，这种有益的适应性变化称为良性适应。

在瑜伽运动中，练习者的生理负荷量可以通过心率、血乳酸、最大摄氧量等生理或生化指标来衡量。其中，心率是监测运动强度的一个简易且有效的指标，对于练习者控制瑜伽练习的运动强度具有重要意义。心率变化能够直观反映练习者承受的运动负荷是否适宜。实际练习中，可以应用“心搏峰”理论和“最佳心率范围”等方法来确保练习者的运动负荷控制在适宜的生理范围内。这样做不仅能够确保练习者的身心安全，还能够帮助机体产生最佳的适应性反应，从而实现最佳的瑜伽训练效果。

三、瑜伽动作学习及其应用

瑜伽练习的技巧发展遵循着特定的阶段性模式，这一过程可以分为三个主要阶段，包括泛化阶段、分化阶段和巩固阶段，每个阶段的时长会根据动作的复杂性而有所变化。

（一）泛化阶段

在泛化阶段，瑜伽练习者开始对新动作形成初步的理解和感知，但这一认知往往还不成熟，缺乏深刻的理解和精准的技巧掌握。此时，练习者的大脑对新信息的反应极为活跃，但由于缺乏对动作的深度认识和练习，大脑皮质的抑制机制尚未建立，导致动作执行时易出现僵硬和不协调现象，例如，肌肉控制不精确、动作过程中出现非目标动作等。因此，泛化阶段的关键在于理解和掌握动作的核心要素，而非过分纠结于细节。在这一阶段，通过准确的示范和简明的指导，练习者可以建立正确的动作模式，为后续的技能精细化奠定基础。

（二）分化阶段

在分化阶段，瑜伽练习者的技能学习进入了深化和细化的过程。随着对瑜伽动作内在规律的逐步把握，练习者开始剔除不必要的多余动作，动作执行变得更加流畅和精确。这个阶段的大脑皮质活动从泛化逐渐转向精确控制，对动作的细节进行深度分析和纠正。虽然练习者的动作整体已经显著改善，但仍存在一定程度的不稳定性，容易受外界因素干扰而出现回退现象。因此，这一阶段的重点在于持续纠正动作误差，加强对动作细节的注意和控制，通过有意识的练习，巩固正确的动作模式，逐步提高动作的稳定性和准确性。

（三）巩固阶段

在巩固阶段，瑜伽练习者的运动技能达到熟练和精确的程度。长时间的持续练习使得动作模式在练习者的大脑皮质中形成稳定的神经连接，动作执行自然、流畅，几乎成为一种自动化的过程。此时，练习者能够在各种环境下保持动作的稳定性，外界干扰很难对其造成影响。动作的优雅和精确度有了保证，练习者的练习也显示出其深层的内涵和艺术美。因此，练习者需要持续的练习和反复的巩固，以保证动作技能的长期稳定和练习者整体瑜伽练习水平的提升。

第三节　解剖学基础理论

一、解剖学的基础

（一）解剖学姿势

解剖学姿势是一种常用于医学和生物学教学中的标准参考姿势。在这一姿势中，练习者身体直立，保持脊柱自然挺直。双眼直视前方，目光平静，面部表情自然。双脚并拢或略微分开，以确保身体稳定和平衡。双臂自然下垂于身体两侧，手掌朝向前方。

（二）解剖学常用的方位术语

在解剖学中，为了准确描述人体结构的位置及其相互之间的关系，使用了一系列标准化的术语（表 3–5）。标准化的解剖学术语被广泛应用于描述人体各部分结构的相对位置和方向，以及它们与周围结构的相互关系。人体构造复杂，具有立体性。熟练掌握这些关于位置和方向的专业术语，有助于人们准确地比较和理解人体不同部位之间的相对位置及其相互作用。这些术语的应用不受人体姿态变化的影响，无论是站立、坐着还是躺下，它们都保持一致性，并以人体在标准解剖姿势中的站立状态为基础进行定义。即使在关节活动或运动过程中，这些方位术语的含义也保持不变。

表3–5 解剖学常用的方位术语

位置	含义
上、下	头的方向为上，脚的方向为下；离头部近的一侧为上，离头部远的一侧为下
前、后	腹部一侧为前，背面为后。手部则使用掌侧和背侧描述
近侧、远侧	近侧和远侧通常用于对四肢部位之间关系的描述，靠近躯干根部的一侧为近，远离躯干的部位则为远
内侧、外侧	以身体的中线为准，近者为内，远者则为外
浅、深	靠近体表的部分为浅，深入体表内部的部分则为深
俯卧、仰卧	面向下方平躺为俯卧，面朝上方平躺为仰卧

（三）轴和面

1. 轴

在解剖学中，人体是复杂的三维立体结构，其中三个互相垂直的轴构成了这一结构的基础，便于人们理解和描述身体各部分之间的相对位置和运动。根据人体在标准解剖姿势中的站立状态，这三个轴分别是矢状轴、冠状轴和垂直轴。矢状轴，即延伸于身体前后方向的水平轴线；冠状轴，即沿身体左右方向的水平轴线；垂直轴，这条轴线与水平面垂直，延伸于身体上下方向。这三个轴线为解剖学和运动学的研究提供了重要的参照标准。

2. 面

在解剖学中，为了更细致地观察和分析人体结构，人们将人体想象地切割成不同的层次和部分，这些切割面被称为解剖面。这些切面沿着人体的三个主要轴线切割，帮助人们从各种角度理解身体的内部结构。具体包括：

（1）矢状面，这个面沿人体的矢状轴切割而成，也就是从前往后的方向，将人体分成左右两部分。当这个切面正好通过人体的中心线时，它被称为正中矢状面。

（2）冠状面（或额状面），这个面沿人体的冠状轴切割而成，即从左往右的方向，将人体分成前后两部分。这个面与地面垂直，帮助人们从侧面观察身体的结构。

（3）水平面（或横切面），这个面与地面平行，将人体分成上下两部分。它为人们提供了从顶部或底部观察身体内部结构的视角。

（四）关节运动

关节运动是指身体各部分绕关节轴线进行的不同类型的运动。从解剖学的视角来看，人体的动作多样且复杂，但每个动作都可视为围绕三个主轴在三个主要切面上的运动。具体来说，关节运动主要有屈伸、外展和内收、旋转及环转等四种基本类型，通过这些基本运动的组合，人体能执行广泛的活动和姿势。

1. 屈伸

屈伸运动主要发生在矢状面内，是围绕冠状轴进行的。这种运动形式可以简单理解为身体的前后弯曲。通常情况下，向身体前方弯曲被称为屈，而向后方弯曲则被称为伸。需要特别注意的是，膝关节和足关节的屈伸方向与大多数关节相反，即它们向后弯曲时称为屈，向前弯曲时称为伸。至于骨盆的屈伸运动，则通常用前倾和后倾来描述，以区别于其他关节的屈伸运动。

2. 外展、内收

外展和内收动作主要在冠状面内进行，是围绕矢状轴的运动形式。具体来说，当身体某部位的末端移动方向远离身体的中线时，这种运动称为外展；相反，当移动方向趋近身体的中线时，则称为内收。对于头部和脊柱的侧向运动，人们通常称之为向左或向右侧屈；对于骨盆的侧向运动，则称之为向左或向右侧倾。

3. 旋转

旋转动作是运动环节在水平面上围绕垂直轴的运动，这种动作也称为回旋。在描述具体的旋转动作时，如果是运动部件向前或向体内侧旋转，这种动作被称为旋前或旋内；相对地，如果是向后或向体外侧旋转，则称为旋后或旋外。对于头部、脊柱和骨盆的旋转运动，人们通常会根据旋转的方向称之为向左旋转或向右旋转。

4. 环转

环转是指运动环节在其近端关节支点周围进行圆周运动，使得远端部分绕多个轴线连续运动，形成圆锥体的运动轨迹。这种运动主要通过冠状轴、矢状轴及它们之间的中间轴来实现。在实际的运动中，环转动作使得某个肢体部位能够在空间中进行复杂而多样的动作。

此外，环转运动并不限于传统的屈伸或旋转动作，还包括在水平面内绕垂直轴进行的水平屈伸。例如，在上臂外展至90°的情况下，肩关节就可以作为支点，进行水平屈伸运动。这种动作使肢体能在水平方向上进行扩展和收缩，增加运动的多样性和运动肢体部位的运动范围。

（五）柔韧性及其影响因素

柔韧性是体育运动中的一个重要指标，它反映了关节和肌肉的伸展能力，决定着人体在运动过程中能达到的活动范围的大小。在瑜伽练习中，柔韧性的好坏直接影响到人体各个关节及脊柱动作的活动范围，从而影响到瑜伽姿势的准确性和美感。

关节运动幅度，即关节的活动范围，是衡量柔韧性的直接指标。它描述了肢体在关节支点周围能够达到的最大移动范围，通常以角度为单位进行度量。关节运动幅度的大小能够反映一个人的柔韧性水平，决定着动作的完成质量。尤其在需要进行大幅度活动的体育运动中，柔韧性的重要性更是不言而喻。

关节运动幅度受多种解剖学因素的影响（图 3–3）。

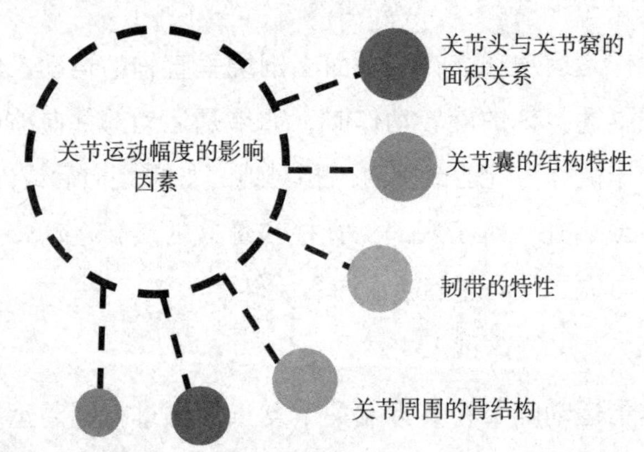

图 3–3　关节运动幅度的影响因素

第一，关节头与关节窝的面积关系。关节头与关节窝之间的面积匹配程度直接影响关节的活动范围。当关节头相对于关节窝的面积较小时，它能在关节窝内有更大的活动空间，从而使得关节的运动幅度增大。第二，关节囊的结构特性。关节囊是包裹在关节周围的一层结构，其材质的厚薄和松紧程度都会影响关节的运动幅度。一般来说，关节囊越薄且越松弛，关节的活动范围就越大，因为薄而松弛的关节囊能提供更大的伸展空间。第三，韧带的特性。韧带是连接骨骼，为其提供支持和稳定性的结构。韧带的长度和强度也会影响关节的运动范围。较短且弱的韧带对关节的限制作用减小，从而可能增加关节的运动幅度。然而，过于松弛的韧带可能会降低关节的稳定性，增加受伤的风险。第四，关节周围的骨结构。关节周围骨结构的形状和大小对关节活动范围具有显著影响。骨突起较小的关节通常具有更大的运动范围，因为骨突起较小会减少关节活动时的机械阻碍，使关节能更自由地移动。第五，关节周围的肌肉。关节周围肌肉的体积和伸展性对关节运动幅度同样具有影响。体积较小、伸展性良好的肌肉能为关节提供更大的活动空间，因为这些肌肉不会对关节活动造成过多的限制。第六，动力肌和拮抗肌的功能协调。动力肌的力量与拮抗肌的协调放松能力共同决定了关节的运动幅度。动力肌力量强大，同时伴随着拮抗肌的有效放松，可以促使关节活动更加自如，从而增加关节的活动范围。

二、解剖学在瑜伽中的应用

（一）柔韧性在瑜伽中的应用

1.脊柱和肩关节的柔韧性在瑜伽练习中的应用

脊柱是人体的主要支撑结构，在直立状态下承受着巨大的压力。它通过颈前曲、胸后曲、腰前曲和骶后曲四个生理曲度，为身体提供必要的支撑和缓冲，使身体能够有效地承受重力和分散重力带来的影响。瑜伽练习中的多种体位要求脊柱具有良好的柔韧性和稳定性，以便于执行从简单到复杂的姿势，同时能帮助练习者感受到身体的平衡和和谐。

在进行瑜伽练习时，肩关节的柔韧性也非常关键。肩关节是人体最活跃的关节之一，它的运动范围广泛，能够在几乎所有方向上进行活动。瑜伽练习中许多体位要求肩部有良好的灵活性和稳定性，例如，手臂必须能够舒展开来以完成某些扭转或平衡体位。通过增强肩关节的柔韧性和力量，以更好地控制动作，提高体位的精确性和美感。因此，瑜伽练习者要注意脊柱和肩关节的柔韧性练习，定期进行针对性的伸展和强化动作，以增进关节活动的范围和舒适度。

2. 髋关节柔韧性在瑜伽练习中的应用

髋关节由髋骨的髋臼和股骨头组成，是一个球窝关节。髋关节可绕3个运动轴做屈伸、展收、回旋、水平屈伸和环转运动等动作。由于髋关节的关节窝较深并有很多韧带加固，所以髋关节很坚固且灵活性较小。瑜伽运动的多数动作都是在髋关节外旋姿态下完成的，如双足的外旋。膝关节在伸直状态下非常稳定，其原因在于周围韧带和肌肉的牵拉，上下关节面紧密咬合。因此在瑜伽练习中，练习者应通过增强髋关节的柔韧性使双足外旋，在膝关节处外旋双足则会导致膝关节的损伤。

（二）人体重心在瑜伽中的变化

在瑜伽练习中，身体重心的变化对动作的稳定性和流畅性有着决定性的影响。当进行瑜伽动作，特别是那些需要平衡和协调的动作时，了解和控制人体的重心变化是非常关键的。

在垂直站立的姿势中，人体的重心通常位于骨盆区域，且会随着身体姿态的改变而上下移动。例如，在进行一些如山式（Tadasana）这样的基本站立姿势时，身体的重心相对较高。但是，当涉及更复杂的动作，如前倾或后仰时，重心的上下移动则会更为明显，这就要求练习者有良好的身体感知能力和平衡能力来适应这些变化。在一些需要髋部活动的动作中，如勇士式（Virabhadrasana）或三角式（Trikonasana），髋部距离身体纵轴的远近会直接影响到重心的高度和稳定性。当髋部向外展开或向内收拢时，重心随之降低，从而提升动作的稳定性和安全性。

当人体垂直站立时，身体重心的前后、左右移动在冠状面上可以被清晰地观察到。为了在瑜伽练习中更容易理解和应用这个概念，人们通常将冠状面视作地面，并将重心的移动视作身体重心在地面上投影点的移动。当身体静止并且只有单脚支撑时，重心自然位于支撑脚上。这种情况在瑜伽中的单脚平衡姿势，如树式（Vrksasana）中特别明显。此时，重心的稳定性依赖于练习者对支撑脚的控制和身体各部分的协调能力。在动态的运动中，特别是制动或准备停下时，身体重量往往主要由前脚支撑。此时，练习者的重心可能位于两脚之间，或略微靠后。在流瑜伽序列中，如拜日式（Surya Namaskar）的过渡动作，控制重心的移动尤为关键。这要求练习者在动作过程中保持意识的集中，以确保动作的流畅和身体的稳定。

第四章　瑜伽运动基础：呼吸控制法

第一节　瑜伽呼吸法

呼吸是瑜伽的中心，正常的呼吸是人身心健康的基础，也是瑜伽练习的灵魂。[①] 在瑜伽练习中，呼吸是提升能量、净化身心的重要工具。瑜伽呼吸是通过有意识地控制呼吸模式来增强生命力和保持内心平静的一种实践。这种呼吸方式强调吸气、屏气和呼气的延长和控制，使练习者能够更深层次地连接和理解自己的身体和心灵。在瑜伽呼吸中，呼吸量的大幅增加，能有效地提高肺部的氧气摄入量。屏气是能量在体内活化的时刻，而呼气则是释放所有思绪和情绪的时刻，同时排出体内的废气和浊气，使身心得以净化和安定。在现代生活中，由于空气污染和生活压力的增加，人体内有效的含氧量在下降，心肺的负担也在加重。有目的地进行瑜伽呼吸法的训练，能迅速而显著地改善练习者的身心状态，帮助练习者在忙碌和压力之中找到内在的平静和力量。

瑜伽呼吸会对人体产生多方面的积极影响，主要包括以下几点：一是脏腑按摩。瑜伽呼吸过程中，胸腹部肌肉的有意识控制及膈的活动，

① 张惠兰，柏忠言．瑜伽：气功与冥想[M]．北京．人民体育出版社，1986：312．

对内脏有温和的按摩作用。这种内部按摩能增强器官功能，加速体内毒素排出，实现从内至外的身体净化。二是提升生理功能。瑜伽呼吸促进人体氧气的摄入，增强血液循环，加速新陈代谢，进而提高肺部功能和免疫力。这种提升使呼吸系统更加健康，提高了身体对疾病的抵抗力。三是情绪控制与心理平衡。呼吸与情绪紧密相连。瑜伽呼吸通过调节呼吸节奏，影响自主神经系统，有助于减缓心跳，降低血压，从而帮助练习者缓解压力，稳定情绪。深而有节奏的呼吸有助于减轻紧张和焦虑，使人心情平和，精神焕发。

练习瑜伽呼吸法的主要目的是通过各种专门的呼吸技巧，深化对呼吸的控制，以此促进身体健康和精神的发展。瑜伽呼吸法可以有效地按摩内脏，提高身体的清洁能力。反之，若呼吸方式不当，身体的循环、消化、排泄等系统都可能受到负面影响，导致毒素积累，从而影响整体健康。一般来看，在瑜伽练习中，常见的呼吸法主要包括腹式呼吸法、胸式呼吸法和瑜伽（完全）呼吸法。

一、腹式呼吸法

所谓腹式呼吸，就是指通过腹腔膈的上升和下降运动以调养呼吸的一种呼吸方法。[①]

在进行腹式呼吸时，可以将手放在腹部，这样可以更直观地感受到腹部的起伏，增强人对呼吸的感知和控制。当吸气时，腹部会随着空气的吸入而鼓起，此时膈向下移动，增大了肺部的容积；呼气时，则慢慢收缩腹部，膈上移，帮助人体排出体内的废气。此外，吐气的时间是吸气时间的两倍，这种呼吸节奏有助于促进人的身心放松，对于瑜伽练习和日常减压都非常有益。

由于腹式呼吸与日常的呼吸习惯不同，掌握这种呼吸技巧需要经常

① 冯永丽，曹红娟，杨兰．普通高校瑜伽课程教材 [M]．天津：南开大学出版社，2009：48．

练习和持续的关注。为了更好地掌握腹式呼吸，练习者可以从仰卧姿势开始练习。这个姿势可以帮助初学者更清晰地感受到腹部的起伏，从而更好地掌握腹式呼吸的技巧。在练习过程中，练习者应专注于延长呼吸周期，并确保吸气和呼气的时间比例保持在 1 ∶ 1，初学者在练习前三个月内不应进行悬息练习。为了延长呼吸周期，初学者可以采用补吸气量和补呼气量的方式。在吸满或呼出一口气之后，通过有意识地扩张或收缩腹部来补充气体的体积，这样可以进一步加强腹式呼吸的效果。然而，初学者在练习时一定要留意身体的反应，如有不适，应立即停止练习并恢复自然的呼吸方式。

二、胸式呼吸法

胸式呼吸法是一种更深、更有意识的呼吸方法，尽管它与人们日常的呼吸相似，但它要求练习者进行更深层次的胸腔运动。在这种呼吸模式中，呼吸主要涉及肺部的中上部，同时胸部和肋骨的活动更加显著。相对地，腹部的运动则较为有限。这种呼吸方式不仅有助于练习者增加肺部的通气量，还能更有效地排出体内的废气。胸式呼吸对于平衡情绪、稳定心态极为有益。通过有意识地控制和延长呼吸，练习者能够更好地管理和释放紧张情绪，从而达到放松和安定的心理状态。

在练习胸式呼吸时，练习者应保持舒适的坐姿，腰背保持挺直，使得脊柱自然向上延伸，身体保持稳定。接下来，练习者轻轻将双手放在胸部下侧的肋骨上，感受肋骨的起伏和气流在体内的流动。在整个呼吸过程中，练习者通过鼻子进行呼吸。开始吸气时，胸部慢慢隆起并向外扩张，肋骨随之向上、向外展开，而腹部保持不动并维持平坦状态。在吸气的过程中，练习者应该意识到胸腔的膨胀和肋骨的微妙运动。在呼气时，让胸部自然放松，感受肋骨向内、向下的收缩运动。在整个呼气过程中，练习者应尽量放松肌肉，让呼气慢慢流出。注意在呼吸间隙不要悬息，呼吸应该是平稳连贯的。重复这一系列的动作，每次吸气和呼气都要保持缓慢和有意识，感受胸式呼吸带来的身体感受和精神上的放松。

对于胸式呼吸法，练习者要以认真的态度慢慢进行练习，不要急于求成或过度施压。呼吸控制练习如果执行不当，可能会对呼吸系统造成不良影响，甚至对神经系统造成损害。因此，在初学阶段，初学者不应自行练习，而是应该在有经验的瑜伽老师的指导下进行练习。在练习呼吸控制时，练习者要特别注意自己的感受，如有任何不适，应立即停止练习并咨询指导老师。

三、瑜伽（完全）呼吸法

瑜伽（完全）呼吸法是一种综合利用腹式呼吸、胸式呼吸的方法，以最大化肺部容量和提升氧气摄入量。这种呼吸法能有效地提高呼吸效率，增加血液中的氧气含量，并帮助练习者放松身心，提升能量。

在开始吸气前，练习者应保持身体和心态的放松，准备进行深度的呼吸。吸气时，先从腹部开始，允许空气自然流入腹部，使腹部轻轻向外扩张。然后继续吸气，让空气流向胸部，使胸部随着空气的填充而慢慢扩张，尝试达到胸部的最大容量。之后，将呼吸提升到喉咙附近，轻轻提肩，增加肺部的充气量。呼气时，先从肩部开始放松，让胸部自然回缩，随着胸部的放松，膈肌开始下沉，空气从肺部释放出来。随后，逐渐收紧腹部，将肚脐向脊柱方向拉近，以利于更多废气的排出。在整个呼吸过程中，注意呼吸的连贯性和柔和性，保持每次呼吸的节奏一致，避免中途憋气或急促呼吸。每次呼吸要有意识地感受腹部、胸部和肺部的充气和释气，了解自己的呼吸状态，逐渐增强呼吸的深度和控制能力。

在学习瑜伽（完全）呼吸法时，初学者可以选择仰卧姿势，这有助于更好地感受和掌握呼吸节奏。通常在进行冥想或放松练习前，练习呼吸法能够帮助练习者调整状态，达到更好的效果。男性和女性由于生理构造和生活习惯的差异，通常倾向于使用不同的呼吸方式：男性更多使用腹式呼吸，而女性则更多采用胸式呼吸。在练习瑜伽（完全）呼吸法之前，练习者应该先熟悉并掌握腹式呼吸和胸式呼吸这两种基本的呼吸方法。熟练之后，可以尝试将这两种呼吸方式结合，进行瑜伽（完全）呼吸的练习。在呼吸的转换过程中，确保过渡是平滑和自然的，就像波浪从腹部轻轻滚动到胸部一样。避免在转换时憋气或造成身体的颤抖。如果在练习过程中感到不适，练习者可以通过做几次腹式呼吸来调整，然后再继续练习。初学者应该专注于体会这两种呼吸（完全）方式，并将它们融合成流畅的瑜伽（完全）呼吸，而不是过分追求呼吸的长度和深度。随着练习的深入，练习者可以逐步尝试延长每次呼吸的长度，同时保持呼气时间是吸气时间的两倍。

对于初学者来说，在开始瑜伽体位练习时，选择最自然和舒适的呼吸方式是非常重要的。初学者在练习初期不必强行使用瑜伽（完全）呼吸，重点是让身体逐渐适应和掌握各种体位动作。随着练习的深入和呼吸技巧的提升，瑜伽（完全）呼吸将自然而然地融入体位练习中。在体位练习时，呼吸的规律性和配合对于动作的执行质量和深度有着重要影响。通常遵循以下基本原则（图 4–1）。一是上吸下呼。在体位动作中，当身体展开或向上移动时，采用吸气；当身体下降或向下移动时，采用呼气。二是开吸合呼。进行开放性动作，如伸展或扩张时吸气；进行闭合性动作，如收缩或折叠时呼气。三是直吸转呼。在直线或向上伸展的动作中吸气，在旋转或转动的动作中呼气。通过将呼吸与体位动作有意识地配合，练习者能够增强动作效果，提升体位练习的质量，帮助其深入体会瑜伽带来的内在平静和专注。随着练习的深入，瑜伽（完全）呼吸将成为练习者增强体位练习效果的强大工具。练习者要记得在练习中保持耐心，关注自身的感受，逐步将瑜伽（完全）呼吸自然地融入体位练习。

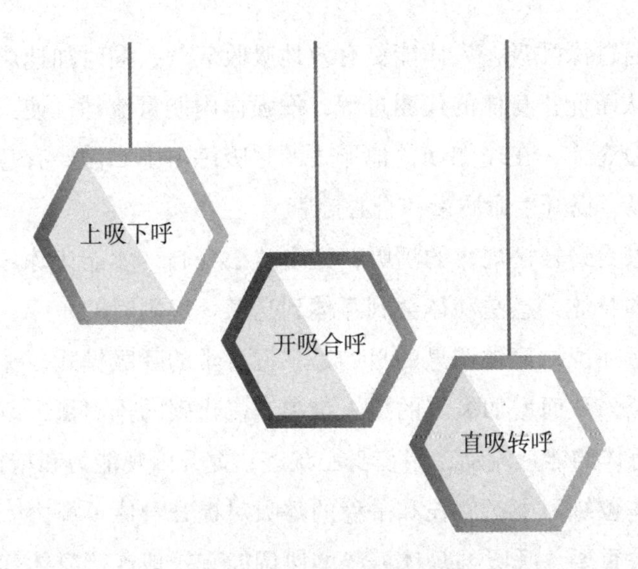

图 4-1　呼吸的基本原则

与其说瑜伽是在锻炼身体，不如说其更多的是在修炼境界。呼吸的目的是有效地按摩内脏，刺激各生理腺体的分泌，激活脉轮的潜在力量，更好地清洁身体，让生命之气提供给人体足够的健康养分。①

第二节　瑜伽调息法

一、瑜伽调息的目的

调息是指通过有意识地控制呼吸的练习，以达到调节和增强生命力的目的。呼吸是生命的基础，其质量和模式对人们的健康和寿命产生深远影响。多数人的呼吸都较为浅促，这种"喘气"式的呼吸无法为身体提供充足的氧气，也不利于二氧化碳的排出，使得心脏血液循环和能量转换效率降低。长期的浅呼吸不仅影响身体机能，还可能导致紧张和焦虑等心理状态。因此，培养一种自然、深长的呼吸方式，有助于保持身

① 陈小英．论瑜伽的健身价值及其市场化探讨[J]．广州体育学院学报，2010，30(2)：112—115.

体健康。通过深呼吸，人体能更有效地吸收氧气，同时加速废气和毒素的排出，从而优化身体的代谢过程，增强体内能量流动，使人感到更加放松和精力充沛。在瑜伽和其他形式的呼吸练习中，需要有意识地控制和延长呼吸，提升生命质量和身心健康。

只有感受到轻松规律的呼吸，完全放松身心，才能让练习者真正地认识自己的身体，感受和体会到身体到达某一极限时的乐趣，这才是瑜伽的本意所在。[①] 瑜伽调息的目的是掌握科学的呼吸模式，让呼吸变得缓慢和深长，从而增加氧气的摄入量和二氧化碳的排出量，改善呼吸效率，增强身体的能量流动，平衡身心状态，提升内观能力和精神集中力。在瑜伽的体位练习中，悠长和平稳的呼吸对提升身体平衡力、放松度和注意力至关重要。呼吸与身体姿势的协调能有效地连接身体和精神，特别是在情绪紧张或分心时，调整呼吸并配合瑜伽体位能帮助人们放松身心，进入一种平和宁静的状态，从而达到身心和谐的效果。

二、调息之前的要求

在瑜伽练习中，呼吸的调控是不可或缺的重要部分。为了确保调息的效果，人们需要进行以下准备工作（表4–1）。第一，选择练习地点时，务必确保环境的干净、通风良好并且空气新鲜，这是因为清新的空气对于调息练习至关重要，以防止不洁的空气进入体内。第二，在进行专门的调息训练时，练习者需要遵循一定的节奏和规律，保持一贯性。这意味着练习应在相同的时间、相同的地点以及在相同的状态下进行。在练习不同类型的呼吸控制技巧时，练习者才可以进行适当的变化。第三，春季和秋季是练习瑜伽调息的最佳时期。这两个季节的气候稳定、空气清新，为调息提供了理想的自然环境。第四，调息练习应在空腹状态下进行。在饭后立即进行调息可能会干扰消化系统的正常运作，影响血液

① 张青青．重视对初学瑜伽者调息放松的教学[J]．当代体育科技，2014，4（4）：181，183.

循环，并可能对健康产生负面影响。第五，为了确保呼吸顺畅，在练习调息之前，练习者应清空肠胃和膀胱，同时需要清洁鼻腔、牙齿和舌头。这样可以帮助练习者保持呼吸的顺畅，并促进身体内能量的自由流动。

表4-1　调息之前的准备

准备内容	详细说明	注意事项
选择练习地点	确保环境干净、通风良好且空气新鲜	清新的空气对调息至关重要，以防止不洁的空气进入体内
练习节奏与规律	练习应在相同的时间、地点进行，保持一贯性	在练习不同的呼吸控制技巧时，可以进行适当的变化
选择适宜的季节	春季和秋季是练习瑜伽调息的最佳时期	这两个季节气候稳定、空气清新，为调息提供理想的自然环境
空腹练习	调息练习应在空腹状态下进行	饭后立即进行调息可能会干扰消化系统运作和血液循环，影响健康
清洁与清空	练习前应清空肠胃和膀胱，清洁鼻腔、牙齿和舌头	这有助于维持呼吸的顺畅，并促进身体内能量的自由流动

三、瑜伽调息的主要方法

（一）风箱调息法

风箱调息法能够帮助练习者清理呼吸道，激活身体的能量中心，增强肺部的功能，并促进血液循环。开始时，练习者应选择舒适的坐姿，保持身体挺直，双眼闭合，全身放松。右手准备做鼻孔控制动作，拇指和无名指分别控制右鼻孔和左鼻孔，左手自然放在左膝上。开始时，用拇指闭住右鼻孔，通过左鼻孔进行快速有力的呼吸，腹部随着呼吸进行快速地扩张和收缩，重复20次。然后深吸气，同时用手指闭住两个鼻孔，屏住呼吸，紧接着呼气，恢复正常呼吸。接着，改用无名指闭住左鼻孔，通过右鼻孔执行相同的快速呼吸动作，重复20次。再次深吸气后闭住两个鼻孔，屏住呼吸，然后呼气，这样完成1轮练习，每次练习3轮。

风箱调息法有助于练习者清洁肺部和排除体内多余气体，对缓解哮喘和肺结核等呼吸系统疾病有一定的帮助。此外，此法还能减少喉咙炎症，促进头脑清晰和心境平和。在练习过程中，练习者应避免过于激烈或不适的呼吸节奏，以及过度的身体摇晃。如果练习者出现头晕，可能是练习方法不当。每完成一个练习回合后，应适当休息和放松。对于高血压、眩晕症或心脏病患者，不建议擅自进行风箱调息法练习。初学者在开始练习时也应格外小心。

（二）蜂鸣调息法

蜂鸣调息法的练习步骤如下：练习者在安静的环境中找一个舒服的地方坐下，保持背部直立。让自己的身体放松，闭上眼睛，深深吸一口气，让空气填满你的肺部。在吸气的过程中，尝试做收颌收束法和会阴收束法，让自己保持这个状态几秒钟，然后自然呼气。用你的食指轻轻塞住耳朵，保持嘴唇紧闭，牙齿轻轻分开。缓缓地呼气，并发出类似蜜蜂嗡嗡的声音。注意感受声音在体内的振动，保持呼吸的平稳和节奏。完成这个动作后，慢慢地恢复正常呼吸。

蜂鸣调息法是一种有效的瑜伽练习，能够显著提升人的身心健康。这种方法能够降低紧张和焦虑，帮助练习者维持一个平和的心态，对于高血压患者尤其有益。练习时产生的震动能够缓解喉咙的不适，对保护和改善嗓音有显著效果。除此之外，这种练习还能够增强呼吸系统的功能，特别是对于呼吸短促的人来说尤其重要。通过定期练习，人们能够更好地控制和调节自己的情绪，找到内心的平静和力量。

初学者应将练习回合数控制在 3 至 5 个，随着实践的深入和身体的适应，可以逐渐增加练习的次数。需要注意的是，练习时避免采取俯卧体位，以免额外压迫声门，对肺部造成不良影响。虽然这个练习对多数人来说是安全的，但在出现耳朵严重发炎或感染的情况时，应避免进行蜂鸣调息法，以免症状加重。同时，建议在有经验的瑜伽教练指导下进行练习。

（三）圣光调息法

圣光调息法是一种专注于呼气，以清洁思绪和净化额区的瑜伽练习。这项练习特别适合于冥想前进行，有助于为练习者打造一个平静和专注的内在环境。

练习者需选择一个舒适的坐姿，并在全身松弛、双眼闭合的状态下开始。与风箱调息法相似，圣光调息法也使用腹式呼吸，但它着重于呼气过程。在呼气时要稍微用力，每次呼气后做短暂的悬息，随后进行轻柔的吸气。整个练习中，练习者进行50次呼气，每次都伴随着深深的呼气和短暂的悬息。在呼气之后，实行收颌收束法、收腹收束法和会阴收束法，同时将注意力集中于眉心，感受内心的空虚和宁静。解除收束法，缓缓吸气，并在身体放松的状态下结束这次练习。

圣光调息法的练习对于心理和生理都有显著的益处。通过这种练习，大脑得以充分休息，心情在达到某种空虚的状态后也能重新获得活力。这种调息方式尤其有助于促进脑部血液循环，可以有效减缓甚至防止脑血栓的形成，为练习者的身心带来深层次的放松与平衡。

在进行圣光调息法时，悬息的时间是一个关键因素。悬息时间的适当增加可以提升练习的效果，但也应注意不要过度延长。练习者应根据自己的身体反应和舒适度来调整悬息时间，避免因过度悬息而带来不必要的身体压力或不适。

（四）冷却调息法

冷却调息法是一种能够使全身平静的调息法，特点在于通过嘴巴的缓慢吸气和鼻孔的缓慢呼气，逐渐使全身达到一种平静状态并放松神经系统。练习者需要找一个舒适的姿势打坐，保持上身脊柱、头部、颈部直立，双目闭合，全身放松。练习开始时，舌头向前伸出触及牙齿内侧，嘴唇略张开形成允许空气进入口中的缝隙。在练习中，练习者应注意通过这个缝隙用嘴深吸气，感受空气流过舌头带来的清凉感。之后，通过鼻孔慢慢呼出全部吸入的空气。重复这个过程至少 10 遍，每次呼吸都应确保平稳、轻柔，避免用力过猛。

冷却调息法能够有效地帮助身体放松肌肉，净化血液，为身体和神经系统带来镇静和放松的效果。练习该调息法有助于练习者缓解心情的忧郁和精神的紧张，为练习者带来内在的平静和宁静。练习时，建议在完成瑜伽体位练习和其他调息法后进行。练习过程中，应专注感受从口腔、喉咙、脊柱神经等部位流露出的冰凉感，让这种感觉扩散至全身，享受由此带来的安宁与和谐。练习结束后，练习者可以平稳地过渡到冥想状态。需要注意的是，高血压患者在练习时应避免同时进行收颔收束法和悬息，并且练习次数限制在 10 个回合以内。对于有心脏疾病之人，应在专业人士的指导下进行或寻求其他更安全的练习方式。

以上四种调息方法，有着不同的练习方法、好处、注意事项及要点，现总结如下（表 4–2）。

表4–2　四种瑜伽调息法

类型	练习方法	好处	注意事项	要点
风箱调息法	快速有力的呼吸，通过鼻孔进行，腹部随着呼吸做快速扩张和收缩	清洁肺部和排除体内多余气体，缓解哮喘和肺结核等呼吸系统疾病	高血压、眩晕症或心脏病患者不宜擅自练习	每次练习 3 轮，每轮 20 次快速呼吸
蜂鸣调息法	闭眼，深吸气，发出蜜蜂嗡嗡声	降低紧张和焦虑，帮助维持平和心态，改善嗓音，增强呼吸系统功能	耳朵严重发炎或感染时避免练习	初学者每次练习 3 至 5 个回合，避免采取俯卧体位
圣光调息法	着重于呼气过程，悬息，再轻柔吸气	提升心理和生理健康，促进脑部血液循环，防止脑血栓	悬息时间不宜过长，根据身体反应调整	悬息时间适当增加，但避免过度
冷却调息法	嘴巴缓慢吸气，鼻孔缓慢呼气	放松肌肉，净化血液，镇静神经系统	高血压患者避免同时进行收颔收束法和悬息，限制练习次数	练习次数限制在 10 个回合以内

第三节　瑜伽收束法

收束法（Bandha）是通过有意识地控制和紧缩特定的身体部位，达到对能量流动的指导和控制。瑜伽收束法有助于加强身体的稳定性，保持能量，维持内部平衡。通过正确地实践收束法，瑜伽练习者可以防止生命能量的无谓散失，并确保能量在体内的正确流动，这对于练习者身心的和谐与健康至关重要。这也是收束法常常与呼吸法（Pranayama）和体位法（Asana）结合在一起使用的原因，其目的在于增强瑜伽练习的效果，促进身体与精神的协调与统一。

一、收腹收束法与膈锁

收腹收束法与膈锁练习因其卓越的效果而备受瑜伽专业人士和业余爱好者的青睐。这种练习方式对于内脏位于胸腹腔内的人类来说，具有诸多益处，其有助于按摩腹部器官，提供肠道蠕动的刺激，预防和缓解便秘以及其他肠道问题，进而改善消化不良等健康问题。此外，这些练习还对与腹部内脏和腺体有关的疾病有一定帮助，包括肝脏、脾脏、胰腺、肾脏等。收腹收束法与膈锁练习，还可以调整练习者肾上腺的功能，提高体内排毒效率。这些练习还有助于刺激太阳神经丛，有助于平衡神经系统。值得特别注意的是，这些练习可以帮助练习者减少脂肪在腰腹部的过度堆积，对于练习者的身材美有积极的影响，特别是对女性来说，其有助于女性塑造更为健康和优美的体态。

收腹收束法与膈锁练习的步骤包括以下几点：第一，准备动作为山立式的姿势。双脚分开，略宽于肩膀宽度，稍微弯曲双膝。双手的指尖相对，支撑在双膝上，双肘可以稍微弯曲。身体从腰部向前自然弯曲，胸腹部放松。第二，采用完全呼吸调整的方式，吸入满满的气息后，进行深度呼气，尽量将肺腔内的空气完全呼出，同时感觉肚脐贴向脊柱。在停止呼气后，通过鼻孔迅速做几次短促的喷气，确保双肺中没有积气。

第三，进行外悬息，就像胸式呼吸一样，吸气的动作，感觉要将所有的内脏从口中排出。第四，进行腹肌的内收和上提，保持这个姿势 2 秒。第五，将腹肌有控制地向下和向外推放，然后放松腹部。可以选择结束动作或者继续进行外悬息，然后重复这个过程 3 至 5 次。第六，慢慢站直，用鼻孔进行有控制的吸气。稍作休息后，重复以上步骤 3 次。

由于收腹收束法与膈锁练习的特殊性，患有严重腹部疾病，如胃溃疡、肠溃疡、十二指肠溃疡、慢性阑尾炎等的人不宜进行这项练习。孕妇、高血压、低血压、心脏病患者也应慎重考虑是否适合进行这项练习。女性在生理期间不宜进行此练习。不要在饭后 3 小时内进行这项练习，以免影响消化。练习结束后，应保持原本的身体状态，不要匆匆起身或快速吸气，而是等待身体机能渐渐平稳后再行动。

二、收颔收束法与颈锁

瑜伽中的收颔收束法与颈锁是一种重要的练习方式，与之前的收腹收束法与膈锁类似。这种练习侧重于锻炼不同的身体部位。通常，收颔收束法作为独立教学或练习的一部分，会在冥想前进行。在进行调息和其他收束契合功法时，常常会与颈锁一起练习。这一部位的收束法有助于减缓心跳、按摩甲状腺和甲状旁腺。此外，它对于减轻练习者的身心压力、使其身心更为安宁以及控制体重方面都具有较大帮助。

在进行收颔收束法与颈锁的练习时，选择全莲花坐、至善坐或其他任何一种瑜伽坐姿。双手放在双膝上，双眼闭合或 90% 闭合。采用完全呼吸，吸 / 呼足气后做内悬息或外悬息。挺直双肘，双手将双膝紧压在地面上。将双肩稍向前向上耸起，同时头部前弯，下巴紧贴锁骨。保持姿势直至不能舒适地悬息为止。随后，放松双手、双肩和双臂，慢慢抬头。头伸直时，再次呼 / 吸气（外悬息之后开始练习的学员慢慢吸气；内悬息之后开始练习的学员慢慢呼气）。

颅内压、血压、血脂、耳压、眼压过高，或者有心脏疾病的患者，应禁止进行该练习。因为练习过程中颈部的位置变化会增加患者的风险。另外，在练习结束后，不要急于改变结束动作。应先确保头部慢慢回正，然后再打开颈锁，慢慢地进行呼吸。这是为了避免突然的身体变化对练习者的血压和其他生理指标造成不良影响。

三、大收束法与总锁

由于受到瑜伽传承的不同影响，不同的“门派”对于大收束法的做法存在许多差异。为了简明地阐述这个练习方法，笔者选择了一种无需按次序观想脉轮的方法。这个练习方法综合了上述两个瑜伽收束法的优点，旨在提升生命能量。通过这种综合的方式，大收束法与总锁为瑜伽练习者提供了一种有效的方式，其既可以汇聚身体能量，又可以促进身体与心灵的平衡。但总体来说，这种练习有助于促进练习者的身心健康和生命能量的提升。

进行大收束法与总锁的练习时，练习者先采用至善坐，脚跟紧抵会阴，闭上眼睛，放松身体，并进行几次完全呼吸。这有助于练习者进入专注状态和身体的放松。接着，进行彻底呼气，执行外悬息。在悬息的同时，集中注意力于根锁、膈锁和颈锁。悬息时，放松颈锁、膈锁和根锁，并慢慢吸气。这一系列动作旨在协调身体各个锁的运动，从而促使生命能量的汇聚和提升。

在练习过程中，注意不要过度悬息，因为过度悬息可能导致肺部过于疲劳。保持适度的呼吸和悬息时间，以确保身体在练习中得到充分的休息和调整。此外，这一练习是上述两种收束法的组合，因此在开始本练习之前，建议熟练掌握上述两种收束法。确保对根锁、膈锁和颈锁的练习有深入理解和熟练掌握，以便在综合的练习中更好地协调各个锁的运动。

第四节　瑜伽契合法

瑜伽契合法，又称为“象征式”或“程式法”，是一种由特定的瑜伽姿势、调息术、收束法以及某些集中注意力的方法等组合而成的练习。这种方法包括了一系列瑜伽姿势、呼吸练习、收束技巧，以及特定的集中注意力的方法，形成了一种综合性的瑜伽实践。在瑜伽契合法中，一些能够引领能量流动的体位和冥想练习也被纳入其中。这意味着通过这种练习，练习者旨在实现身体、心灵和能量的整合，促使身体各个层面的平衡和协调。契合法的实践有助于提高练习者身体的柔韧性、加强肌肉、调整呼吸，同时有助于冥想和心灵集中，从而实现身体的健康平衡。

一、手指契合法

手指契合法，又称为“手的慕达”，是一种能够引导身体能量流动的练习。特定的手指契合，可以有效地调整练习者身体内部的能量流动，并使冥想姿势的练习更加完善。这种练习有助于练习者的心态变得更加稳定。在瑜伽练习中，手 / 手指和手势 / 手印具有特殊的含义。通过不同的手指契合方式，练习者可以影响身体的能量流动以及冥想状态（表 4–3）。

表4–3　手/手指、手势/手印含义

手 / 手指	含义	手势 / 手印	含义
左手	开始、女性	拇指指尖和食指指尖相对，掌心向上	我融入智慧
右手	完成、男性	拇指指尖和食指指尖相对，掌心向下	智慧笼罩我
拇指	自我	拇指同无名指指尖相触，掌心向下	好运伴我
食指	智慧	拇指同无名指指腹相触，掌心向下	悲伤
中指	控制情绪、耐性	—	—
无名指	完成	—	—
小指	结合、联系	—	—

瑜伽中的每一个动作和手势都具有其内在的含义，这是瑜伽练习中的重要方面。不同的手势代表不同的释义，常常涉及身体、心灵和能量层面的平衡和调整。

二、胎息契合法

胎息契合姿势是对身体九窍中的八个进行封闭，仅留梵穴轮开放。这一做法意在最大限度地减少外界感官刺激，从而帮助练习者深入内省，观照内在世界。通过这种方式，瑜伽练习者能够有效地遏制外向的感观活动，进而集中精神力量，达到内心的深层宁静。在这一状态下，心灵得以从日常的紧张和繁杂中解脱出来，实现真正的平静和清净。这种契合法不仅是身体层面的练习，更是心灵层面的深度探索，旨在通过对外界感官的最小化，促进内在意识的觉醒和灵性的成长。

（一）契合方法

练习者先选择悉达斯瓦鲁普坐姿，左脚跟抵肛门，右脚跟抵会阴，也可以根据个人舒适度选择其他瑜伽坐姿。开始时，练习者通过完全瑜伽呼吸方式进行深呼吸，并在吸气后内悬息，即暂时停止呼吸。此时，使用手指以特定方式封闭感官窍口：拇指轻压耳郭内凸部位，食指放在两眼上方轻拉，中指轻压两鼻孔，无名指放在上唇两旁，小指放在下唇两旁。这样，除鼻孔外，耳朵、眼睛和口部的感官输入都被封闭。在封闭感官窍口的同时，维持内悬息状态。当感觉到喘息接近极限时，只打开鼻孔，进行缓慢而彻底的呼气。在呼气后，再次用完全瑜伽呼吸方式深吸气，并用中指封闭鼻孔，维持内悬息和感官封闭的状态。

（二）契合要点

练习者需要在手位安放时保持良好的姿态，确保每一步都进行得既稳定又准确。在练习开始时，掌握适宜的速度极为重要，因为速度会直接影响练习的质量和效果。过快的动作可能导致呼吸和手位的不协调，影响练习的深度和效果。因此，在练习胎息契合法时，练习者应专注于每一个动作和呼吸的协调，以确保整个过程的平稳和效果，从而更好地达到内观和心灵宁静的目的。

三、乌鸦契合法

在印度文化中，乌鸦被视作神的使者，享有崇高的地位。乌鸦契合法具有防病和治病的能力，能有效刺激消化液分泌，从而促进消化系统的健康。此外，乌鸦契合法还可以调节体温，对神经系统有镇静作用，有助于减轻压力和紧张情绪。

（一）契合方法

开始时，练习者可选择一个适合的瑜伽坐姿或站立姿势，如山立式，以稳定身心并准备进行呼吸练习。接着，练习者轻轻收缩双唇，形成一个狭窄的圆形小孔。通过这个小孔进行完全呼吸，即深深吸气和缓缓呼气的过程。在吸气时，练习者应专注于感受空气通过双唇小孔进入身体，带来的清凉和净化的感觉，仿佛空气在体内流动，触及每一个部位。吸气之后，练习者闭合双唇，然后通过鼻子进行缓慢而彻底的呼气。这一过程有助于放松身体，清除心灵的杂念，使练习者能够更深入地体验内在的平静和清净。

（二）契合要点

练习时，练习者需要用嘴巧妙地调节吸气，这不仅涉及唇部形状的控制，还涉及对呼吸节奏和深度的精细管理。吸入的气流通过双唇形成的狭窄开口进入，为身体带来凉爽和净化的感觉。在吸气过程完成后，练习者转而使用鼻子进行呼气。这一过程需要同样的注意力和控制力，确保呼气既缓慢又彻底，有助于排出身体内的废物。

四、舌抵后腭契合法

舌抵后腭契合法是通过将舌头的尖端轻轻地抵住口腔上部的后腭部，实现身心的深度联结和能量的流动。这种契合方式关联着身体内部的多条经脉，还会对上颚后腔的众多腺体产生刺激作用，由此引发一系列生理和精神影响。舌头抵住后腭，会形成一个能量循环的闭合路径，这样可以更有效地引导生命之气——在瑜伽传统中被称为“普拉那”（Prana）——在身体内部流通。这种流动有助于促进练习者身体各部分的能量平衡，加速体内废物的清除和新陈代谢的过程。此外，舌抵后腭契合法还有助于镇定心神，为练习者带来内心的平静和深层的放松感。在练习这种契合法时，练习者通常会经历一种向内聚焦的过程，有助于其减轻外界干扰，增强自我觉察，并深入探索内在的宁静空间。

（一）契合方法

开始选择一个舒适的瑜伽坐姿，坐定后，练习者轻轻闭合嘴巴，开始将舌尖缓缓沿着上腭向后反转。这个动作需要细致而温柔的执行，避免过度用力或急促动作。将舌头背面紧贴上腭，舌尖被放置在后腭、气管和食道的交叉点上，这个特定的位置是练习的关键。此时，练习者应保持这个位置，感受舌头与上腭的接触，这个接触点就是能量传递和流动的关键区域。在这一过程中，练习者需要保持呼吸的自然和平稳，让身体和心灵逐渐适应这种独特的能量流动和内在平静的状态。

（二）契合要点

练习过程中，练习者的舌头可能会出现疲劳感，这是因为舌头不习惯这种位置和持续的肌肉活动。遇到这种情况，练习者应适当休息，等到疲劳感缓解后再继续练习，以避免过度劳累。此外，对于初次尝试这种练习的练习者来说，可能会出现恶心感。这是因为舌头和咽喉区域的肌肉不习惯这种新的姿势。这时，练习者可以尝试将舌头轻轻向牙齿方向移动，以减轻不适感。如果练习者在练习中感觉口中发苦或其他不适，应立即停止练习，这是身体发出的警示信号。

舌抵后腭契合法要求身体处于相对放松的状态，如果刚刚结束了一项大负荷运动，身体的各个部位还处于紧张和活跃状态，这时进行舌抵后腭契合可能不会收到预期的效果，甚至可能因为身体状况不佳而引起不必要的风险。因此，在进行这项练习之前，练习者应使身体处于放松状态。

五、鼻尖凝视契合法

鼻尖凝视契合法，在瑜伽练习中是一种深度的视觉集中练习，通过目光的聚焦来增强心神的集中和精神的专注。这种契合方式不仅有助于保健双眼，还能有效地刺激中枢神经系统，从而增强整体的精神活力和集中力。

（一）契合方法

进行鼻尖凝视契合时，练习者先需要找到一个舒适的瑜伽坐姿。随后，双手轻放在膝上，形成拇指与食指相触的契合手势，这一手势有助于促进心神的集中和内在能量的流通。同时，舌头轻轻抵住上腭，这一动作有助于稳定呼吸和加强内在的能量闭环。随着身体和呼吸的安定，双眼缓缓下移，目光集中于鼻尖。在这一过程中，重要的是保持眼睛的放松，避免过度用力或产生紧张，确保呼吸的自然和平稳。

（二）契合要点

在练习过程中，练习者要保证两只眼睛都参与到这个凝视过程中，避免仅使用一只眼睛看鼻尖的情况发生。随着练习的持续，眼睛可能会逐渐感到疲劳。这是因为长时间保持一定的视线集中会对眼肌造成压力。

遇到这种情况，练习者应适时休息，允许眼睛放松，避免过度劳累。待眼部疲劳得到有效缓解后，练习者可以再次投入练习。

六、提肛契合法

提肛契合法是瑜伽练习中的一种重要契合方式，其本质在于通过有意识地收缩肛门肌肉来增强身体的核心区域，并促进能量上升。这种契合法的特点是其具有灵活性和适用性，可以在任何时间、任何姿势下进行练习，使其成为日常生活中一种容易实行的修炼方式。

（一）契合方法

练习者可以选择一个适合的瑜伽姿势，然后，轻轻合上双眼，通过这种方式帮助自己进入一种放松和内观的状态。随着身体和心灵的放松，练习者开始自然地呼吸，注意力转向肛门区域。在这一状态中，练习者轻轻地、有意识地开始收缩肛门的括约肌。这个动作应该是平缓的，避免过度用力。收缩的持续时间大约为 1 至 3 秒，之后缓缓放松肛门周围的肌肉。在放松的几秒钟里，给自己时间去感受和体验这种放松的感觉。之后，再次轻轻收缩肛门，重复这个过程。这项练习可以多次进行，且不需要将提肛的动作与呼吸严格同步。练习者应根据自身的感受和舒适度来调整提肛的频率和节奏，让整个过程自然、平和，同时保持对身体的深度聆听和尊重。

（二）契合要点

练习者可以根据个人的舒适度和需求，自由决定保持提肛状态的时间，这种练习没有严格的时间限制。这种契合法适合于任何时间段进行，不论是站着、坐着还是躺着，都可以进行提肛练习。这种灵活性使得提肛契合法成为一种可以轻松融入日常生活的练习方式。

在瑜伽哲学中，提肛契合法具有深远的能量转化意义。通常，生命之气在肛门区域朝下运行，而提肛契合法旨在促使这种能量转变成朝上运行，通过肛门的有意识收缩来推动这一过程。这种能量的转变和上升对于增强身体的生命力，实现精神和物质层面的平衡与提升至关重要。此外，提肛契合法对于促进身体健康也有显著的积极效果，特别是对于患有痔疮和便秘的人来说，这种练习能够加速康复过程。为了进一步增强对痔疮的治疗效果，患者可以将提肛练习与头倒立或肩倒立等倒转姿势相结合，这种结合能够增强血液循环，促进痔疮的恢复。

七、大契合法

大契合法通过引导和控制生命能量的流动，帮助这种能量在脊椎上行，从而激活身体的主要能量中心，促进身心健康。这种练习有助于练习者维持精神的集中和内在的安定，提升身体的自愈能力。在身体健康方面，大契合法通过促进内脏的功能和改善血液循环，对改善痔疮、便秘和消化不良等问题具有显著的积极作用。它有助于加强腹部肌肉，提升消化系统的效率，从而帮助练习者解决消化问题和促进整体健康。

（一）契合方法

练习者先选择一个舒适的坐姿，双腿并拢向前伸直。随后坐在左脚跟上，左脚跟紧抵肛门，并收缩肛门。接着，挺直腰背，向前伸展，保持右腿伸直，用两手抓住右脚的大脚趾。之后，采用完全呼吸法深深吸气，并在吸气后进行内悬息，同时头部向上抬起或向下垂，确保下巴紧抵锁骨，这是喉锁的动作，有助于控制呼吸的能量和节奏。在这个过程中，会阴部位也应收缩，这与根锁动作相结合，形成腹锁。在舒适的限度内，保持这个状态进行长久的悬息。在这个过程中，练习者应保持心神的集中和身体的稳定。之后，慢慢呼气，抬头，伸直腰背，逐渐放松身体，结束这一契合动作。完成一侧的练习后，交换体位，重复同样的练习步骤，确保身体两侧的平衡和均衡发展。

（二）契合要点

对于有高血压或心脏病的练习者，避免使用悬息或限制悬息的使用，因为悬息可能会对心脏和血压造成额外的压力。在练习中，当抓脚趾这一环节对某些练习者来说较为困难时，可以灵活调整，将双手置于更容易安放的位置。此外，注意维持腰背的挺直，保持正确的姿势，确保能量在身体内顺畅流动，并减少受伤的风险。

大契合法对于促进身心的安定和深化冥想体验具有显著效果。通过整合根锁、腹锁和喉锁，大契合法有助于创建一个内在的静止空间，从而使练习者更易于进入冥想的深层状态，降低实现瑜伽冥想的难度。在能量层面，大契合法对生命能量流动有着显著影响。它能够引导阿帕那（Apana）——通常被认为是向下流动的生命之气——朝上运行，与向上流动的普拉那能量相会。这种能量流动的改变对于激活和唤醒昆达里尼能量（代表潜在的精神能量，常被比喻为蛇）至关重要，为实现更高层次的意识状态——“执持”境界——铺平了道路。除了精神和能量层面的益处，大契合法也对人的身体健康有着直接的积极影响。它对消化系统的正常功能具有支持作用，能够帮助练习者缓解消化机能失调、便秘以及痔疮等问题。这是因为大契合法通过其独特的身体锁定和呼吸控制，促进了内脏的血液循环，增强了消化器官的功能，从而改善了整体的消化健康。

在练习悬息时，练习者应以舒适感为基准来确定持续的时间。悬息虽然是提升瑜伽练习深度的重要技巧，但它要求练习者非常熟悉自己的身体。重要的是要遵循身体的自然节奏，避免过度强迫，以免造成不必要的身体压力或损伤。练习悬息时，关键在于平衡和控制。过度用力或试图强迫呼吸暂停的时间超过自然舒适的极限，都可能导致肺部和其他呼吸相关结构的过度劳累。这不仅会降低练习的效果，还可能对呼吸系统造成伤害。因此，练习者应该逐步增加悬息的持续时间，始终保持对身体反应的敏感觉察，并在任何不适感出现时适时调整。

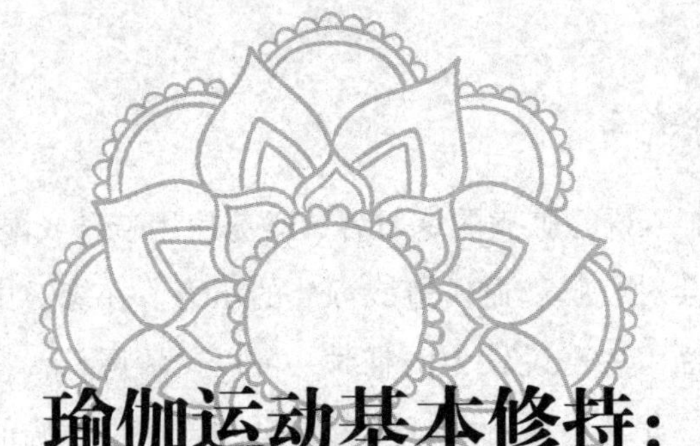

第五章　瑜伽运动基本修持：体位法

第一节　瑜伽一级体式

一、坐姿类

（一）简易坐

简易坐是瑜伽练习中的一种基础而有效的体式，适合各级别的练习者。在执行这一体式时，练习者坐在垫子上，两腿向前伸直，然后轻柔地弯曲左小腿，将左脚放在垫子上或者嵌在右大腿之下。接着，弯曲右小腿，把右脚放在垫子上或者左大腿之下。在找到稳定的坐姿后，练习者将双手轻放在两膝之上。保持这个姿势一段时间后，练习者可以换相反的体位，即调换腿部的位置，以确保身体两侧的均衡发展（见图5-1）。

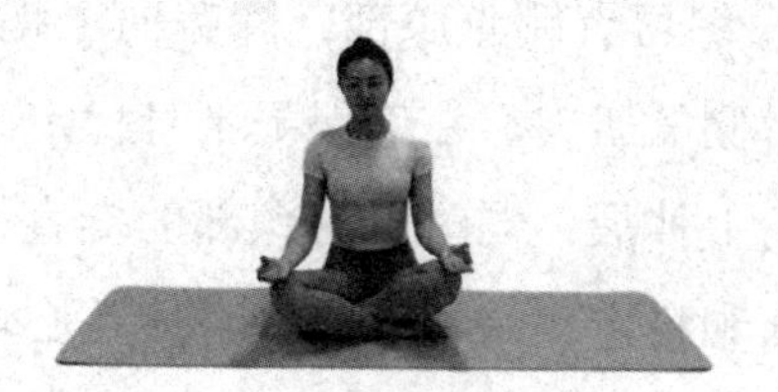
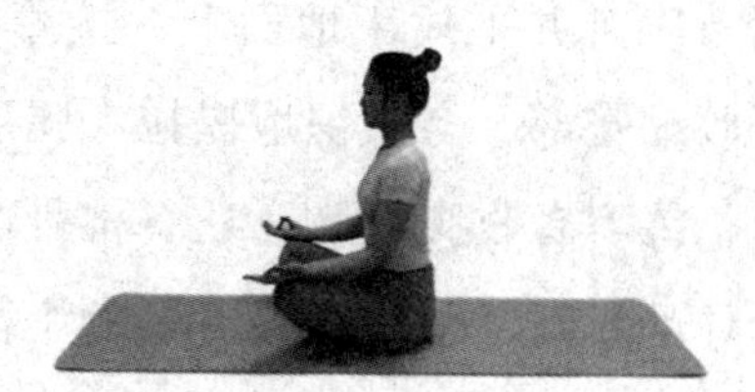

图 5-1　简易坐

简易坐体式有助于加强两髋、两膝和两踝的稳定性和灵活性，对于增强下肢的力量和耐力有着显著效果。此外，简易坐体式通过促进血液循环和放松身体，可以营养神经，对于减轻练习者的风湿和关节炎症状也有帮助。

（二）山式坐姿

练习者坐在垫子上，双腿并拢并伸直，身体的上半部分同样需要维持正确的姿态。背部、颈部和头部挺直，形成脊柱的自然曲线。肩膀自然下沉，避免紧张或耸肩。两臂自然下垂，双手轻放于臀部两侧，掌心向下，这个动作有助于稳定身体，同时保持手臂和肩膀的放松（见图 5-2）。

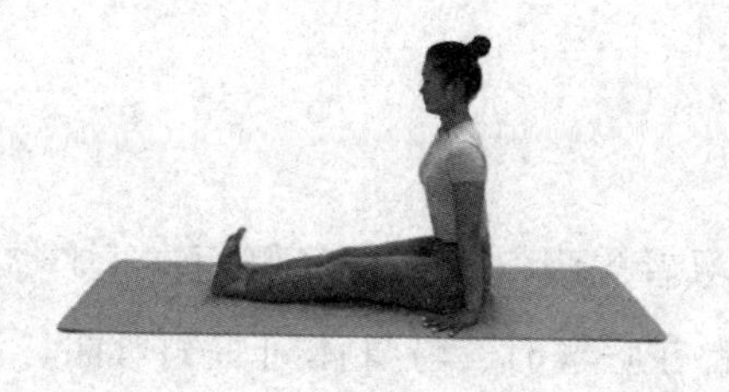
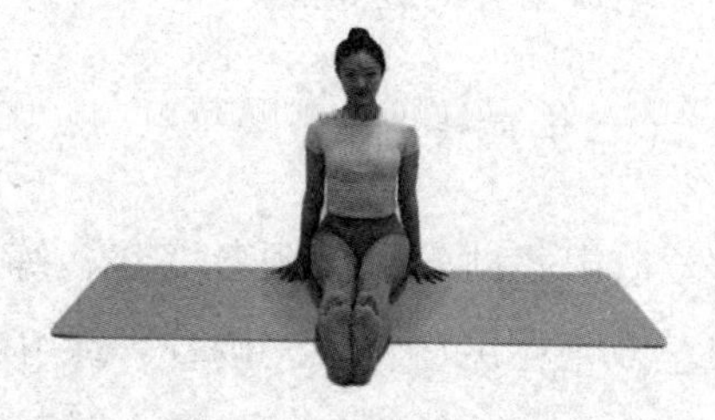

图 5-2　山式坐姿

二、伸展类

（一）山式

练习者先让双脚并拢，确保脚跟和脚趾相互贴合，然后尽可能地伸展所有脚趾并平放于地面上。接着，练习者绷直膝部，膝盖向上提升，同时收缩臀部，有意识地提拉大腿后侧的肌肉。在确保下半身稳定的基础上，练习者收腹挺胸，让脊椎骨向上伸展，同时保持颈部的挺直，形成身体的直线。为了确保身体的平衡和稳定，练习者应将身体重心均匀分布在脚跟和脚趾上。双臂自然放置于身体两侧，五指并拢，肩膀放松，以促进整个上半身的放松和平衡（见图 5-3）。

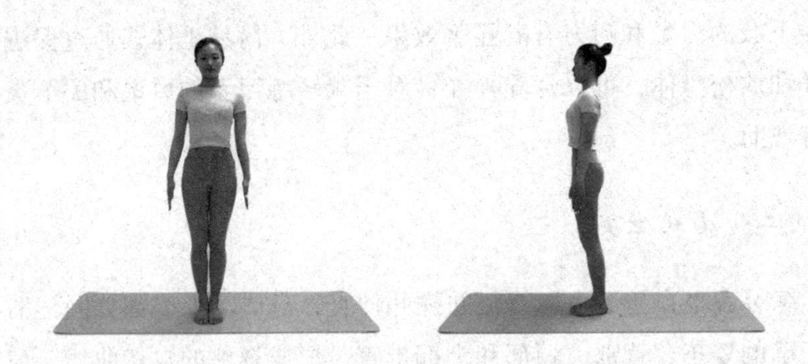

图 5-3　山式

山式能够让身体变得轻盈，精神变得更加敏捷活跃。该体式通过增强身体的稳定性和对称性，有助于练习者形成正确的站姿，同时是许多其他瑜伽姿势的起始点。

（二）风吹树式

以山式站立作为预备姿势，练习者先吸气，双臂经侧面向上伸展，直至双手在头顶合十。接着，练习者在呼气时，将身体向右侧弯曲，保持头部位于两臂之间，眼睛向前平视。这个侧弯动作有助于打开和扩张胸腔，同时伸展腰部和侧腹的肌肉（见图 5-4）。在这个姿势中保持约 10 秒，然后缓慢回到初始的山式站立姿势。之后，练习者在另一侧重复同样的动作，以确保身体两侧的均衡发展。整个风吹树式可以重复 10 至 12 次，以增强身体的感觉和效果。

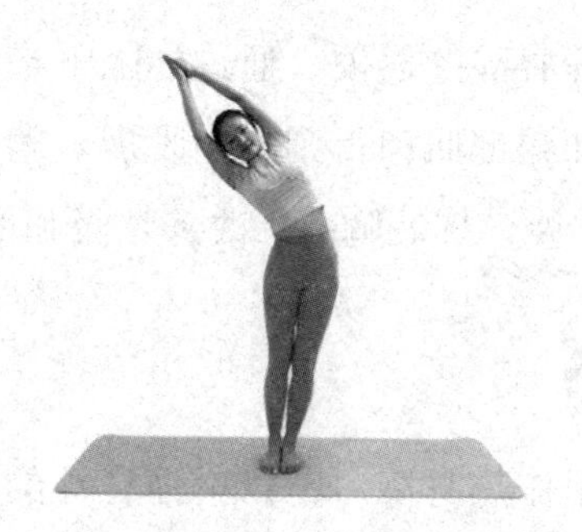

图 5-4　风吹树式

风吹树式有助于增强身体的平衡感和集中注意的能力，并通过其独特的侧弯动作，有效扩张胸部，放松肩关节，改善体态。此外，通过侧弯和伸展动作，练习者可以使下背部、腰部、双髋及腹部内脏得到有效的伸展和按摩，有助于增强内脏的功能，促进整体的健康和活力。

（三）幻椅式

预备姿势为山式站立，练习者先吸气，两臂侧向上伸展，直到双手在头顶合十。随着呼气，练习者屈膝，同时放低躯干，尽量使大腿与地面平行。在这个过程中，保持双臂与背部呈一直线，这有助于保持上身的稳定。正常呼吸，保持约 30 秒。这个姿势类似于坐在无形的椅子上，因而得名（见图 5-5）。之后，练习者在吸气时伸直双腿，手臂经侧面还原，慢慢回到山式站立姿势。

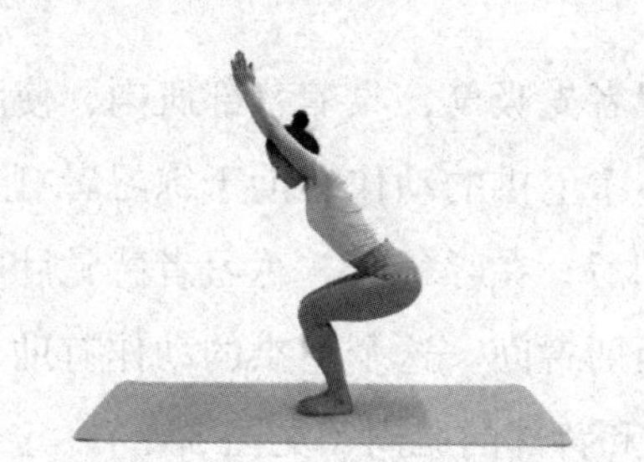
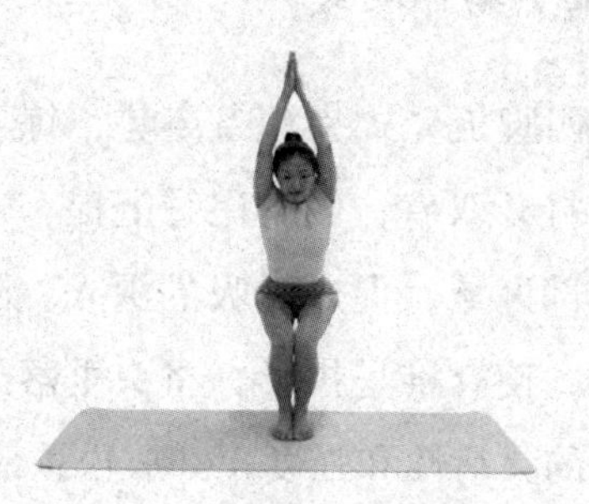

图 5-5　幻椅式

幻椅式能有效缓解肩部的僵硬，通过加强下半身的力量，纠正腿部细微的畸形，使踝骨和腿部肌肉得到均衡发展。幻椅式还能增强背部肌肉力量，通过上身的伸展，扩展胸部，改善呼吸和增强心肺功能。

（四）四脚板凳式

四脚板凳式通常用作热身练习，以增强脊柱的灵活性和力量。练习者以金刚坐为预备姿势，之后，臀部离开脚跟，双手放在垫子上，与肩膀保持一致，两膝分开大约 10 厘米，保持与髋关节一致。这样，身体形成了四脚板凳的结构，两臂和大腿与地面垂直，背部平坦，形成一条从头顶到尾骨的直线（见图 5–6）。

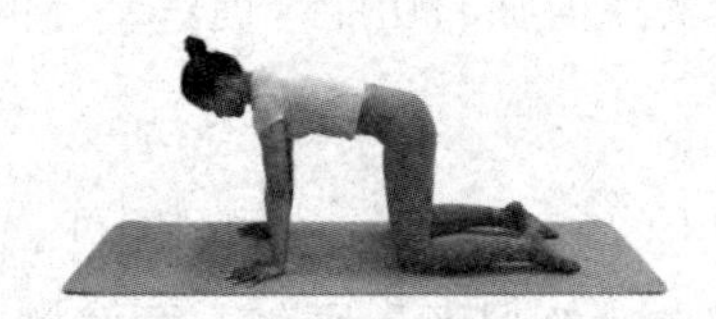

图 5–6　四角板凳式

四脚板凳式是瑜伽的跪姿系列根基，有助于加强四肢、腹肌和背肌的能力。此外，四脚板凳式还有助于促进血液循环，特别是在骨盆区域，对于改善圆肩驼背等不良姿势问题也有一定的帮助作用。

（五）猫伸展式

以四脚板凳式为预备姿势，练习者先吸气，收缩背部肌肉，使胸腔上提和打开双肩，同时尾骨上提。这个上拱的动作有助于练习者打开胸部和肩部区域，促进呼吸的深入。随后，在呼气时，练习者感觉肚脐内收向上，使脊椎呈拱形，将头垂落至两臂间。这个下拱的动作有助于增强脊椎的灵活性和强度，并放松颈部和背部的肌肉（见图 5–7）。这个上下拱动作可以重复练习 8 至 12 次，以增强效果。

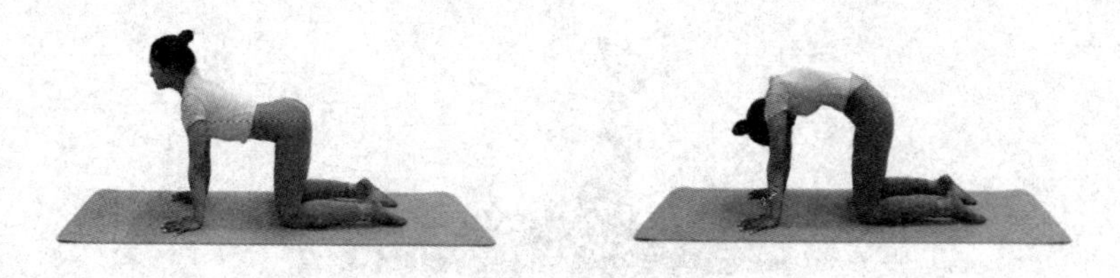

图 5-7　猫伸展式

完成这一系列动作后，练习者在吸气时回到预备的四脚板凳式，随后将臀部向后移送到双脚跟上，挺直腰背部，双手放于大腿上，十指相对，并深呼吸放松。这个放松的动作有助于提升猫伸展式的效果，并使身体回到平静状态。

该体式能够滋养脊柱神经，增强脊柱的弹性，还有助于放松颈、腰、肩、背部的肌肉，缓解背痛。此外，这个体式还能按摩、保养所有的内脏和腺体，营养神经系统，改善血液循环，促进消化，并有助于减少腰腹赘肉。对于女性而言，猫伸展式对于缓解痛经、调理经期紊乱也有很好的效果。

（六）简易鸽式

以四脚板凳式为预备姿势，练习者先吸气，然后将左腿向前移动，使左膝放置于双手之间。左膝、左小腿外侧及脚背轻轻落在垫子上，膝关节朝向正前方，左脚跟靠近耻骨。这一动作有助于打开髋关节，为下一步的伸展做好准备。随后，在呼气时，练习者将右腿向后伸展，确保右大腿前侧、膝盖稳妥地落实在垫子上，同时将右侧髋部向下沉，双臂与地面垂直。这一动作有助于加强身体的稳定性和平衡感。在这个姿势中，练习者再次吸气，扩张胸腔，使脊柱向上伸展，呼气时，使髋部下沉，保持这个姿势并进行 3 至 4 组呼吸（见图 5-8）。这个过程有助于练习者进一步 伸展髋部和大腿肌肉，促进胸腔的扩张，有利于肺部充分吸收养分。完成一侧的练习后，练习者应回到四脚板凳式，然后在另一侧重复同样的动作，以确保身体两侧的均衡发展。

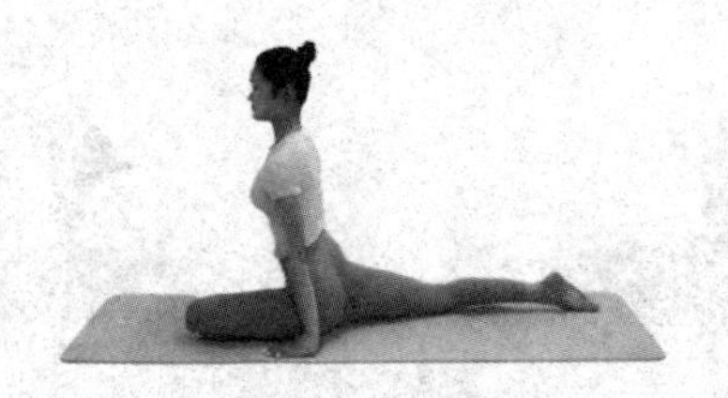

图 5-8　简易鸽式

简易鸽式能有效伸展练习者臀部和大腿前侧的肌肉，增加脚踝、膝关节和髋关节的灵活性，还能通过胸腔的扩张，增强呼吸的深度和效率。

（七）虎式

预备姿势为四脚板凳式。练习者吸气并抬起头部，胸腔随之扩张，将左腿向后伸展。保持骨盆稳定，避免髋部外翻，膝盖伸直，脚趾朝后。接下来，呼气时，收腹拱背，头部下垂放于双臂之间。左膝弯曲，使膝盖尽可能靠近鼻尖，同时保持脚趾稍微悬空于地面之上（见图 5-9）。完成这一动作后，将左膝放回垫子上，回到初始的四脚板凳式。同样的动作接着用左腿进行，重复 6 至 8 次后，返回四脚板凳式，并将臀部后移至双脚跟上，腰背挺直，双手放在大腿上，指尖相对，保持深呼吸并放松。

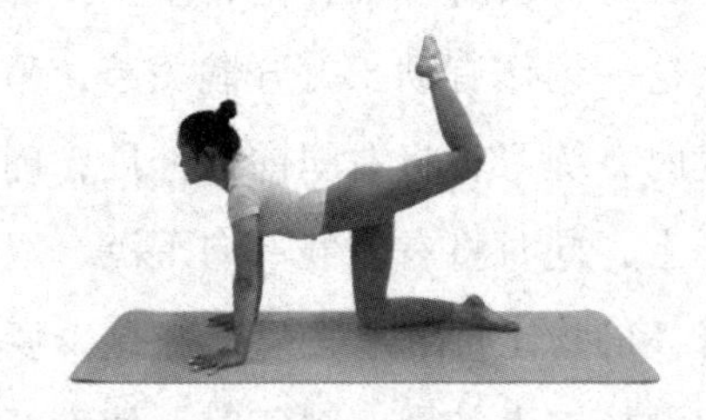

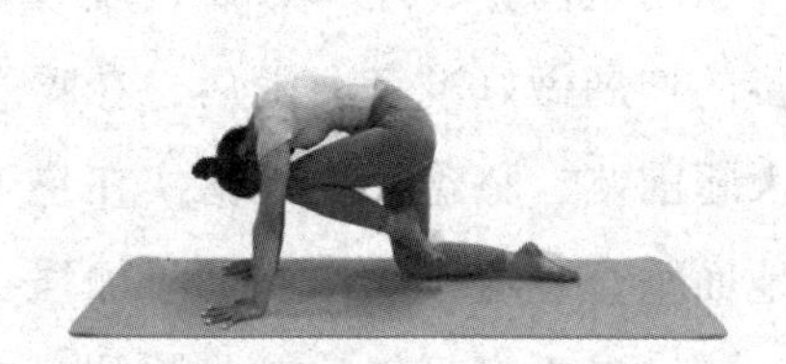

图 5-9　虎式

该体式能够有效地促进练习者脊柱的伸展和运动，促进脊柱神经和坐骨神经的健康。这个动作对于减少髋部和大腿区域的脂肪积聚非常有效，并且通过增强腹部的力量，能够强化生殖器官的功能，被认为是孕前和产后调理身体的优选练习。在进行虎式练习时，练习者应注意保持双臂伸直，使它们垂直于地面，从而为整个动作提供稳定的支撑。在伸展腿部时，要同时挺胸和抬头，这样可以更好地伸展背部和脊柱，加强效果。练习过程中，练习者应保持呼吸平稳，避免动作过猛，以防止过度拉伸或损伤。

（八）上伸腿式

预备姿势为仰卧姿势。练习者平躺于瑜伽垫上，双臂自然放置于身体两侧，掌心朝下。首先，练习者在吸气的同时，将双腿缓缓抬起，使其与地面形成 30° 夹角，并在这个位置保持 15 至 20 秒，其间保持正常的呼吸模式。其次，练习者再次吸气，并将双腿进一步抬高到与地面形成 60° 夹角，同样保持 15 至 20 秒，维持正常呼吸。再次，练习者再次吸气并将双腿抬高至与地面垂直，即 90° ，保持这个姿势 30 至 60 秒，其间保持呼吸平稳（见图 5-10）。最后，练习者缓缓地降低双腿，先降至 60° ，然后降至 30° ，最终平稳地回到地面，并放松身体。

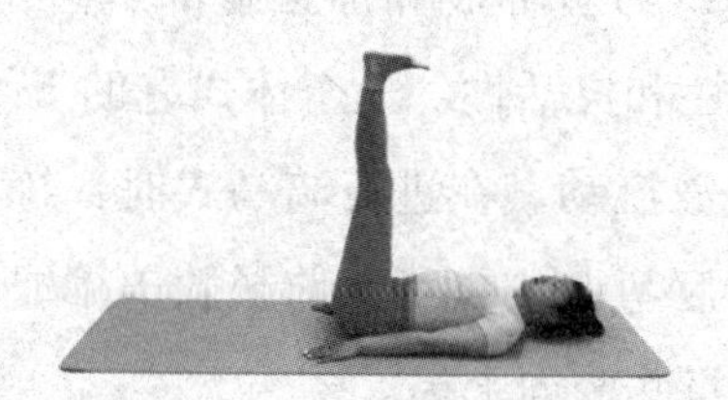

图 5-10　上伸腿式

该体式对练习者腰腹部的锻炼有着显著效果，抬高双腿并保持一段时间，能有效地刺激并加强腹部肌肉，促进内脏的健康，有助于练习者缓解因消化不良引起的胃部胀气等问题。需要特别注意的是，练习者在进行上伸腿式时，双腿下降过程中要控制动作的速度，避免双腿突然落地，这样可以保护脊椎，避免因动作过猛造成不必要的冲击。如果感觉连续完成三个姿势有难度，可以先做一个姿势，之后适当放松，再继续下一个姿势，这样分阶段进行可以帮助练习者逐渐适应动作，同时能确保练习者练习过程的安全性和有效性。

（九）骑马式

预备姿势为四脚板凳式。练习者深吸一口气，左腿向前迈出一大步，使右腿得到充分的伸展，且右脚趾回勾地面。呼气，髋部向下沉，背部尽量保持平整。这时胸腔要向上提，双手则自然放在左脚的两侧，目光前视，保持这个姿势并进行 3 至 4 组的呼吸。完成后，慢慢回到四脚板凳式，并在另一侧重复同样的动作（见图 5–11）。

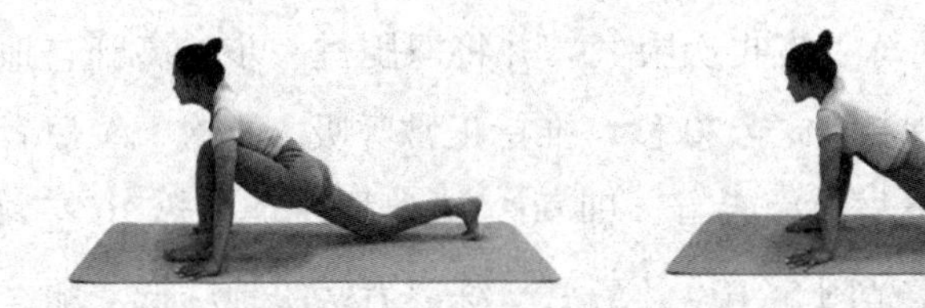

图 5–11　骑马式

骑马式可以帮助练习者伸展和加强腿部肌肉，促进骨盆血液循环，从而改善骨盆的稳定性和灵活性。这个体式有助于练习者增强下肢力量，促进整个下半身的血液流动。在进行骑马式时，练习者应注意保持背部尽可能平整，避免过度弯曲或拱背，前腿膝盖不要超过脚尖，后腿要充分伸展，要有意识地将胸腔向上提。

三、前屈类

（一）大拜式

预备姿势为金刚坐。练习者先吸气，双臂经侧面向上举过头顶，上臂贴向双耳，掌心朝前。随后，在呼气时，缓缓将躯干前屈，双手及小臂轻轻落于垫子上，前额触地。同时，双臂保持伸直，臀部贴近脚跟，脚后跟略分开。这一系列动作共同形成了一个深度的前屈姿势，有助于练习者放松背部、肩部和颈部的肌肉（见图 5-12）。

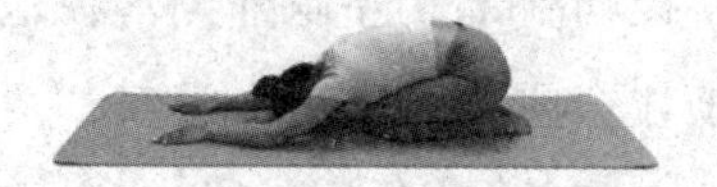

图 5-12　大拜式

大拜式能有效地促进练习者身体前侧的伸展，特别是背部和肩部区域的放松。对于放松紧张的肌肉、改善脊柱的灵活性及促进深度放松具有显著效果。此外，大拜式还有助于练习者静心和减少压力，通过对身体和心灵的深层放松，促进整体的平静和谐。

（二）直角式

预备姿势为山式站立。练习者先吸气，两臂经侧面向上举过头顶，双手十指交叉，并翻转掌心向上。随后，在呼气时，练习者缓缓将身体前屈，使背部与地面平行。双臂保持在头的两侧，眼睛看向地面。在这个过程中，重要的是保持练习者背部的平展和稳定，同时将身体重心移至脚掌，大腿与地面垂直（见图 5-13）。在这个姿势中保持 3 至 4 组呼吸。完成这一系列动作后，练习者在吸气时直立身体，呼气时双臂经两侧还原，回到山式站立的初始姿势。

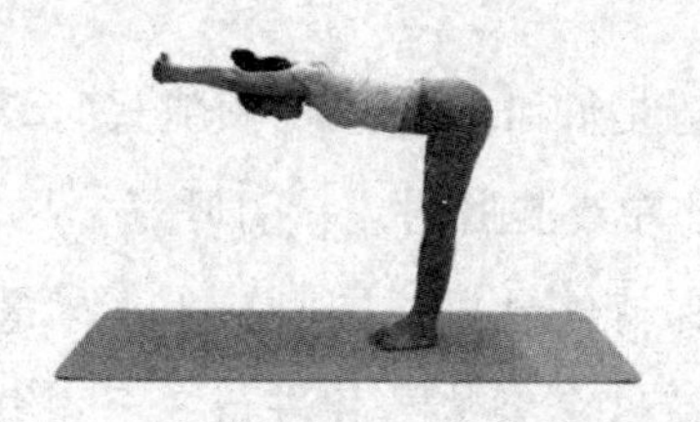

图 5-13　直角式

直角式能有效地伸展和放松背部、肩部和腿部的肌肉，增强核心稳定性和平衡感。

（三）单腿背部伸展式

单腿背部伸展式的预备姿势是山式坐姿。练习者先屈左膝，左脚掌抵住右大腿内侧，脚跟拉向臀部，左膝外侧落在地面上。借助双手的帮助，让左脚脚跟牢牢抵住会阴处。随后，吸气，两臂经前向上伸展过头顶，大臂贴于双耳，掌心朝前。同时，微仰头向上看，伸展背部。在呼气时，练习者从下背部开始身体前屈，使左手抓住右手手腕。两肘弯曲，使腹部贴靠大腿，额头触胫骨，放松颈部肌肉，让颈部向下垂，右腿始终保持伸直。在这个姿势中保持约 15 秒，有助于深度伸展背部、肩部和腿部的肌肉。之后，练习者在吸气时慢慢抬高躯干，伸直左腿，放松身体。然后，在另一侧重复同样的动作（见图 5-14）。

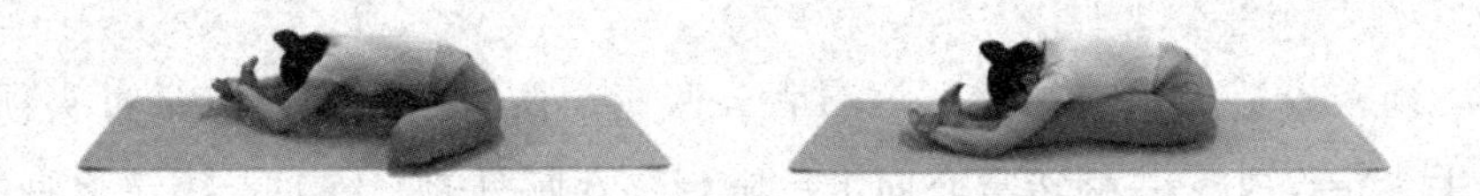

图 5-14　单腿背部伸展式

该体式有助于伸展背部，滋养背部脊椎神经，有助于拉伸髋部和腿后肌腱，促进骨盆区域血液循环。另外，该体式还有助于缓解压力、头疼和焦虑，有助于预防以及减轻前列腺肿大。

（四）锁腿式

锁腿式的预备姿势是仰卧。在执行锁腿式时，练习者先吸气，屈左膝，两手十指交叉抱住左小腿胫骨。接着呼气，尽量使左大腿贴近胸膛。随后，练习者屏气，保持外悬息，同时抬头，尽量使鼻尖靠近左膝。在自己舒适的范围内保持这个姿势，并进行 3 至 4 组呼吸。之后，练习者再次吸气，慢慢把头放回到地面，随着呼气，打开双手，伸直左腿，有控制地放落到地面。然后，在另一侧重复同样的动作（见图 5-15）。

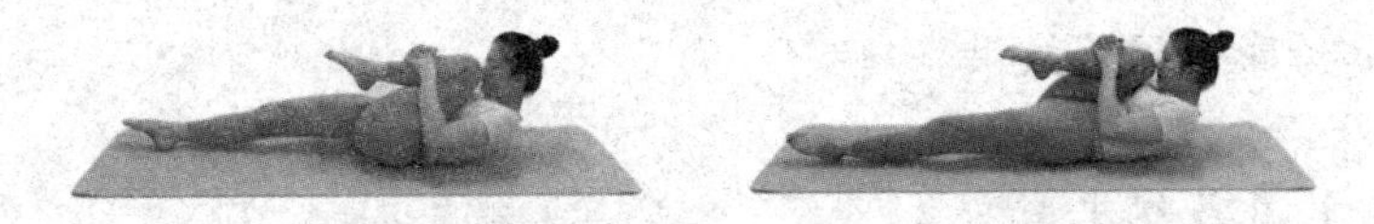

图 5-15　锁腿式

该体式能有效地促进胸腹区域的浊气排出，调理和激活消化系统。有助于对大腿和腹部的深度伸展；有助于伸展颈部肌肉，强化腹肌，缓解便秘和胃胀气。

四、后展类

（一）人面狮身式

预备姿势为俯卧，练习者先将双手放置于头部两侧，肘关节内收，以稳定上半身。接着，练习者吸气，同时将头部抬起，把胸腔也抬高，确保大臂与地面垂直。这一动作有助于打开胸腔，增强背部的伸展。随后，在呼气时，练习者放松双肩，放松腰部，确保耻骨、大腿和脚背稳固地落实在垫子上（见图 5-16）。这一姿势有助于减少对腰部的压力，同时保持背部的伸展和稳定。在这个姿势中保持 3 至 4 组呼吸，有助于练习者深度伸展背部和肩部肌肉，促进脊柱的灵活性。之后，练习者再次呼气，慢慢还原身体，回到俯卧的初始姿势。然后可以放松一会儿，感受身体的反应。

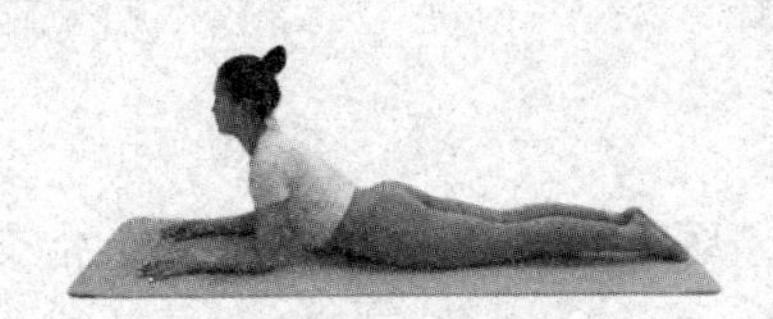

图 5-16　人面狮身式

该体式能有效地提升脊柱的活力，缓解背部僵硬和疼痛。通过对背部和肩部的深度伸展，能促进背部肌肉的放松，增强脊柱的灵活性。此外，人面狮身式还能加速骨盆区域的血液循环，对改善整体血液流动和促进身体健康有显著效果。

（二）简易蝗虫式

预备姿势为俯卧，练习者先让下颌落在垫子上，双手掌心向下，放置于身体两侧。随后，练习者吸气，同时将左腿向上抬起，确保膝盖伸直，脚趾指向正后方。这一动作有助于加强练习者背部和腿部的肌肉，同时对腹部器官施加轻微的压力，促进消化和排毒。在这个过程中，维持左侧髋部向下沉的状态，有助于保持身体的稳定和平衡。在这个姿势中保持 3 至 4 组呼吸。之后呼气，慢慢放落左腿，然后在另一侧重复同样的动作，以确保身体两侧的均衡发展（见图 5–17）。

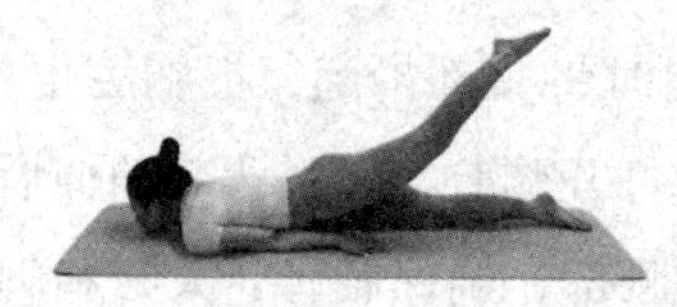
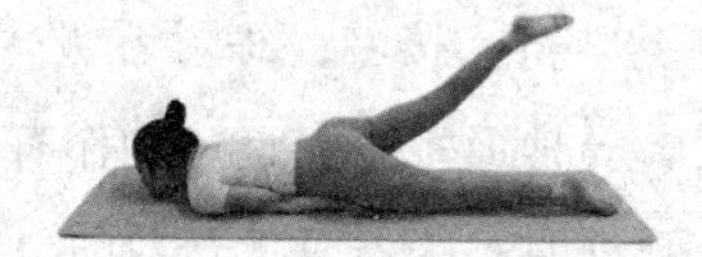

图 5–17　简易蝗虫式

该体式能有效地增强练习者背部肌肉的力量，通过对背部的深度伸展和加强，提升脊柱的灵活性和稳定性。此外，通过抬起腿部的动作，简易蝗虫式还能按摩内脏，促进消化系统的健康，帮助练习者减轻胃胀和促进消化。

（三）蛇伸展式

预备姿势为俯卧，练习者先在背后将双手十指交叉，掌根相扣，为上半身提供稳固的支撑。随后，练习者吸气，同时将头部、胸部离开垫子，大腿内侧收紧，双腿、双脚并拢向后伸展，脚背压实垫子（见图 5–18）。之后呼气，放松双肩，维持这个姿势并进行 3 至 4 组呼吸。练习者再次呼气，慢慢还原身体，回到俯卧的初始姿势。然后可以放松一会儿，感受身体的反应。

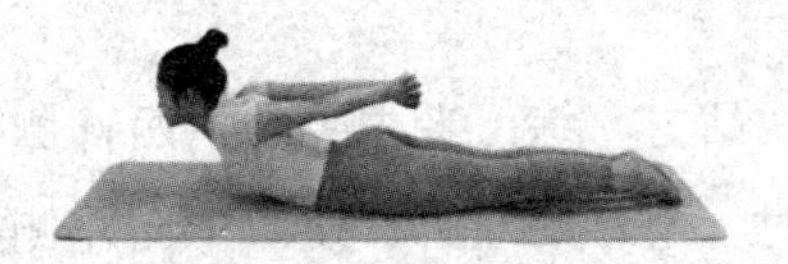

图 5-18　蛇伸展式

蛇伸展式能有效地促进消化，消除胃胀气，同时通过对练习者背部的深度伸展，增强脊柱的弹性，加强背部肌肉的力量。此外，对缓解腰部疼痛也有显著效果。

五、扭转类

（一）简易扭脊式

该体式的预备姿势是山式坐姿，练习者先弯曲左膝，将左脚放在右大腿外侧，确保脚趾与右膝对齐。之后，吸气，右臂侧向上抬起，呼气时屈肘，整个躯干向左后方转动，右肘抱住左膝，右手放于左大腿外侧。同时，左手支撑在臀部的正后方，指尖朝后，掌心按压在垫子上。练习者再次吸气，脊柱向上伸展，呼气时，增大扭转幅度。保持这个姿势，并进行 3 至 4 组呼吸。之后吸气，慢慢还原身体，呼气时放松，然后在另一侧重复同样的动作（见图 5-19）。

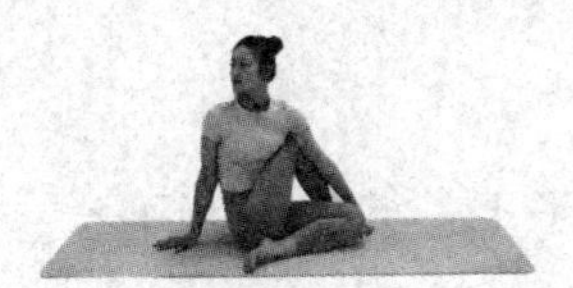

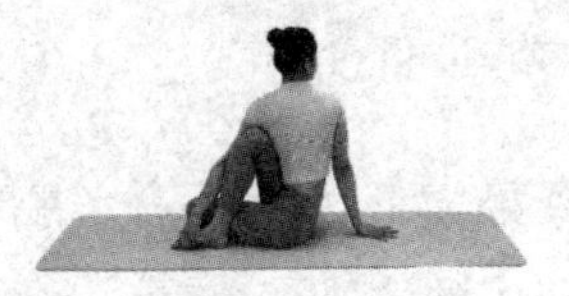

图 5-19　简易扭脊式

简易扭脊式能有效地增强脊柱的弹性，通过扭转动作，使腹部器官得到适度的按摩和挤压。此体式对改善消化系统的健康，增强脊柱的灵活性和稳定性也有显著效果。

（二）腰躯转动式

预备姿势为山式站立，练习者先吸气，两臂侧平举，掌心朝下。随后，练习者在呼气时，不移动双脚，使躯干向左侧扭转。屈双肘，右手放在左肩上，左手放在后腰部。眼睛看向左后方，这有助于增加躯干扭转的幅度（见图 5-20）。每次呼气时，练习者加强扭转的幅度，有助于深度伸展背部肌肉，增强脊柱的灵活性。练习者再次吸气，将两臂回侧平举，回到初始的山式站立姿势。然后在另一侧重复同样的动作。

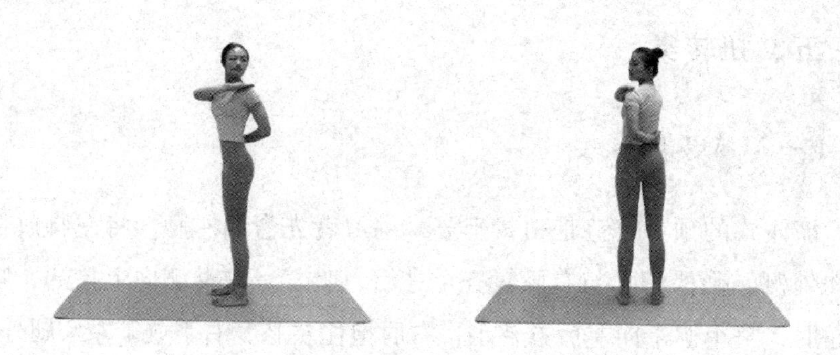

图 5-20 腰躯转动式

腰躯转动式能有效地放松脊柱和背部肌肉群，防止和矫正各种不良体态。通过扭转动作，能缓解练习者腰部和髋部的僵硬感，减少脂肪。同时，还能按摩内脏，缓解便秘，排出胃胀气。

（三）仰卧扭脊式

预备姿势为仰卧，练习者躺在垫子上，两臂呈侧平举，掌心朝下，形成一种开放的姿态。接着，练习者在吸气时弯曲左膝，左脚掌轻轻地放在右膝盖上，为接下来的扭转做好准备。随后，练习者在呼气时，身体慢慢向右扭转，同时右手轻柔地扶着左膝，帮助加深扭转。在进行扭转时，保持臀部和背部的位置稳定，让扭转主要发生在腰部。头部则轻轻转向左侧，形成一个完整的身体扭转（见图5-21）。在这个扭转的姿势中，练习者保持3至4组呼吸，让左膝渐渐靠近地面，同时保持左肩尽量不离开垫子。完成后，练习者在吸气时缓慢地将左腿还原到起始位置，接着在另一侧重复同样的动作。

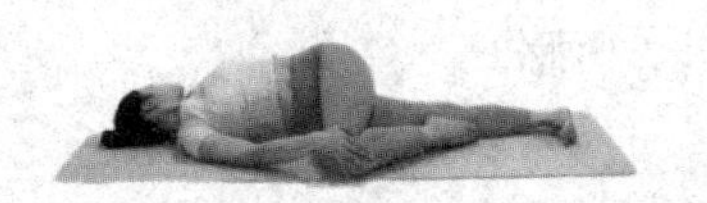
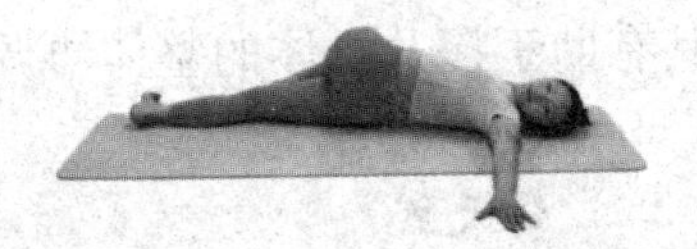

图5-21 仰卧扭脊式

仰卧扭脊式的主要作用在于放松脊柱、双肩和颈部肌肉，通过温和的扭转动作，释放脊柱的紧张和压力，促进血液循环，提高整个背部的灵活性。

六、平衡类

（一）虎式平衡

预备姿势为四脚板凳式，练习者先移动左腿向后，使左脚掌轻轻支撑在垫子上，同时右手臂向前移动，手指轻触地面。随后，练习者在吸气时将左脚抬离垫子，左腿向后伸展，尽量保持与地面平行。同时，右手抬离垫子，向前伸展。在这个过程中，重要的是避免左髋外翻，保持身体的稳定与平衡。这个姿势要求身体的前后两端都在同一水平线上，形成一种动态平衡（见图5-22）。练习者保持该姿势一段时间后，在呼气时，缓慢将身体还原成预备的四脚板凳式姿势。之后，在另一侧重复同样的动作。

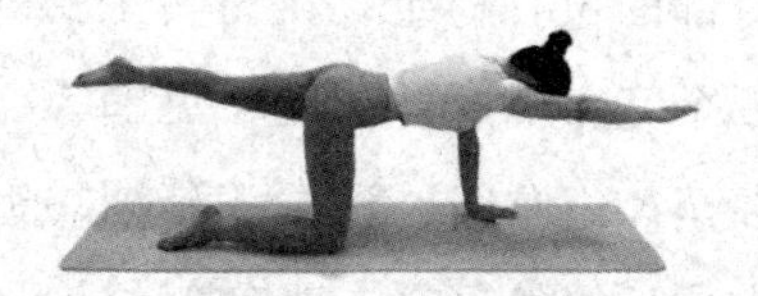

图 5-22　虎式平衡

虎式平衡能有效地减少髋部和大腿区域多余的脂肪，背部肌肉得到良好的伸展，增强身体的稳定性。通过对背部、腿部和手臂的伸展和强化，其有助于提升身体的整体协调性和平衡感。

（二）摩天式

预备姿势为山式站立，练习者先将双手在体前十指交叉，吸气的同时翻转掌心，将双臂向上举过头顶。在这个动作中，伸展双臂，同时脚跟向上提起。随后，在呼气时，练习者放松双肩，维持这个姿势并进行 3 至 4 组呼吸（见图 5-23）。完成后，练习者再次吸气，继续向上伸展双臂，然后在呼气时落下脚跟，放松双臂，双手打开，双臂经侧面还原到初始的山式站立姿势。

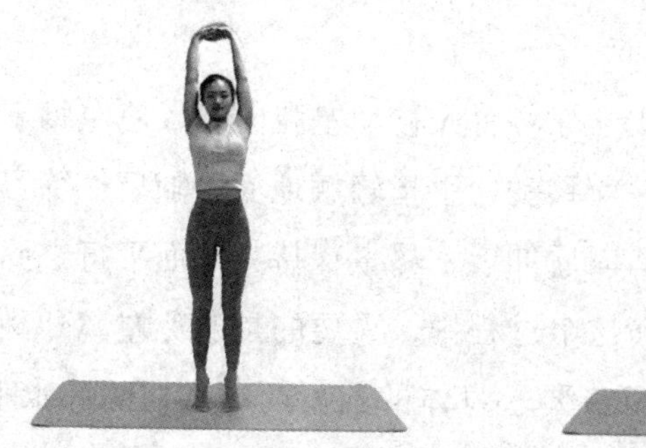

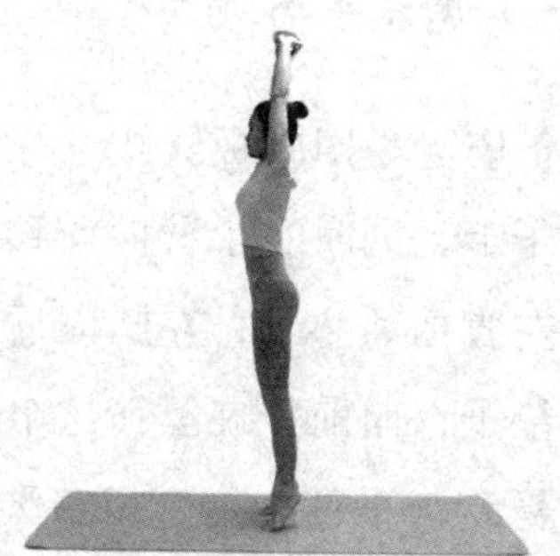

图 5-23　摩天轮式

摩天式能有效地伸展脊柱，促进背部、腰部及双肩的血液循环。对缓解疲劳、增强脊柱的弹性和灵活性有着显著效果。同时，通过提升双臂和脚跟，这个体式亦有助于增强身体的平衡感和协调性。

（三）树式

预备姿势为山式站立，练习者先将重心放在左脚上。屈右膝，用右手抓住右脚踝，轻轻将右脚掌放置在左大腿根部，脚趾尖向下。双掌在胸前合十。练习者在吸气时，将双手沿着身体中线向上推举过头，伸直手臂放在头的两侧（见图 5-24）。这个动作有助于打开双肩和胸腔，伸展颈椎，同时增加整体的平衡感。在这个姿势中保持几个深长的呼吸，将双手还原至胸前合十状态，缓慢伸直右腿，回到山式站立的初始姿势。之后，在另一侧重复同样的动作。该体式能有效增强腿部、背部和胸部的肌肉力量，增强身体的稳定性与平衡性。对提升练习者的注意力，放松两髋部位，有着显著效果。

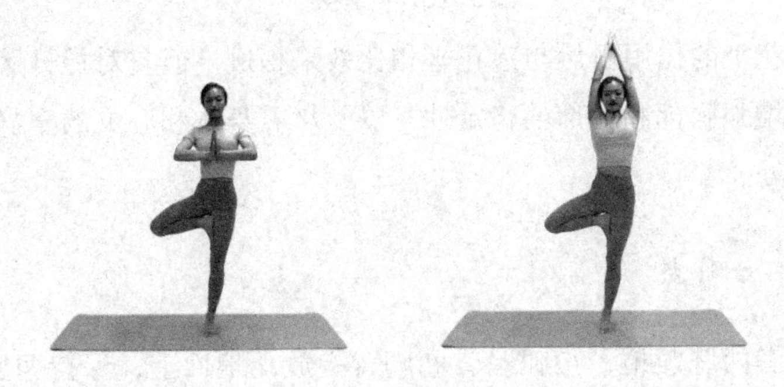

图 5-24　树式

第二节　瑜伽二级体式

一、坐姿类

（一）半莲花坐

半莲花坐被认为是莲花坐的简化版本，适合腿部和髋关节灵活性尚未完全开发的练习者。

练习者先采用山式坐姿，屈右膝，轻轻将右脚跟抵放在会阴处，脚掌紧贴左大腿内侧。接着，屈左膝，借助双手，轻轻将左脚放置在右大腿上，脚心向上。在这个姿势中，练习者尽量使双膝贴放在垫子上，双手呈智慧手印（通常是拇指和食指轻触），放在双膝上。颈部和头部保持挺直，维持脊柱的直立和稳定（见图 5-25）。练习半莲花坐时，练习者可以交换腿部的位置，即将右脚放在左大腿之上。

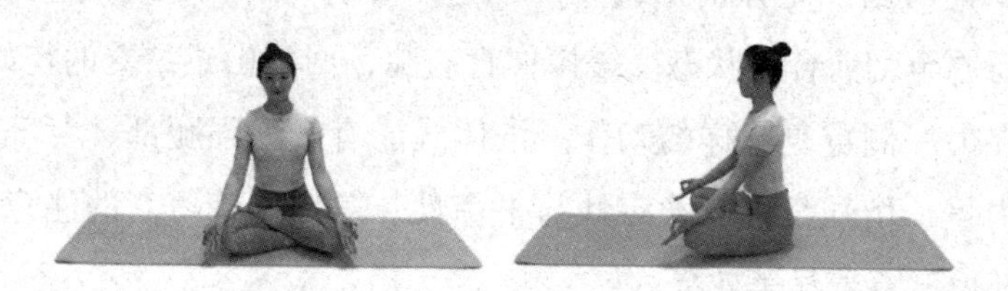

图 5-25　半莲花坐

半莲花坐的作用虽然与莲花坐相比效果稍逊，但它对提升髋关节的灵活性，增强腿部和背部的稳定性，以及培养身体和心灵的宁静都有着显著的益处。

（二）金刚坐

练习者两膝跪地，小腿胫骨和脚背平放在地面上，保持两膝靠拢。接着，将两个大脚趾轻轻相互交叉，脚跟向外打开，形成一个支持臀部的稳固基座。在这个基础上，缓缓将臀部下降，放在两个分开的脚跟之间，同时保持背部挺直（见图 5-26）。

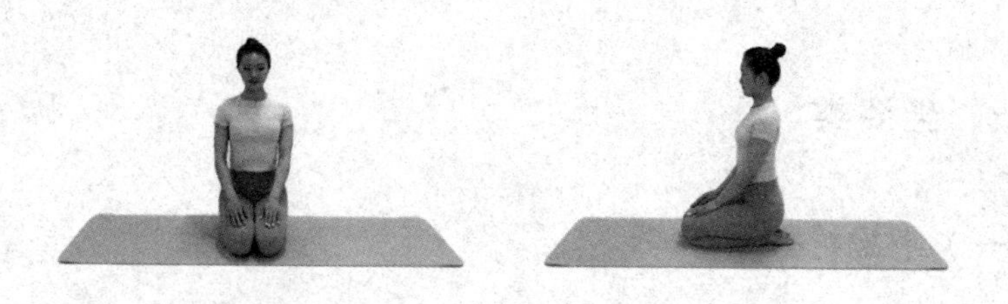

图 5-26　金刚坐

金刚坐的姿势在物理上有助于增强身体的稳定性和均衡感，还对骨盆区域的肌肉有特别的伸展和加强作用。这种伸展有助于提升骨盆肌肉的柔韧性和力量，对于准备生产的妇女来说尤其有益，因此常被视为一种有益的产前练习。除此之外，金刚坐通过对骨盆区域的按摩和刺激，有助于促进生殖器官的健康。它对连通生殖器官的纤维有一定的按摩作用，从而对所有的生殖腺体和生殖器官产生积极影响。其还有助于防止疝气和其他生殖器官疾病。金刚坐是一个适合各级别练习者的坐姿，尤其适合那些因为坐骨神经痛、骶骨感染或其他原因而无法采用传统盘腿坐姿的人。通过有意识地练习这个姿势，练习者可以在身体、心灵和精神上获得显著的益处。

二、伸展类

（一）门闩式

练习者跪立在垫子上，双膝和脚踝靠拢，左腿向左侧伸出，脚趾朝向左侧，确保左腿伸直，左脚与右膝保持在一条直线上。随后，练习者吸气，两臂侧平举至与肩同高。呼气时，躯干向左侧弯曲，左手轻轻放于左脚踝处，右手臂举过头并紧靠右耳。转动头部，看向右上方，保持30秒至1分钟，正常呼吸（见图5-27）。在这个过程中，练习者尽量使右肩向后伸展，增强背部和肩部的伸展效果。完成后，练习者吸气，两臂成侧举，随着呼气，缓慢收回左腿回到跪立的姿势，两臂还原到身体两侧。之后，在另一侧重复同样的动作。

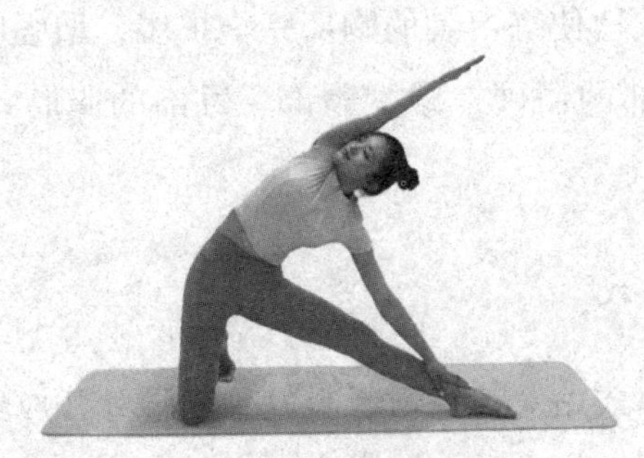

图5-27　门闩式

该体式能有效地伸展骨盆区域，使腹部肌肉和器官保持良好状态，并对保持腹部皮肤紧致和健康，缓解背部僵硬，消除腰围线上的多余脂肪有着显著效果。

（二）战士一式

预备姿势为山式站立，练习者将双脚分开约两个半肩宽的距离。右脚向右转 90° ，左脚向右转 60° ，整个躯干随之向右转动。随后吸气，两臂经侧面向上举过头顶，双手在头上合十。呼气时，弯曲右膝，直到右大腿与地面平行，小腿与地面垂直，弯曲的膝盖在脚踝的正上方。完全伸展左腿，膝关节上提并伸直，脊柱伸展，保持左脚外侧稳固地放在地面上。保持 20 至 30 秒，正常呼吸（见图 5–28）。之后吸气，伸直膝盖，躯干还原，随着呼气，两臂经侧面还原到身体两侧，回到山式站立的初始姿势。之后，在左侧重复同样的动作。

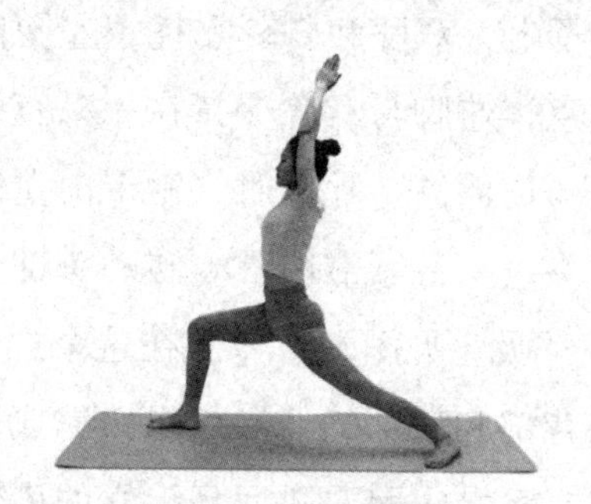

图 5–28　战士一式

该体式能有效地使练习者的胸部完全扩展，增强呼吸功能，缓解肩部、背部以及颈部的僵硬，减少髋部、臀部的脂肪，增强练习者的专注力。

（三）战士二式

预备姿势为山式站立，练习者吸气，双脚分开成约两个半肩宽的距离。接着，两臂侧平举至与肩同高，掌心朝下，随着呼气，双肩放松。随后练习者吸气，右脚向右转 90° ，左脚向右转 60° 。呼气时，练习者弯曲右膝，直到右大腿与地面平行，小腿与地面垂直，右膝盖在脚踝的正上方。左腿伸直，膝关节上提。在这个姿势中，练习者双手向两侧尽量延伸，头部转向右侧，眼睛注视右手指尖的方向（见图 5-29）。练习者在这个姿势中保持 20 至 30 秒，保持深长的呼吸。之后，练习者吸气，伸直右膝，随着呼气，双手放松下来，还原到山式站立姿势。之后，在另一侧重复同样的动作。

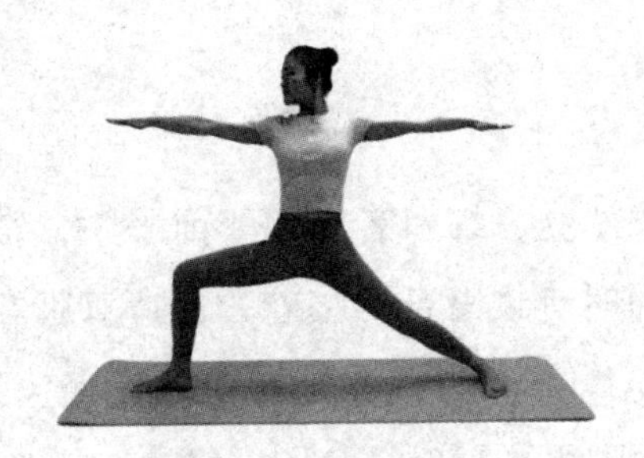

图 5-29　战士二式

该体式能有效地使腿部肌肉更为匀称、强健，同时能缓解小腿和大腿肌肉的痉挛，对强化腹部器官也有显著效果。

三、前屈类

（一）双腿背部伸展式

预备姿势为山式坐姿，吸气，两臂经侧面向上伸展过头顶，大臂贴近双耳，掌心朝前。随后，在呼气时，缓慢将躯干前屈，右手抓握左手手腕。弯曲双肘，使腹部贴靠大腿，额头触胫骨，同时放松颈部肌肉，让颈部向下垂（见图 5-30）。练习者在这个姿势中保持约 15 秒，之后吸气，双臂经前向上，随着呼气，两臂经侧面还原到身体两侧，回到初始的山式坐姿。然后可以放松一会儿，感受身体的反应。

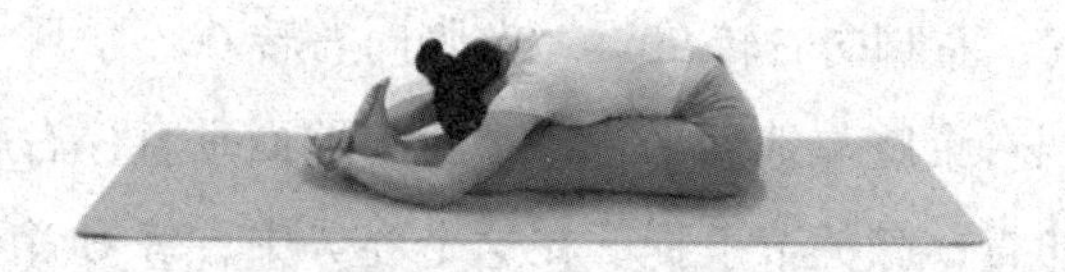

图 5-30　双腿背部伸展式

该体式能有效地使练习者整个背部和双腿的肌肉得到伸展和加强，促进消化。同时，对改善血液循环，按摩心脏，舒缓压力有显著效果。此外，能辅助治疗痔疮、便秘、阳痿，以及肝肾功能失调等健康问题。

（二）花环式

预备姿势为山式站立，练习者先两臂前平举，掌心向下。呼气时，练习者慢慢下蹲，同时延展背部。接着，保持双脚并拢，将双膝分开，臀部略高于地面。两臂前伸与地面平行，两腋窝包裹住两膝，拇指向下，双手在后面握住脚踝。呼气，身体前屈，将额头放在垫子上（见图 5-31）。自然呼吸，保持约 20 秒。之后吸气时抬头，依次向上伸展腰背部，打开双手，两臂前伸，回到山式站立的初始姿势。

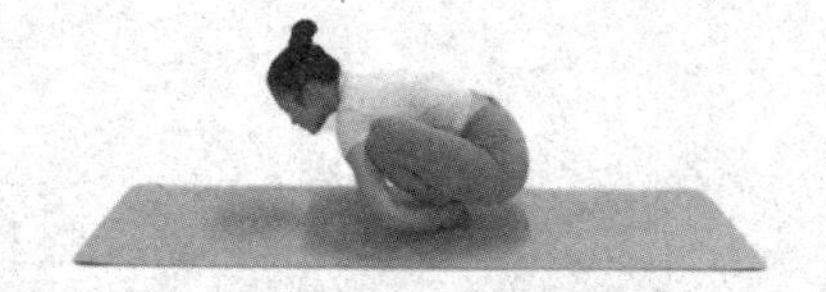

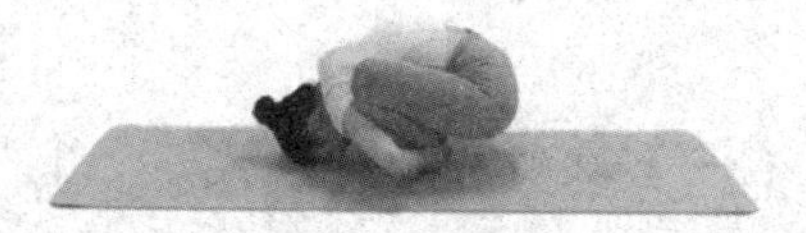

图 5-31　花环式

该体式能有效地滋养脊柱神经，通过对腹部肌肉和器官的按摩和增强，有助于改善消化不良问题。同时，该体式对于向骨盆区域输送血液，消除背痛，特别是月经期间发生的背痛也有显著效果。

四、后展类

（一）蝗虫式

预备姿势为俯卧，练习者先将双手背放在背后，掌心相对。练习者吸气，头部、胸部和双腿同时离开地面，努力向上提升身体的上半部和下半部，形成一个优雅的弓形。在蝗虫式中，练习者需注意双臂和肋骨都要抬高，而骨盆和腹部区域则保持接触地面，为体式提供稳固的支撑。此外，练习者的双腿需要尽量并拢并伸直，同时要有意识地伸展大腿的肌肉，以增强这一姿势的效果（见图 5-32）。在维持一段时间后，练习者呼气，缓缓降低身体，回到俯卧姿势，并在这一姿势中放松全身，给予身体恢复和休息的时间。

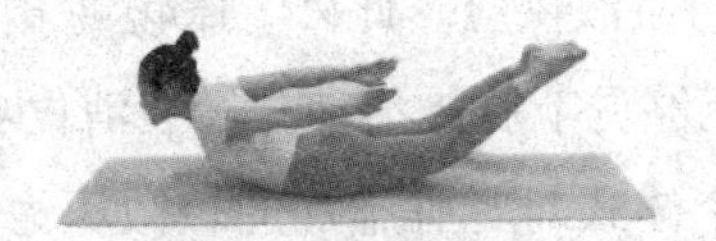

图 5-32　蝗虫式

该体式有助于改善消化系统的功能，缓解胃胀气。练习者通过脊柱的向后伸展，可以有效增强脊柱的弹性，从而消除腰部疼痛。此外，这一体式对消化系统、膀胱和前列腺等都有积极的影响，能够缓解失眠、哮喘、支气管炎以及肾功能失调等症状。

（二）眼镜蛇式

预备姿势为俯卧，练习者先将两手放置于胸部两侧，手指尖与肩膀保持对齐，肘关节向身体内侧收紧，为接下来的动作提供稳固的支撑。吸气，慢慢地将身体推起。在这一过程中，肘关节保持微屈状态，胸部逐渐上提并向后展开，同时头部缓慢抬起（见图 5-33）。在伸展的过程中，练习者应避免头部过度后仰，以免造成颈部的不适。保持姿势约 10 秒后，呼气，缓慢地将身体放下。练习者双肘弯曲，身体回到俯卧姿势，双手可以重叠放置，头部轻轻放在手背上。全身放松，感受身体每个部位的放松和释放，让脊柱和肌肉得到充分的休息和恢复。

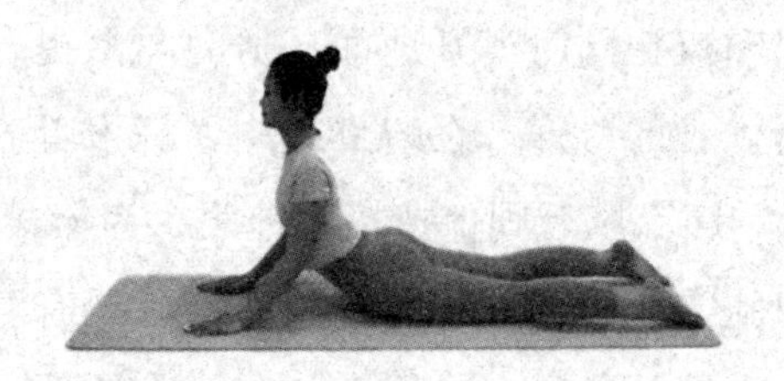

图 5-33　眼镜蛇式

眼镜蛇式能够使练习者的脊柱保持一种富有弹性和活力的状态，有助于舒缓练习者背部和颈部肌肉的僵硬与紧张，促进血液循环，为脊柱神经和血管提供额外的血液供应。此外，眼镜蛇式也对腺体活动和消化系统有显著影响。它能够调节腺体活动，增强消化功能，有效缓解便秘，促进食欲。同时，这个体式对肾脏施加的轻微压力，有助于预防和减少肾脏中的结石沉积物，对维护肾脏健康有积极作用。

（三）新月式

预备姿势为四脚板凳式，练习者先将左脚迈出一步，放置于双手之间，同时保持右膝和脚背贴紧地面。呼吸，将双臂沿着身体两侧向上伸展，过头顶，双手合十，使双臂紧贴耳朵。胸腔上提，躯干自然而然地向后展开，微微抬起下颌，使颈部得到伸展，同时保持呼吸的平稳和深沉。在维持该姿势一段时间后，吸气，让躯干回到直立状态，然后在呼气时将双臂放下，回到四脚板凳式的初始姿势。之后在另一侧重复同样的动作（见图 5-34）。

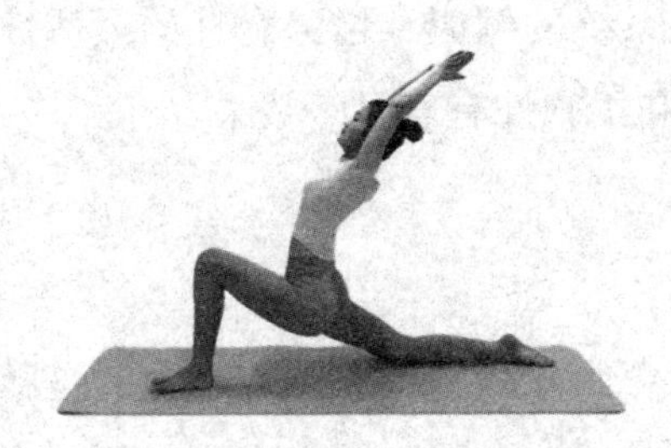
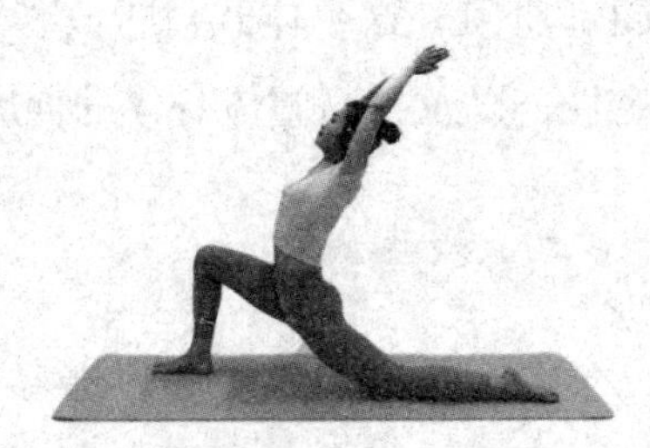

图 5-34　新月式

该体式能够充分伸展练习者颈部、双肩、胸部和背部的肌肉，帮助练习者释放累积的肌肉紧张和情绪郁结。此外，这个体式还有助于加强髋部、腿部和脚踝的力量和稳定性，从而提高整体的平衡能力。

五、扭转类

（一）转躯触趾式

预备姿势为山式坐姿，练习者双脚分开约 1 米，脚尖向上。吸气时，两臂侧举至与肩同高，掌心向下，随后，练习者在呼气时，将躯干向右侧转动，注意在转动过程中保持左臂不离开地面。左手伸向右脚大脚趾并抓住。头部随之转向右侧，两眼注视右手指尖方向。保持一段时间后，慢慢吸气，还原身体至山式坐姿。随后呼气，在另一侧重复同样的动作（见图 5-35）。

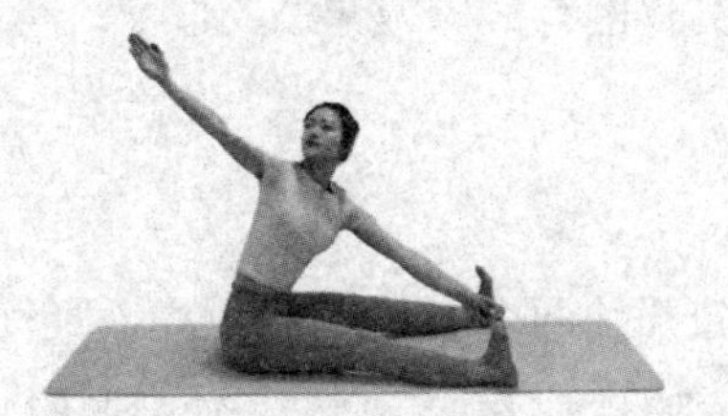
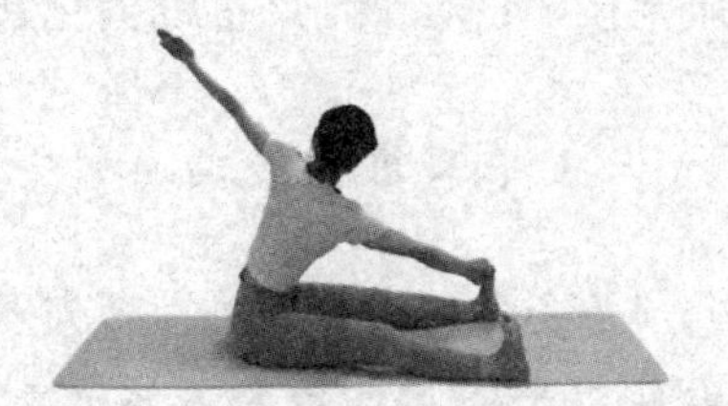

图 5-35　转躯触趾式

该体式能有效地按摩腹部脏器和肌肉，放松两肩关节和脊柱，并伸展腿部肌肉。这个体式对于改善消化系统的健康，增强脊柱的灵活性和稳定性，以及提高整体身体的伸展性和柔软性有着显著效果。

（二）扭脊式

预备姿势为山式坐姿，练习者先弯曲双膝，将右腿放在上，左腿放在下。左脚放在右臀部的外侧，脚背落地。右脚则放在左膝外侧，右脚趾与左膝保持在一线。接着，右手放在臀部的正后方，指尖朝后。吸气时，左臂经侧面向上抬起，呼气时，屈肘，左大臂外侧抵于右膝外侧，左手握住右脚掌。吸气，脊柱延展，呼气时，身体向右后方扭转。在扭转过程中，保持左膝落地，骨盆稳定，双肩保持同高（见图5-36）。之后吸气，将右手还原到右臀部的外侧，左臂经前向上抬起，随着呼气，两臂经侧面还原到身体两侧，双腿伸直放松。之后，在另一侧重复同样的动作。

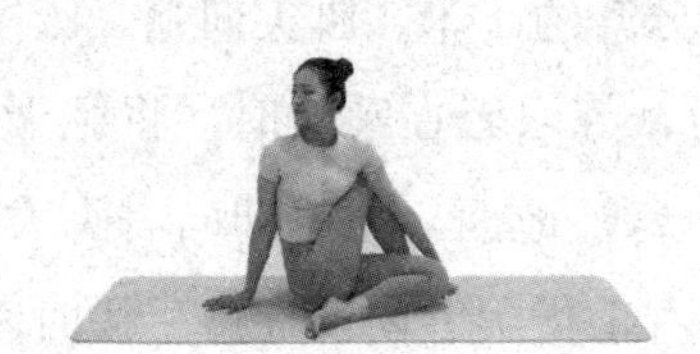

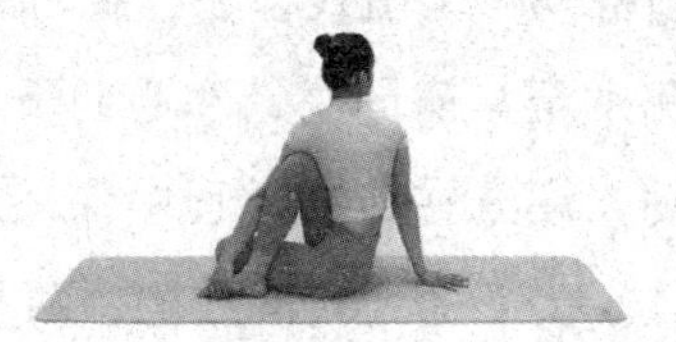

图5-36　扭脊式

该体式能有效地调节脊柱神经，增加背部肌肉的柔韧性，缓解腰痛和肌肉痉挛，对于辅助治疗消化系统疾病也有显著效果。

（三）半三角扭转式

预备姿势为山式，练习者先双脚分开约两个半肩宽的距离。吸气时，双臂侧平举至与肩同高，掌心朝下。随后，在呼气时，练习者躯干前屈，左手置于胸部的正下方撑地，手臂垂直于地面。同时，右臂向右上方抬起，脊柱扭转，眼睛凝视右手指尖的方向。保持一段时间后，吸气，左手抬起，双臂和背部与地面平行。随着呼气，反方向重复练习（见图5-37）。练习完成后，练习者吸气，躯干直立，随着呼气，双臂还原到身体两侧，回到山式姿势。

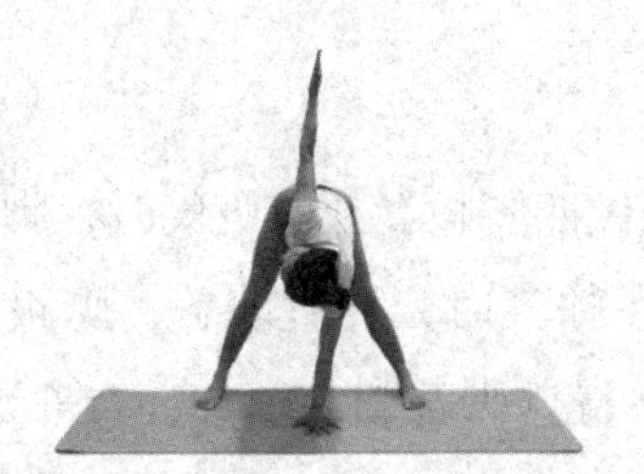
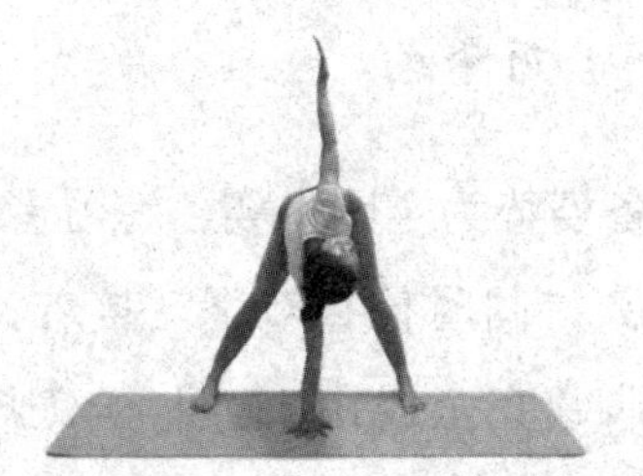

图 5-37　半三角扭转式

该体式能有效地刺激神经系统，缓解神经衰弱，促进消化，有助于减少练习者腰部脂肪。

六、平衡类

半舰式是平衡类体式中的经典姿势。预备姿势为山式坐姿，练习者弯曲双膝，尽量让大腿贴近腹部。随后，吸气时，双臂前伸，掌心相对。接着，在呼气时，练习者身体重心向后移动，同时双脚抬离地面，使小腿与地面平行，脚尖向远方延伸。这个姿势要求练习者保持平衡，同时加强对腹部肌肉的控制。双臂与小腿保持同高（见图5-38）。练习者在这个姿势中保持5至6组呼吸，之后，练习者吸气，延展脊柱，随着呼气，还原到山式坐姿，放松身体。

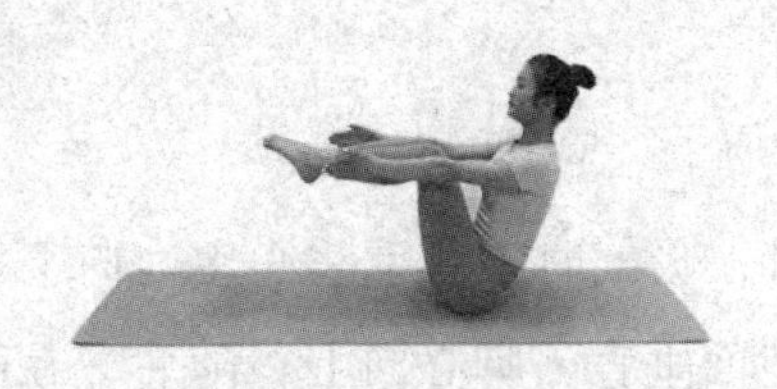

图 5-38　半舰式

该体式能有效地加强腹部肌肉，提升身体的平衡能力，增强脊柱的灵活性和稳定性，提高整体身体的协调性和柔韧性。

七、倒置类

（一）顶峰式

预备姿势为金刚坐姿，练习者先做四脚板凳式。吸气时，脚趾回勾，臀部抬高，同时伸直双腿。接着，在呼气时，伸直膝盖，脚跟向下压，尽量使脚掌完全放在垫子上。双脚平行，脚趾朝向前方，背部延展，头部放松，使头位于双臂之间，眼睛看向肚脐（见图 5-39）。练习者在这个姿势中保持 5 至 6 组呼吸，之后呼气，回到金刚坐姿，以大拜式姿势放松身体。

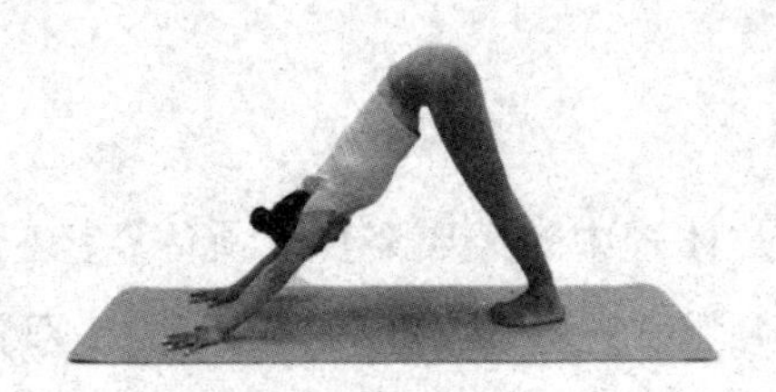

图 5-39　顶峰式

该体式能有效地消除疲劳，恢复精力，缓解脚跟的僵硬和疼痛，帮助练习者软化跟骨骨刺，使腿部更匀称。同时，该体式对根除肩胛骨区域的僵硬、缓解肩周炎有显著效果，其能使练习者腹部肌肉得到增强。此外，由于膈被提升到胸腔，心跳速度得以减缓。

（二）犁式

预备姿势为仰卧，吸气时，双手掌心用力向下按，收缩腹肌使双腿离地，缓慢抬至与地面垂直，脚心向上。随后，在呼气时，继续将双腿向后摆，直至两脚伸过头后，臀部和背部自然离地。脚趾回勾点地，屈双肘内收撑地，双手推送背部，保持背部与地面垂直（见图 5-40）。练习者保持 4 至 5 组呼吸，有助于深度伸展背部，同时对腹部器官施加轻微的压力，促进消化和排毒。之后吸气，松开双手，掌心按住垫子。随后，双腿抬起，然后使脊柱逐节回落到垫子上，呼气时，双腿有控制地回到垫子上，放松身体。

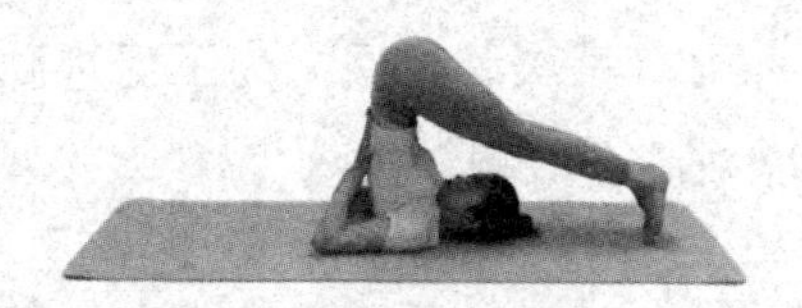

图 5-40　犁式

该体式对整个脊柱神经网络极为有益，通过伸展背部，其能减轻和消除练习者的腰部风湿痛和背部关节痛。该体式能缓解练习者肩膀和两肘的僵硬，补养增强腘绳肌，消除腰围线、髋部、腿部脂肪，缓解手部痉挛。该体式通过刺激血液循环，使血液流入头部，滋养面部和头皮。犁式还能调整甲状腺，改善身体新陈代谢，收缩腹部器官，促进消化，消除便秘和胃胀气。此外，它对辅助治疗月经失调、头痛、痔疮和糖尿病也有显著效果。

第三节　瑜伽三级体式

一、坐姿类

在练习体位瑜伽时，无论做任何一个体位姿势，如不是动作特别要求，在动作的过程中均需保持正确的身体姿势：如挺胸、收腹、垂肩、脊柱挺拔等，若是基本站立姿势，还要求收紧膝盖，两腿并紧，两脚板平均支撑身体重量等。[1]

---

① 杨如丽，王文强．试论瑜伽的呼吸[J]．南京体育学院学报（社会科学版），2007，21（6）：114—116.

在进行全莲花坐时，练习者首先双腿伸直坐于垫子上，腰背挺拔。随后，双手抓住左脚，脚掌心向上，缓慢地将左脚放在右大腿上，尽量靠近脐部。接着，弯曲右膝，双手抓住右脚，脚掌心向上，慢慢地将右脚放在左大腿上，尽量靠近左大腿根部（见图 5-41）。双手放在双膝上，尽量让双膝贴向地面。在极限边缘尽量长时间地保持姿势，之后，交换双腿位置，再次重复练习。每次练习后，为了促进膝盖和踝关节的放松和恢复，练习者应按摩双膝、双踝。

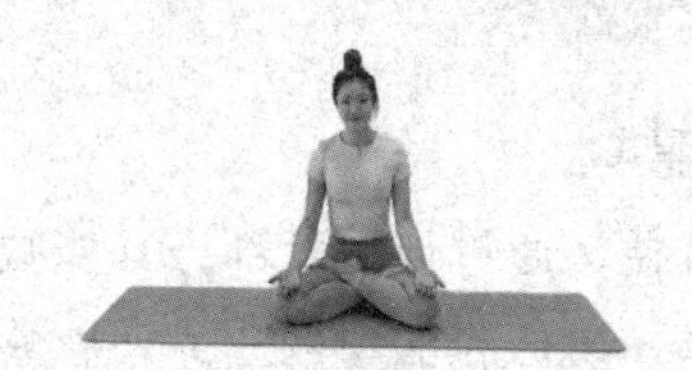
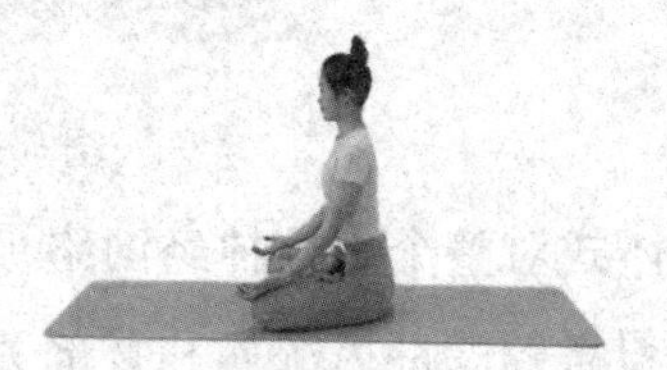

图 5-41　全莲花坐

二、前屈类

（一）圣哲玛里琪第一式

预备姿势为山式坐姿，练习者先屈左膝，将左脚放在垫子上。双手握住左小腿，使脚跟尽量拉向臀部，小腿垂直于地面。左脚与右腿有一拳的距离，右脚趾回勾。接着，吸气，伸出左臂，左臂环绕住左小腿胫骨和右大腿。随着呼气，弯曲右肘，将右臂摆到背后与腰同高，向后伸出右手，右手抓住左手手腕。吸气，延展脊柱。呼气，躯干前屈，依次将前腹、胸、前额放在右膝上。尽量使双肩与地面平行，保持正常呼吸。之后吸气，将身体还原，松开双手，伸直左腿。之后，在另一侧重复同样的动作（见图 5-42）。

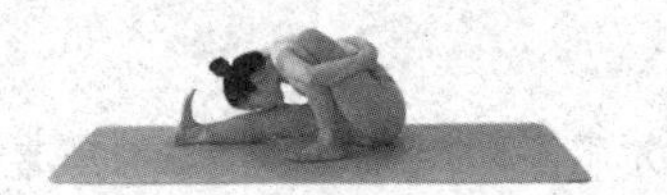
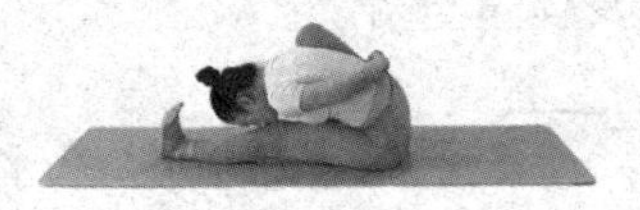

图 5-42　圣哲玛里琪第一式

该体式能有效地挤压和收缩腹部器官，使血液正常循环，内脏和腺体保持健康。对于脊柱的伸展，强壮背部、双肩、双臂、双腿的肌肉，以及使手指获得力量也有显著效果。

（二）双角式

预备姿势为山式站立，练习者先双脚分开两肩宽的距离。双手放在背后，十指交叉。随后吸气，延展脊柱。呼气，躯干前屈，头部落于两脚之间。在前屈的同时，双臂伸展，尽量使双臂与地面平行（见图5-43）。保持4至5组呼吸，放松两臂、两肩、髋部、两腿和上背部肌肉。之后，吸气抬头，直立躯干。随着呼气，打开双手，回到山式姿势，放松身体。

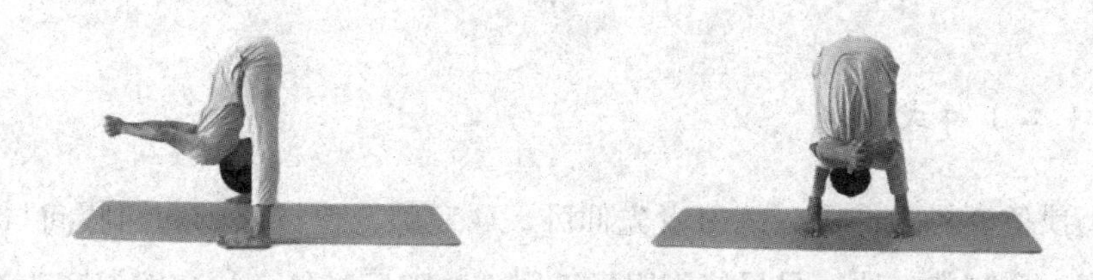

图5-43　双角式

该体式可以有效地放松两臂、两肩、髋部、两腿和上背部肌肉。通过头部的倒置，练习者头部供氧量提高，有助于镇静神经系统，并具有一定的美容功效。

三、后展类

（一）上犬式

预备姿势为俯卧，练习者脚趾指向后方，双脚分开约30厘米，双臂放于身体两侧，额头接触垫子。屈双肘，双手放于胸部两侧，吸气时，抬起头和躯干，伸直手臂。随后，在呼气时，尽量把胸腔上提后展，膝盖伸直，膝盖、大腿离开垫子，身体的重量放在脚背和手掌上（见图5-44）。保持30秒至1分钟，进行深长呼吸。之后屈肘，放松身体，俯卧在垫子上放松。

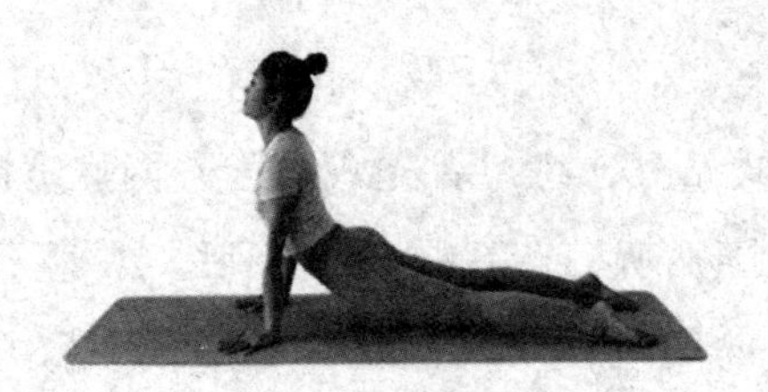

图5-44　上犬式

该体式可以使脊柱恢复活力，增强脊柱弹性，治疗背部疼痛，对于胸部的完全扩张、增加肺部弹性和骨盆区域血液循环的改善也有显著效果。

（二）桥式

预备姿势为仰卧，练习者先仰卧，屈双膝，保持双脚和两膝间与髋同宽，全脚掌着地。尽量使脚跟靠近臀部，随后吸气，抬高臀部和背部，向上抬高胸部，下颌触锁骨。尽量使身体同地面构成一个方形。两个膝盖内收，双手抓住脚踝，膝盖和脚尖指向正前方（见图5-45）。保持30秒，进行深长的呼吸。之后吸气，双手放回到垫子上，掌心朝下。随着呼气，先将肩胛骨、背部还原，然后有控制地放松腰部、臀部，伸直双腿，仰卧放松。

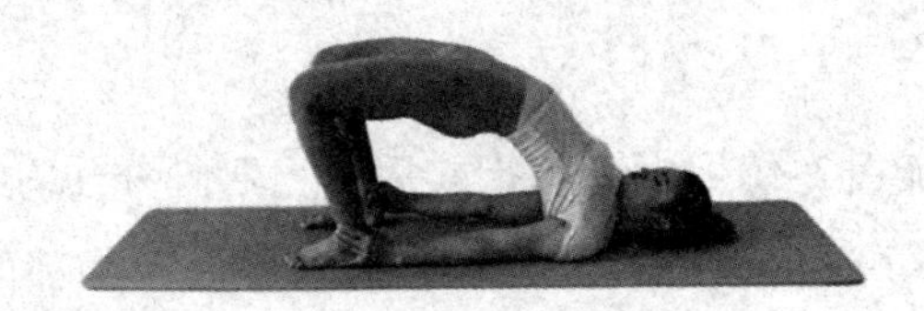

图5-45　桥式

该体式有助于强化神经系统，使背部肌肉更有力，臀部得到收缩和加强，颈椎得到伸展。对于增加流向心脏的血液也有显著效果，有助于促进消化，控制血压。

（三）单腿桥式

预备姿势为仰卧，练习者屈双膝，保持双脚和两膝间与髋同宽，全脚掌着地，尽量使脚跟靠近臀部。随后吸气，抬高臀部和背部，向上抬高胸部，下颌触锁骨，尽量让身体同地面构成一个方形，两个膝盖内收。肘关节支撑，双手掌跟托住腰两侧，尽量使双臂靠拢，尽量抬高髋关节和臀部。吸气，将左腿抬起，伸直左膝，脚趾回勾，脚心向上，保持 3 至 4 组呼吸（见图 5–46）。之后呼气，还原左腿。再次吸气，抬起右腿，进行同样的动作，保持 3 至 4 组呼吸。呼气，双手放回到垫子上，掌心朝下。先将肩胛骨、背部还原，然后有控制地放落腰部、臀部。伸直双腿，仰卧放松。

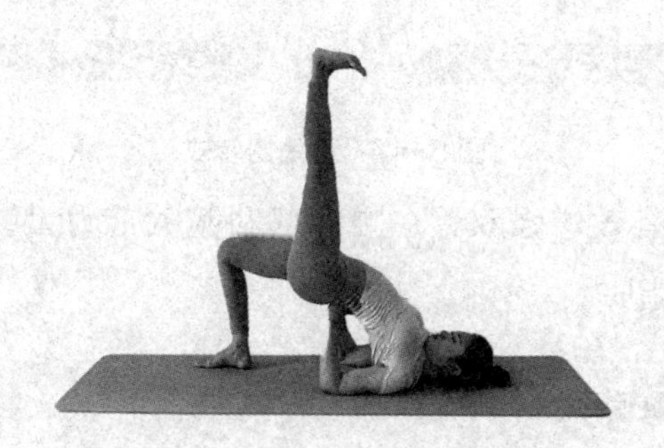

图 5–46　单腿桥式

该体式的作用与桥式类似，有助于强化神经系统，使背部肌肉更有力，臀部得到收缩和加强，颈椎得到伸展，增加血液回流，帮助消化，控制血压。

四、扭转类

（一）直角扭转式

预备姿势为山式站立，练习者先十指在体前交叉，吸气，翻转掌心，将两臂高举过头。随后呼气，躯干前屈，直至背部与地面平行，将脊柱向前伸展。练习者在吸气时，稍作停留，随后在呼气时，将身体缓慢地向右侧转动，尽量保持臀部高度一致（见图 5-47）。吸气，身体回到正中，随后呼气，继续向左侧转动。再次吸气，身体回到正中，深深呼气。完成左右两侧的扭转后，练习者吸气，躯干直立，回到山式。随着呼气，练习者松开双手，放松身体。

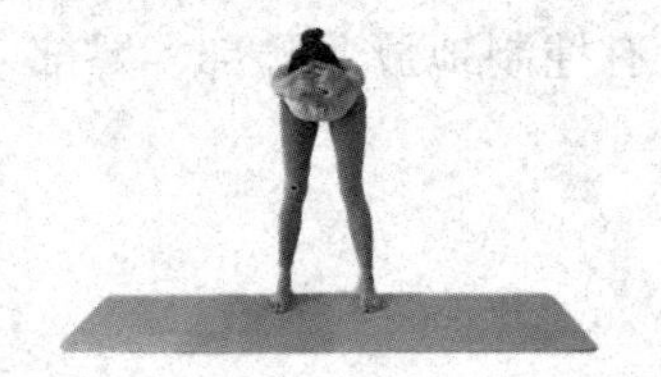
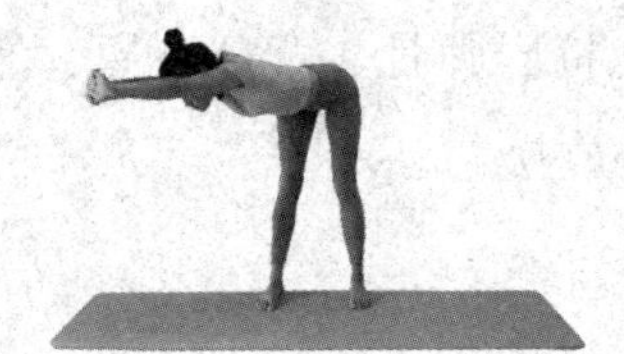

图 5-47 直角扭转式

该体式可以有效增强双臂、腰背部和髋关节力量，按摩腹部器官，减少腰围线上的脂肪。

（二）加强扭脊式

预备姿势为山式坐姿，练习者先弯曲双膝，将左腿放在上方，右腿放在下方。双腿交叉，右脚放在左臀部的外侧，脚背落地。左腿跨过右膝，左脚放在右膝外侧，左脚趾与右膝在一条线上，尽量使左小腿与地面垂直。随后吸气，右臂经侧向上抬起。呼气时，躯干向左扭转，屈肘，右侧腋窝抵于左膝外侧，右手在左膝盖窝下穿过。左臂外旋，在背后使右手抓住左手手腕。转头，眼睛看向身体后方。吸气，脊柱延展。

呼气时，向左侧扭转，保持右膝落地，骨盆稳定，双肩保持同高（见图5-48）。之后吸气，打开双手。右臂经前向上抬起，从两侧还原，伸直双腿放松。之后，在另一侧重复同样的动作。

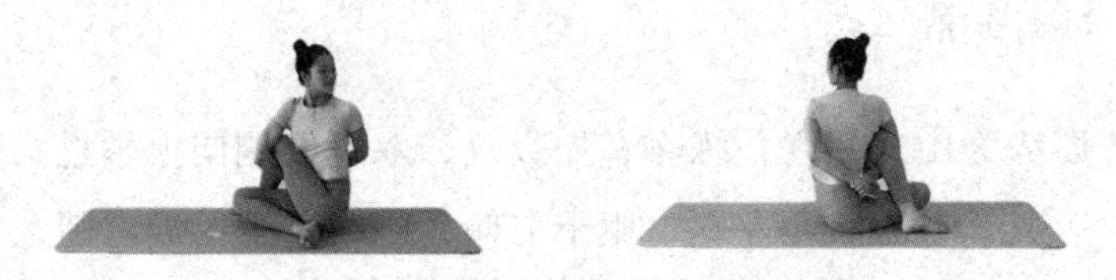

图 5-48　加强扭脊式

该体式有助于调节脊柱神经，柔韧背部肌肉，缓解腰痛和肌肉痉挛；对按摩腹部器官，改善消化系统疾病也有显著效果。

五、平衡类

（一）侧斜板式

预备姿势为金刚坐姿，练习者先完成斜板式，左手支撑身体，将身体向右翻转，右臂向上伸展，与地面垂直。双腿和双脚并拢，左脚外侧落在垫子上，脚趾回勾，整个身体要挺拔。吸气，右臂向上伸展，与左臂呈一条直线，保持这个姿势 30 秒（见图 5-49）。之后呼气，右手回落到垫子上支撑，呈斜板式。屈双膝，臀部坐在脚跟上，放松，然后在另一侧重复同样的动作。

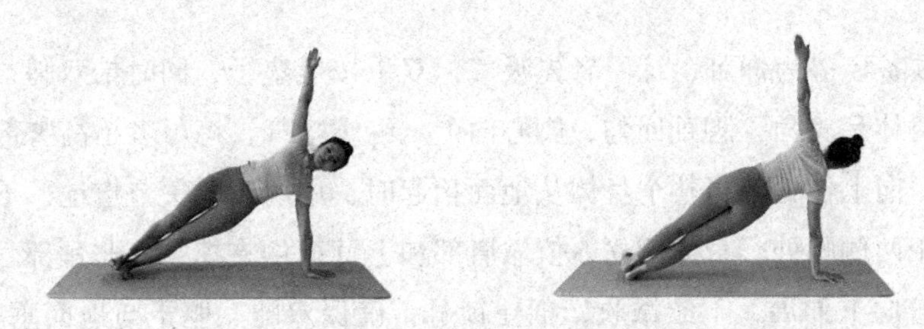

图 5-49　侧斜板式

该体式有助于增强躯干的稳定性，使全身肌肉得到良好的锻炼；对提升身体的平衡感和稳定性，以及提高肌肉的协调性和力量都有显著效果。

（二）战士第三式

预备姿势为山式站立，练习者先吸气，双臂经侧向上举过头顶，双手合十。呼气，重心移至左腿，躯干前倾，同时向上抬起右腿，使右腿与地面平行，脚趾尖指向正后方。避免右侧髋外翻，左腿膝关节避免过于伸展。练习者保持该姿势 20 至 30 秒，进行深长的呼吸。之后吸气，将身体直立，同时经右腿还原。随着呼气，双臂还原，回到山式站立。之后，在对侧重复同样的动作（见图 5-50）。

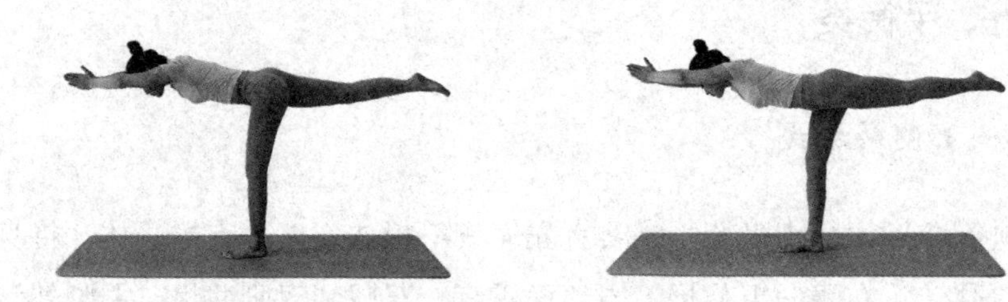

图 5-50　战士第三式

该体式有助于收缩和加强腹部器官，使腿部肌肉更为匀称和强健，激发身体的活力，促进身体的敏捷，提高身体平衡能力和脊柱弹性。

（三）肩倒立第一式

预备姿势为仰卧，练习者先吸气，双手按压垫子，同时抬双腿，使其与身体呈直角，脚趾回勾，脚心向上。继续呼气，练习者抬高臀部和背部，向上伸腿。当整个身体从地面抬起时，屈肘，肘关节撑地，手掌支撑于两侧腰处。身体倒立，依靠肩部和上臂提供支撑，而非颈部。双腿垂直向上伸展，下颌微收，抵住锁骨，确保双腿、躯干与地面垂直，脚趾回勾。在维持此姿势时，练习者头后部、颈部、肩部及上臂的后部紧贴地面，两肘之间的距离与肩同宽，两肘尽量靠近（见图 5-51）。完成此姿势后，呼气，屈髋，将双腿向头顶方向移动。当接近犁式时，将双手放在垫子上，脊柱逐节还原，慢慢放下双腿，仰卧放松。该体式的练习对颈部附近的甲状腺和副甲状腺有益，能增加颈部的血液循环供应。身体倒立，静脉血液在重力的作用下毫不费力地流向心脏，从而让健康的血液在颈部和胸部区域循环。它有助于缓解哮喘、心悸、支气管炎以及喉部疾病，并且使神经系统得到舒缓，有效缓解高血压、神经衰弱、易怒和失眠症状，头痛也会消失。此外，身体重心的变化也影响到腹部器官，其能使肠道蠕动加快，排出体内堆积的毒素，还能够缓解癫痫及贫血。

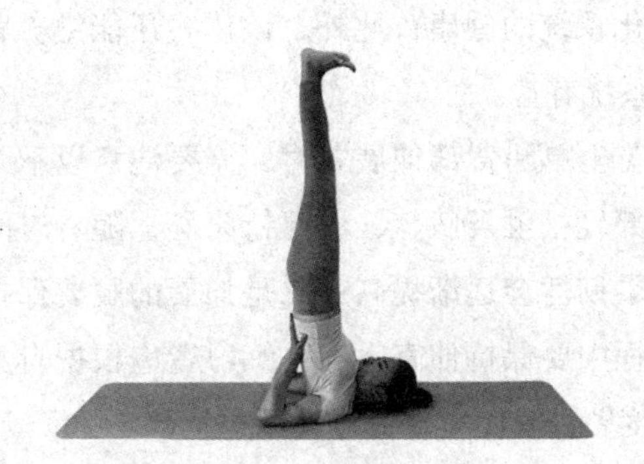

图 5-51　肩倒立第一式

第四节　瑜伽四级体式

一、伸展类

半莲花坐单腿背部伸展式：

练习者先在平坦的地面上坐下，两腿向前伸展。保持脊柱直立，两臂自然垂放在身体两侧。随后弯曲左膝，将左脚放置于右大腿上。在吸气的同时，将双臂沿着耳部向上伸展，腰背挺直。接着在吸气的过程中，慢慢将上半身向前弯曲，先是腹部，然后胸部、脸部和额头依次向右小腿贴近（见图 5-52）。双手可抓住右脚掌，保持这个姿势 30 秒，完成后休息片刻，并在另一侧重复相同的练习。

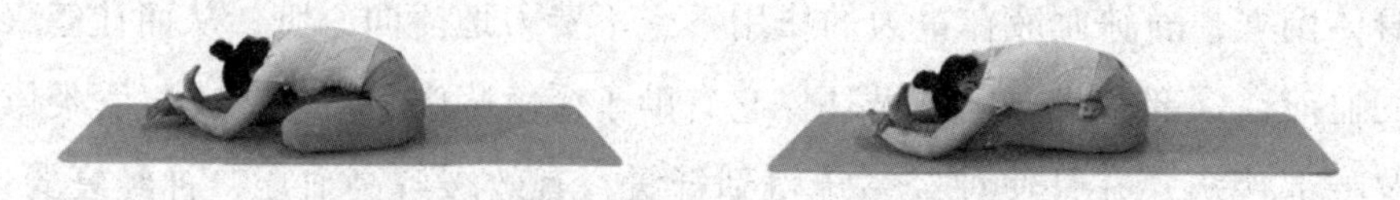

图 5-52　半莲花坐单腿背部伸展式

此体式的主要作用包括加强背部肌肉和脊柱的弹性，有效伸展肩部、双臂和大腿肌肉，缓解疼痛和提高柔韧性；通过向前屈曲的动作按摩腹部器官，促进消化系统的健康；此外，该体式还能滋养肾脏、膀胱和胰脏，对女性生殖系统有益。

在练习半莲花坐单腿背部伸展式时，需要注意以下几点：一是如果初学者无法让头部轻松触及膝盖，应保持耐心，随着时间的推移和规律的练习，身体的柔韧性会逐渐提高；二是伸展的腿要保持贴紧地面，脊柱在整个动作过程中要保持伸直；三是练习者应根据自身情况调整动作的深度，避免过度勉强或使用外力过度压迫背部。

二、前屈类

（一）转躯触趾式

转躯触趾式的动作方法：练习者坐好，双腿并拢，向前伸直，手平放在臀部两侧的地面上，手指向前。在不感到过于用力的情况下，尽量张开双腿。吸气，双臂向双侧平伸，成一条直线，与地面平行。呼气，将上半身躯干转向左方，左手转向左上方，让右手触到左脚趾。保持一会儿，恢复坐位，之后换身体另一侧练习（见图 5-53）。

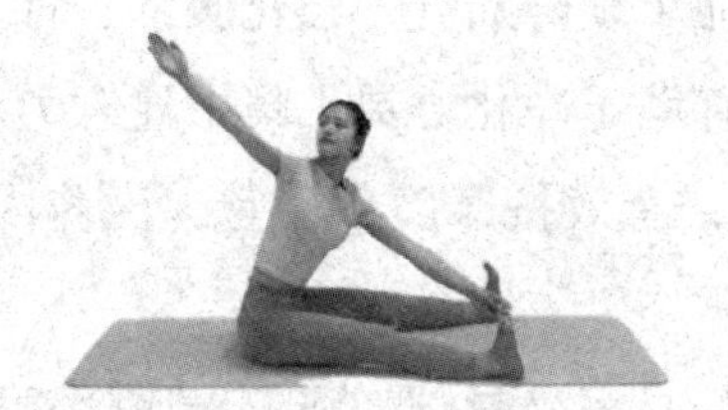

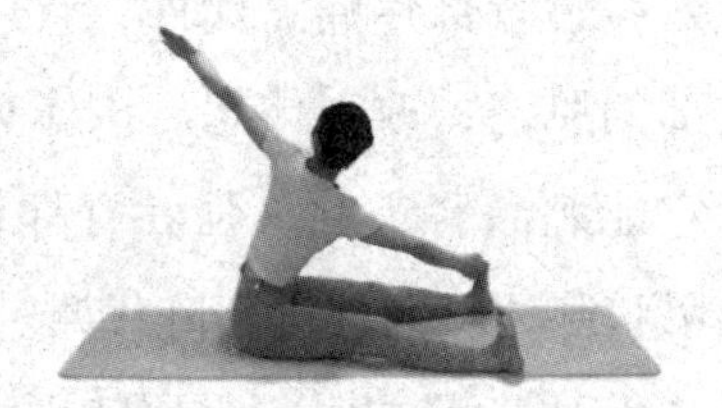

图 5-53　转躯触趾式

转躯触趾式的健身作用：可按摩腹部脏器，强化脏器功能；放松双肩关节和脊柱；伸展腿部肌肉，美化腿形；通过转躯触趾，增加对背部和脊椎神经的血液供应。转躯触趾式的注意事项：在整个练习过程中，双腿要保持伸直，大腿后侧和小腿后侧都应贴于地面；开始可以慢慢做这个练习，熟悉以后可试着越来越宽地分开双腿，但不要弯曲膝部，不要勉强用力；背部和颈椎有伤者，慎练此式。

（二）V 字式

练习者先坐在垫子上，腰背挺直。双膝弯曲，双手分别握住双脚脚掌。深吸一口气，随后将右腿向上伸直，同时重心移至臀部上方。接着缓缓呼气，左脚也脱离地面，利用臀部肌肉保持平衡，保持自然呼吸 3 至 5 次。之后，左腿同样向上伸直，呼气时，尽量使双腿靠近上身，并保持双腿和脊柱伸直（见图 5-54）。在这个姿势中，双腿紧靠上身和面部，维持自然呼吸 5 至 10 次，最后缓缓放下双腿恢复初始状态。

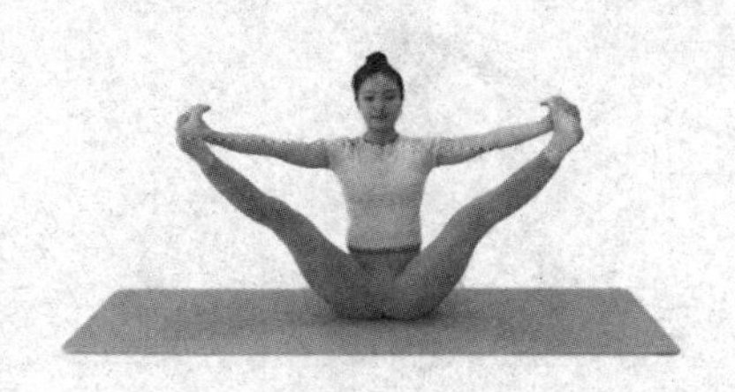

图 5-54　V 字式

该体式能够使双腿得到全面的伸展，提高大腿和小腿的匀称度，还能有效缓解背部疼痛。此外，它还有助于预防疝气，强化腹部、背部以及腰部的肌肉，改善体态。该体势还有助于净化心灵、集中注意力。同时，它能刺激肾上腺，强壮脊柱神经，有效按摩腹部器官，滋养内脏，刺激甲状腺，从而促进新陈代谢。

在练习 V 字式时，需要特别注意的是，坐骨神经痛患者应慎重进行此动作的练习，其需要在专业教练的指导下进行。此外，女性在生理期间应避免练习此动作，以防对身体造成不适。在练习的过程中，练习者应保持呼吸的平稳，动作的流畅，避免用力过猛或过度拉伸。

三、后展类

（一）海狗式

练习者先坐好，挺直脊背，双腿向前伸直。随后，弯曲右膝，将右脚跟靠近会阴部，左腿保持膝盖伸直。身体微微向右侧倾斜，右脚背贴地。接着，弯曲右膝，使右小腿竖起，脚背向外。右手肘勾住右脚趾。左手随后抬高，绕过头部，身体同时向右侧转动，视线锁定右前方。右脚趾用力压住右肘，同时右小臂向上拉住左手，手指相扣（见图 5-55）。在这个过程中，练习者的胸部要挺起，双臂尽量向后拉伸，感受身体从腰部到肩胛的拉伸感。保持该姿势 5 到 10 次深呼吸后，换另一侧重复练习。

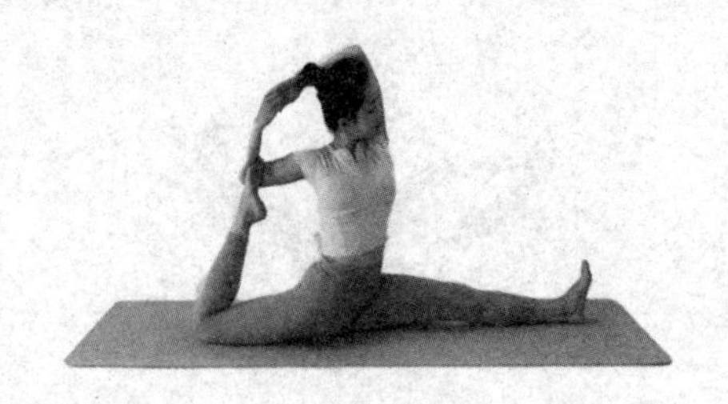

图 5-55　海狗式

该体式能够有效强化腿部肌肉，防止腿部变形，同时对臀部有很好的塑形效果。此外，海狗式对脾胃有很好的调理作用，其能活化胰腺功能，对矫正腰椎异常以及促进激素分泌也有显著效果。

由于这是一项难度较高的体式，初学者在无法让两手相扣时，可以使用瑜伽带或毛巾来作为辅助工具。练习过程中，练习者要保持呼吸的平稳，动作的流畅。特别是在伸展和扭转的过程中，要避免过度用力，以免造成肌肉或关节的伤害。对于腰椎或肩部有特殊情况的练习者，建议在专业教练的指导下进行。

（二）鱼式变式

练习者需采取全莲花坐的姿势。坐稳后，深吸一口气，双手握住对侧脚的脚趾。随后，上半身缓缓后仰，直到头顶轻轻触地。此时，腰背部应该尽量向上抬起，双肘弯曲触地，使得身体的重心转移到手肘上，以维持稳定（见图 5-56）。保持这个姿势 30 到 60 秒，同时保持深而平稳的呼吸。在保持一段时间后，逐渐松开握住脚趾的双手，用双手轻轻扶住腰部，缓缓伸直双腿，继续保持这个姿势 30 到 60 秒。之后，慢慢仰卧，放松一会儿，再起身回到全莲花坐的姿势。完成一侧后，交换双腿的位置，重复同样的动作。

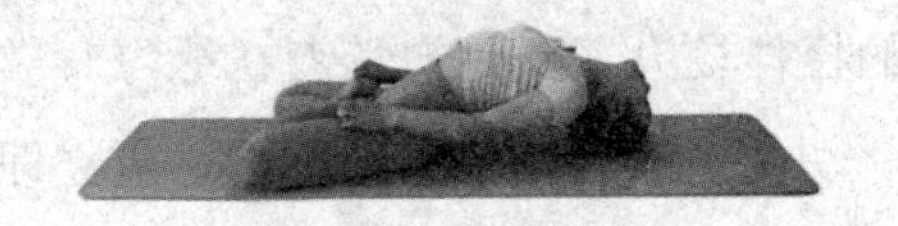

图 5-56　鱼式变式

该体式有助于消除大脑疲劳，特别对于那些经常感到头痛的人有益。同时，该体式通过扩展胸腔来增强肺部功能，对于改善气喘等呼吸系统疾病有一定的效果。在练习鱼式变式时，需要特别注意的是，患有甲亢或有颈椎病的人应谨慎练习此体式。由于这个体式涉及颈部和脊椎的弯曲，所以在没有充分准备的情况下，勉强练习可能会引起不适或加重病情。

（三）卧英雄式

首先，练习者跪坐在地上，膝盖并拢，双脚分开放置，臀部位于两脚之间的地面上。保持脊椎挺直，双手自然放置在膝盖上，眼睛直视前方。双手握拳，慢慢地让肘部和前臂接触地面，利用它们来支撑上身。其次，练习者慢慢将背部弯曲向后仰，同时保持膝盖靠在一起。最后，练习者将头部放在地面上，双手朝头顶方向伸展，交叉双手的指尖，手背朝向头顶（见图 5-57）。在此姿势下，努力向上伸展脊柱，保持整个躯干居于中心位置，如果感到困难，可以适当分开双膝。

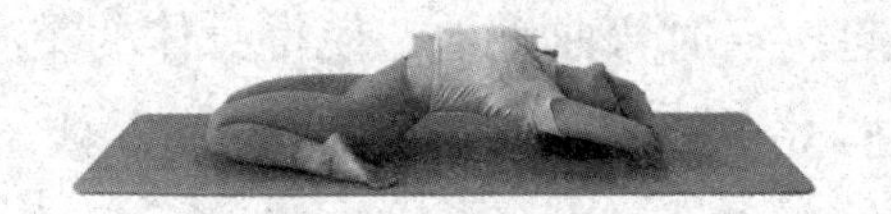

图 5-57　卧英雄式

卧英雄式是一种有效的放松姿势，能够伸展和强化腹部器官和骨盆区域，促进肝、胆、脾、胃等脏器的健康。此外，它还能有效缓解抑郁、疲劳和肌肉疼痛，尤其对于感到身心疲惫、压力大或抑郁的人来说，是一种非常适合的练习。睡前练习卧英雄式还能有效改善失眠状况。

该体式对大腿的拉伸较大，因此初学者在练习时应该根据个人的情况进行适度的伸展，切勿勉强。如果感到不适，应立即停止练习，并接受专业瑜伽教练的指导。

（四）弓式

练习者先采取俯卧的预备姿势，双臂自然放置在身体两侧，手心朝上，腿部紧闭。随后，将膝盖弯曲，使小腿尽可能靠近臀部，并用手抓住双脚或脚踝。下巴触地，开始吸气，并努力抬高上半身，背部形成凹拱形状，同时，头部向后仰，用手臂力量将双腿向上拉，尽量提高膝盖的位置（见图 5–58）。保持这个姿势大约 5 至 10 秒，保持呼吸均匀。

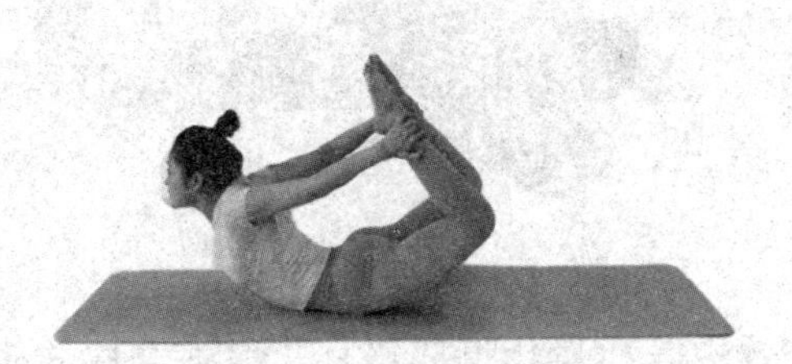

图 5–58　弓式

该体式可以有效刺激内分泌腺体，可改善不孕症。这个体式还能减少腰部脂肪，强化脊椎以及肩部和背部的肌肉，同时按摩腹部器官，改善消化系统功能。

患有甲状腺肿大或功能亢进的人不宜练习这个体式。由于弓式在执行时对脊柱有一定程度的挤压，因此，有脊椎问题，如脊椎错位的人应先咨询医生的意见。此外，患有疝气、胃溃疡或肠结核等疾病的人也应在医生指导下练习，盲目练习可能带来一定风险。

四、扭转类

（一）十字脊柱转体

练习者先采取基本坐姿，利用反肘支撑地面，保持两腿并拢，头部抬起，胸部挺直。随后，吸气，用右臂抓住右腿，并尽可能将其拉向额头外侧，注意左腿需保持伸直，尽量拉伸两腿的角度和幅度，维持这个姿势大约 20 秒（见图 5–59）。呼气时，缓缓收回被拉伸的腿，使其与地面形成 90° 角。接下来，重复相同的动作，但方向相反。吸气时，上身缓慢躺下，同时保持腿部与手臂的位置不变，尽量保持双腿伸直，左手臂平伸向体侧，保持此姿势 6 至 10 秒。接着，左手抓住左脚趾向右侧转成 90° 角，两臂平伸，头部保持正位，眼睛向上看，维持 10 至 30 秒。

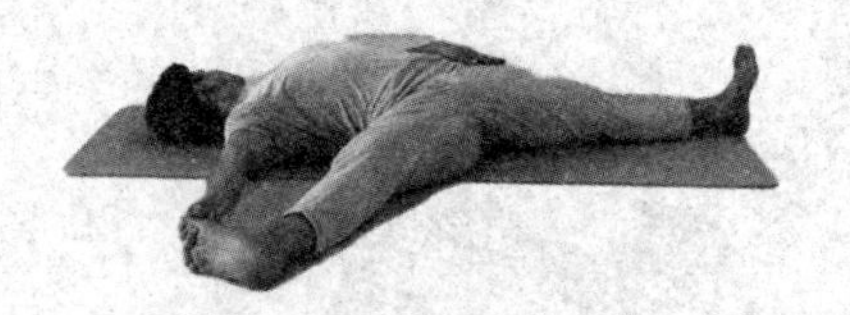

图 5-59　十字脊柱转体

该体式可以有效滋养和强壮腹部器官，增强脊柱的功能和弹性，对于矫正脊椎错位和其他脊柱功能失调有积极效果。此外，它还能缓解腰痛，消除疲劳，塑造优美的背部和腿部线条，有效减轻水肿，刺激甲状腺，促进新陈代谢，并增强身体平衡能力。

在练习十字脊柱转体时，初学者可以不必强求抓住脚趾，可以用双手抓住小腿后侧，或适当弯曲膝盖，这将使动作更加容易执行。练习过程中需控制好呼吸，并确保动作缓慢而有意识地执行，注意感受背部的每一次伸展。如果在练习过程中感到背部疼痛，应立即停止练习，避免造成身体伤害。

（二）眼镜蛇扭动式

练习者先俯卧，双腿伸直并紧密并拢，手掌平放在身体两侧的地板上，掌心向上，下颌轻轻触地。接着，屈肘，将手掌置于胸腔两侧，掌心向下压在地板上，指尖朝前。当准备好时，吸气，并慢慢伸直手臂，像眼镜蛇一样将上半身从地面撑起，头部后仰，带动脊椎向上伸展。在这个姿势中，固定手臂位置，轻轻转动头部，先向左方，眼睛注视左脚跟，保持姿势 10 秒。然后转向右方，双眼注视右脚跟，再回头注视左脚跟，如此反复练习（见图 5-60）。

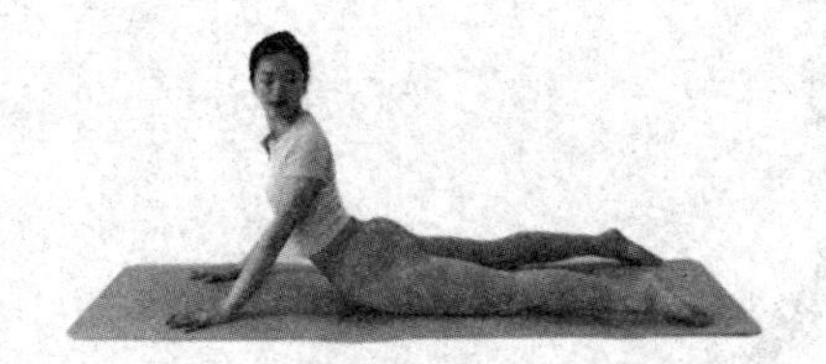
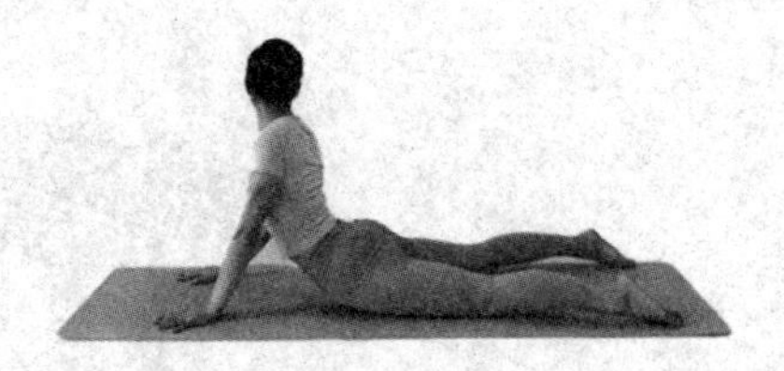

图 5-60　眼镜蛇扭动式

该体式能促进血液循环，增强脊椎的活力和弹性，平衡腺体活动，刺激腹部脏器，改善消化系统问题，如便秘等。此外，这个姿势有助于紧实臀部肌肉，消除颈部皱纹，塑造优美的身体线条。它还对缓解坐骨神经痛、气喘症状，减少肾脏中结石的沉积有显著效果。

在练习该体式时，练习者不要过分依赖双臂的力量来提升身体，这可能导致背部受伤。每个动作都应该缓慢而有控制地进行，使每个脊椎都能得到适当的伸展。此外，患有甲状腺功能亢进、肠结核、胃溃疡、疝气的人，以及怀孕的女性应避免练习这个姿势。

（三）三角转动伸展式

练习者先采取直立姿势，两腿伸直，双脚距离大约是肩宽的两倍，脚尖微微向外开。双臂水平伸展，与地面保持平行，构成基本的三角式。接着，左脚向左转 90°，右脚保持不动，整个上身也随之向左转 90°。呼气的同时，上身缓缓前屈，身体向下弯曲时，要保持腰部和两臂与地面平行。右手掌放在左脚外侧，掌心贴地。左手臂向上伸直，与地面垂直，眼睛注视左手指尖（见图 5-61）。保持这个姿势约 30 秒，感受身体的伸展。完成后，换另一侧重复相同的动作。

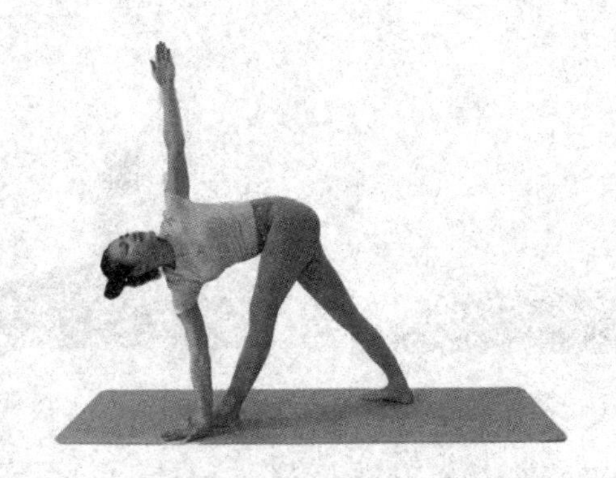

图 5-61　三角转动伸展式

该体式有助于增强脊柱下部的血液循环，有效锻炼脊椎、腰部和背部的肌肉，帮助瘦腰、缓解腰部疼痛，并增强大腿、小腿的肌肉以及筋腱的力量。

需要注意的是，怀孕六个月后的女性不宜练习这个动作。颈椎和背部有伤的练习者也应避免做此动作。在练习过程中，练习者应保持自然呼吸，脸部肌肉也应保持放松状态。头部、颈部和脊椎要尽量保持在一条直线上，避免不必要的压力和损伤。练习应缓慢进行，初学者不要过分追求动作的完美，以免造成身体损伤。

五、平衡类

（一）战士第三式

练习者双腿并拢，身体保持直立。然后，将双手合十并高举过头，双臂在耳后夹紧并尽力向上伸展。接着，将上身躯干向前倾，双臂保持伸直，手掌合十，一边伸直右腿，一边把左腿举离地面。右腿完全伸直后，左腿举高至与地面平行，此时，双臂、上身和左腿应该形成一条与地面平行的直线，右腿应与这条直线呈直角。保持该姿势 10 至 20 秒，保持呼吸平稳，然后缓慢回到起始姿势，并换左腿重复练习（见图 5-62）。

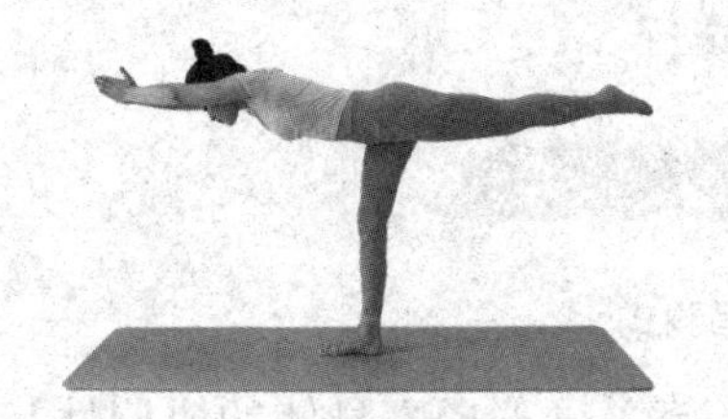
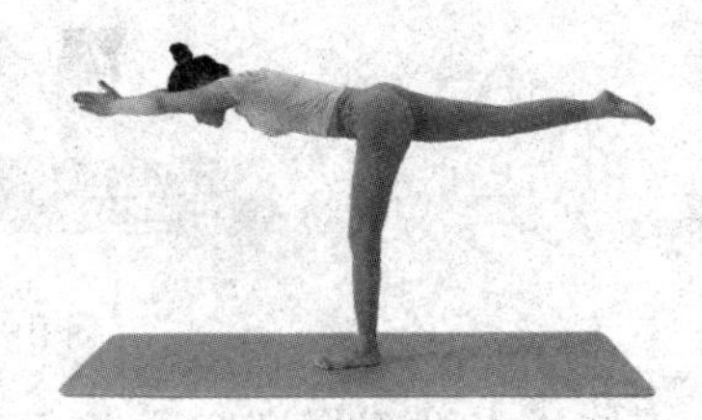

图 5-62　战士第三式

该体式可以有效改善脊椎的灵活性和强度，缓解脊椎不适，有助于改善胃部不适及轻微头晕。此外，该体式能增强练习者的平衡力，提高注意力和专注力。它还能扩展胸腹部，刺激生殖系统和泌尿系统，促进性激素的分泌，增进性能力。

在练习战士第三式时，应保证初学者在练习前应已具备一定的平衡能力，避免在身体不稳定的状态下强行执行该动作，以防跌倒和受伤。练习过程中，练习者应注意呼吸的平稳，避免急促或不规则的呼吸。上身前倾和腿部抬高的动作应该缓慢而有控制地进行，避免用力过猛。此外，练习该体式时，练习者要保持身体平衡，避免身体摆动。

（二）乌鸦式

练习者蹲下，双脚略微分开，保持脚心平贴于地面。双臂置于两膝中间，手掌稳稳触地。然后，轻微弯曲手肘，同时抬高臀部，将小腿紧贴在大腿的后侧，同时脚掌抬起，仅脚尖点地。接着，渐渐将身体的全部重量转移到手臂上，双脚逐渐离地（见图 5-63）。若感觉困难，可以先尝试单脚抬起，再尝试抬起另一脚，直至两脚都能稳定悬空。在维持此姿势的同时，保持深长的呼吸，维持 10 至 30 秒。之后，缓慢放下双脚，身体彻底放松。

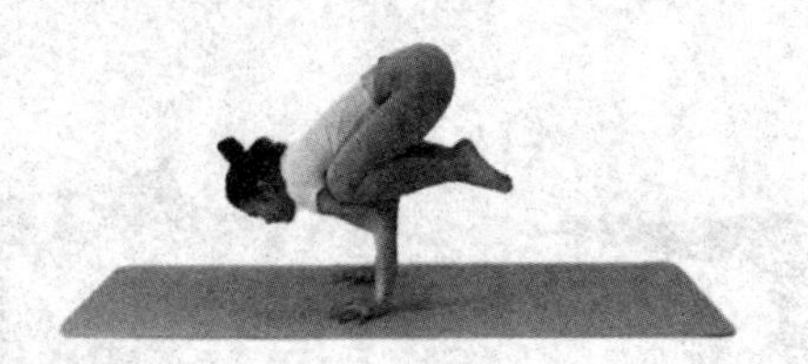

图 5-63　乌鸦式

该体式有助于促进练习者身心的平衡，显著提高身体的协调性与平衡感，同时对提升专注力有显著效果。此外，该体式还能有效地加强练习者手部、腕部和臂部的力量，对增进上肢力量和身体稳定性大有裨益。

高血压及血栓患者应避免练习此体式。初学者在练习乌鸦式时，应先确保手臂和手腕有足够的力量支撑自身体重，避免手腕受伤。

（三）舞蹈式

练习者站立，双腿并拢，保持后背挺直，双臂自然下垂。接着，弯曲右膝，右手轻轻地抓住右脚的脚背，确保右大腿垂直于地面。左臂沿着耳际缓缓向上伸展。在呼气的同时，缓缓将上身向前倾斜，同时提高臀部并将右脚向上抬高，直到左臂与地面保持平行。练习者的目光要平视前方，维持这个姿势，并进行 5 次深长的呼吸。对于身体柔软度较好的练习者，可以尝试将右脚抬得更高，直至脚尖高过头顶。完成后，左右腿交替练习此体式（见图 5-64）。

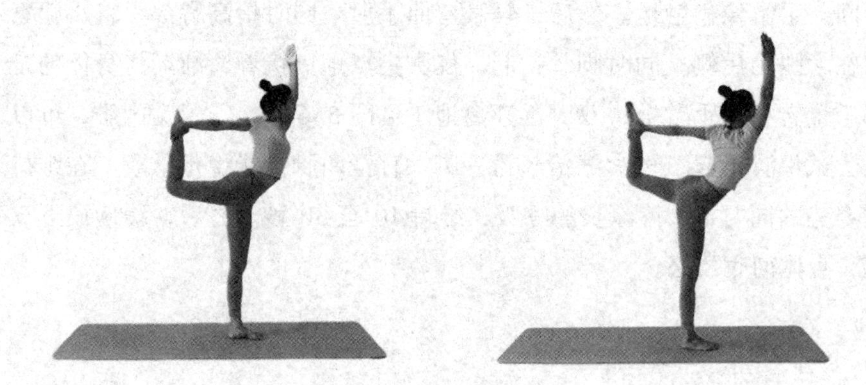

图 5-64　舞蹈式

该体式能够有效地提臀，同时矫正练习者肩部可能存在的歪斜问题，能够锻炼脚踝、膝盖和髋关节，对于增强下肢力量和身体灵活性大有裨益。

在练习舞蹈式时，为了保持平衡，练习者的视线应该直视前方。如果练习者四处张望，容易分散注意力，影响练习效果。在单腿站立时，练习者的目光应该集中于一点，这有助于练习者注意力的集中和体式的稳定。

（四）举手抓大脚式

练习者保持站立姿势，两腿并拢，双手自然下垂。平视前方，集中注意力。在吸气的同时，缓慢地将左腿向左侧伸展，使用左手食指和中指握住左脚的大脚趾，确保身体重心稳定地转移到右腿上，同时保持腰背挺直。与此同时，抬起右臂，使其与左臂保持水平，并尽可能与地面保持平行，此时右腿应保持伸直状态（见图 5-65）。动作完成后，缓慢将左腿放下，并在另一侧重复相同的练习。

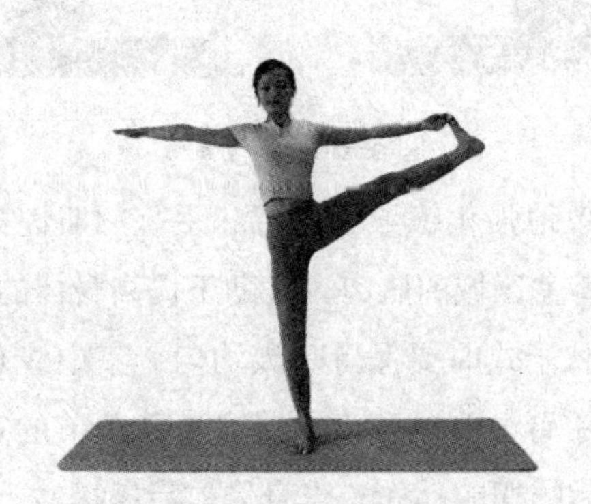

图 5-65　举手抓大脚式

该体式能增强练习者腿部肌肉的力量，强化手臂力量，有效拉伸腿部内侧的韧带，提高专注力，提升身体的平衡能力。

练习者在执行该体式时，应保持目光向前并集中在一点上，以帮助维持身体平衡。练习过程中，练习者全程需要保持腰背挺直，并确保动作平稳、缓慢，避免突然的动作造成身体的不稳定。此外，练习者应根据个人的身体条件调整动作的幅度，避免过度拉伸，以免造成肌肉或韧带的损伤。

（五）秋千式

练习者采取莲花坐的姿势，双腿向前伸直并拢，双脚紧靠在一起。双手平放在身体两侧，掌心贴地，目视前方保持专注。接着，屈左膝，将左脚放在右大腿根部，脚掌心朝上，左手握住左膝，右手抓住左脚趾。接着，屈右膝，将右脚放在左大腿根部，脚掌心同样朝上，形成莲花坐的姿势，双手轻松放在双腿旁（见图 5-66）。之后，双手撑地，利用手臂的力量轻轻将身体抬起，进行前后晃动，仿佛身体像荡秋千一样。完成数次摇摆后，慢慢将身体放下，充分休息。

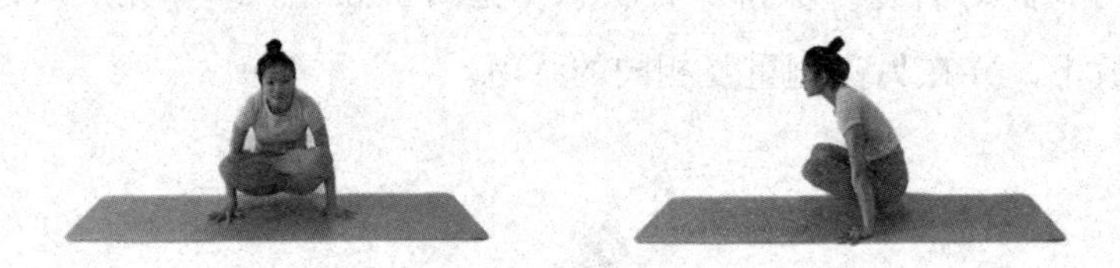

图 5-66　秋千式

该体式可以有效地强化练习者手臂和手腕的肌肉力量，增强身体的平衡感，同时锻炼骨盆区域的肌肉，有助于提高身体的稳定性和协调性。

练习者在练习秋千式时要保持呼吸均匀，集中注意力，确保手臂与地面的接触稳固。手臂分开的宽度应略大于膝关节的宽度，以维持身体平衡和顺利执行前后摇摆的动作。当身体前后摇摆时，动作要轻柔缓慢，以免损伤手臂或失去平衡。

（六）鹰式

练习者先采取基本的站立姿势，身体挺直。双臂于体前伸直，右臂于左臂肘部交叉。前臂垂直向上，双手手心相对，手掌合十，肘向上提，手指向上伸展，肩胛骨下沉。在上身姿势不变的情况下，双膝微曲，抬起右腿并置于左腿上，双腿相互缠绕。保持深长的呼吸，在屈膝的同时，目视前方，维持身体的平衡（见图 5-67）。之后，呼气，慢慢放松身体，解开手臂和腿部的缠绕，换另一侧重复练习。

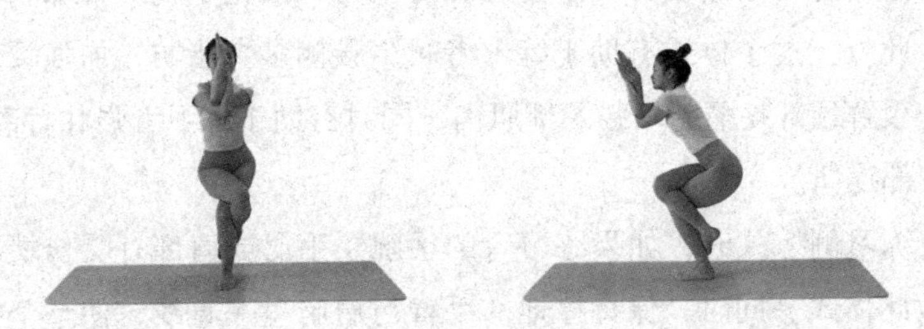

图 5-67　鹰式

该体式有助于紧实腿部肌肉，修饰手臂，提高平衡感，提高注意力，并且可以拉伸肩膀和背部的肌肉，帮助练习者缓解肩颈部的紧张和疲劳。

练习者在执行鹰式时，应确保动作的准确性和稳定性，双手尽量合在一起，体会上臂肌肉被拉伸的感觉。为了避免损伤，动作应缓慢而有控制地执行，不要做出超出自身柔韧度或平衡能力的动作。

（七）侧撑式

练习者先需要做好侧撑的准备，从侧面支撑身体，一臂撑地，手臂伸直，身体呈一条直线，另一臂向天空伸直。在这个基础上，深呼吸，慢慢抬起与地面平行的腿，并尝试用空中的手抓住脚尖（见图 5-68）。保持这个姿势 30 至 60 秒，并保持自然的呼吸节奏。完成后，缓缓放下脚，并在另一侧重复相同的动作。

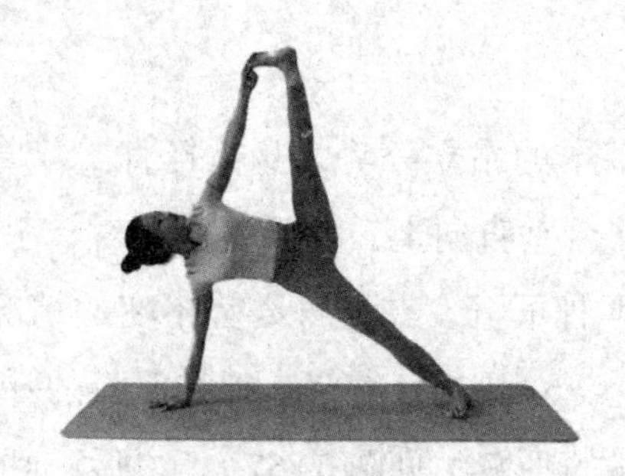

图 5-68　侧撑式

该体式有助于增强身体平衡感和专注力，强化手腕、脚踝和手臂的力量。此外，这个体式有助于练习者减少腰侧多余脂肪，加强腰侧肌肉力量，缓解颈部疼痛并增强颈部肌肉，同时有助于练习者强壮背部肌肉，减少腰部疼痛。

在练习侧撑式时，如果练习者的手腕、手肘或肩部有受伤情况，应避免做此体式。同时，保持撑地的手臂与肩膀呈一直线，使整个身体在做动作时保持稳定和平衡。此外，动作要缓慢而有控制，注意身体的感受，如果感到不适应立即停止练习。

第五节　瑜伽五级体式

一、伸展类

（一）仰卧手抓脚伸展式

执行此动作时，练习者应平躺仰卧在瑜伽垫上，身体放松，双腿并拢伸直，手臂自然放置于身体两侧，掌心朝下。练习者先吸气，慢慢抬起一条腿，使其与地面垂直，确保另一条腿、背部、双臂和头部紧贴地面。接着呼气，用双手握住抬起的腿的脚踝，轻轻将腿拉向上身，保持自然呼吸并保持这个姿势大约 20 秒（见图 5-69）。然后，继续呼气，尝试将腿更靠近头部的地面，保持此姿势 20 秒。完成后，慢慢放下腿，并在另一侧重复相同的练习。

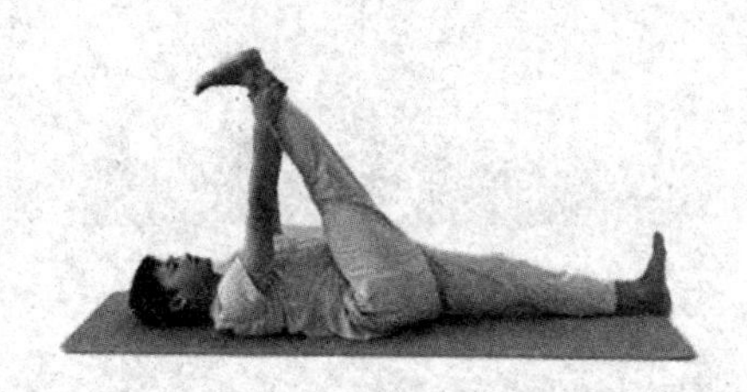

图 5-69　仰卧手抓脚伸展式

该体式能有效地拉伸和放松练习者臀部和腿部的肌肉，改善下肢的血液循环，增强腿部的活力。对于那些患有坐骨神经痛和腿部麻木的人来说，这个体式尤其有益，因为它能够缓解疼痛和不适。

在进行仰卧手抓脚伸展式时，练习者需要注意保持没有抬起的腿紧贴地面，防止其抬起或歪斜；动作要缓慢而有控制，避免用力过猛导致肌肉拉伤；呼吸要自然和深长，帮助身体更好地放松和进入体式。

（二）神猴哈努曼式

练习者呈跪坐姿势，双膝弯曲，上身挺直，手掌放在身体两侧。接下来，将一条腿向前伸直，脚掌平放于地面上，另一条腿保持原始姿势。随着一次呼气，练习者的上身向前倾斜，手臂下垂，手掌放在伸直腿的两侧，掌心贴地，目视前方。继续呼气，将伸直的腿向前滑动，同时将另一条腿向后伸直，骨盆尽量贴地。此时，后腿脚背贴地，前腿脚跟着地。双臂向上举起，手掌合十，挺胸仰头，目视上方，确保上身保持中心位置（见图 5-70）。保持这一姿势 10 至 20 秒，然后双手放回地面，换另一侧重复练习。

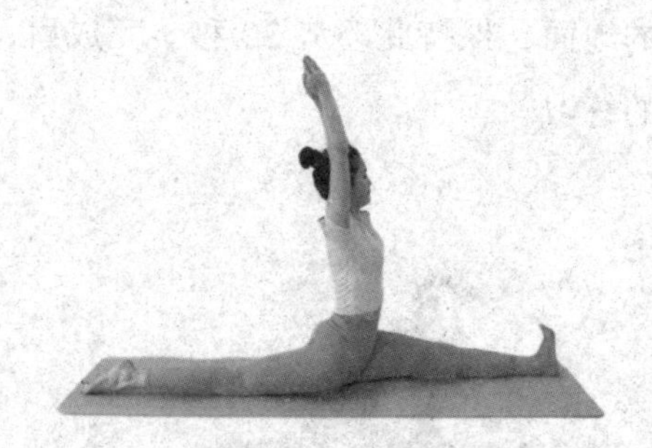

图 5-70　神猴哈努曼式

该体式有助于伸展双腿肌肉，缓解坐骨神经痛和其他腿部问题。同时，它能增进小腿和髋部的血液循环，对孕妇来说，定期练习此体式有助于顺利分娩。

在练习神猴哈努曼式时，初学者不要急于求成，按照自身的柔韧度和舒适度进行，避免过度用力而导致肌肉拉伤。呼吸要保持均匀，动作要缓慢而有控制，尽量保持身体的平衡和稳定。

（三）加强侧伸展式

练习者保持自然站立姿势，左脚向前跨出，脚尖直指前方，右脚保持原位不动。双手在背后合十，掌心相对。在吸气的同时，上身缓缓向前屈，努力使脸部靠近左腿前侧（见图 5-71）。保持该姿势，并进行五次深呼吸。随着一次深吸气，上身逐渐回到直立位置，然后在呼气时轻轻后仰，头部放松，颈部和喉部得到充分伸展，维持该姿势并完成五次深呼吸。完成后，换另一侧重复相同的练习。

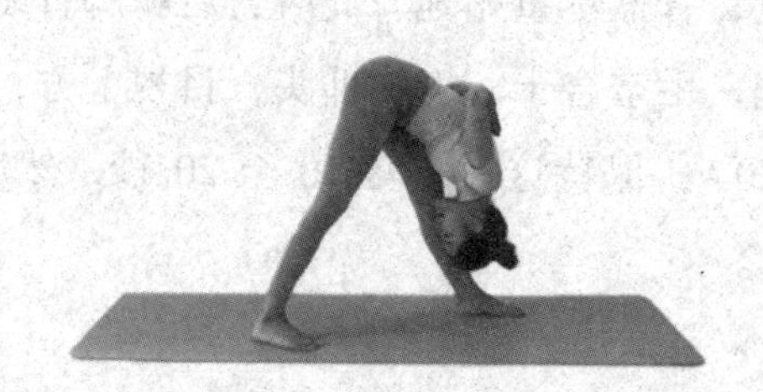

图 5-71　加强侧伸展式

此体式在提高身体免疫力方面尤为有效，因为它能刺激胸腺激素的分泌。同时，它有助于扩展胸腔，改善体态，特别是对于纠正驼背和斜肩有明显效果。此外，它还能伸展侧腰，增强骨盆区域的稳定性。

练习者在练习该体式时，双手要紧紧地合在一起，以最大限度地扩张胸部，促进胸腺激素的分泌，增强免疫力。初学者应根据自身的感受进行练习，没有必要过分强调头部接触膝盖的动作，关键是要感受到双腿后侧肌肉的拉伸。

二、前屈类

（一）前弯开展变式

双腿分开，坐立。进行呼气，同时将上半身朝向一侧腿压下，另一侧臀部仍紧贴地面。保持身体平直并在这一位置保持 10 至 30 秒，同时进行深呼吸。随后，回到初始位置并在另一侧重复相同的动作（见图 5-72）。在另一个动作变式中，从起始位置开始，上半身向一侧转动，一边呼气一边朝着右腿下压。两手抓住右脚，确保右手肘靠在相应膝盖内侧的地板上。面部朝上，保持这一姿势 10 至 30 秒，然后换另一侧练习（见图 5-73）。此外，练习者还可以从双腿分开的坐立姿势开始，身体向前弯曲，双手分别抓住两脚的脚趾。慢慢深呼吸，尽量让额头接触地面（见图 5-74）。对于更有挑战性的变体，练习者可以让双腿分开坐立，膝盖稍微抬起，双臂穿过两膝下方，手贴地，掌心向下，手指朝后。慢慢伸直膝盖，尝试让胸部接触地面（见图 5-75）。

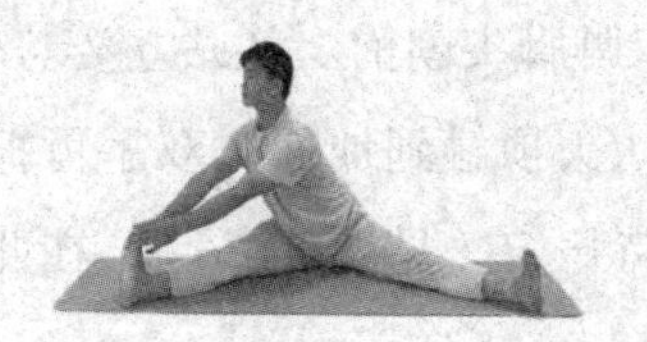
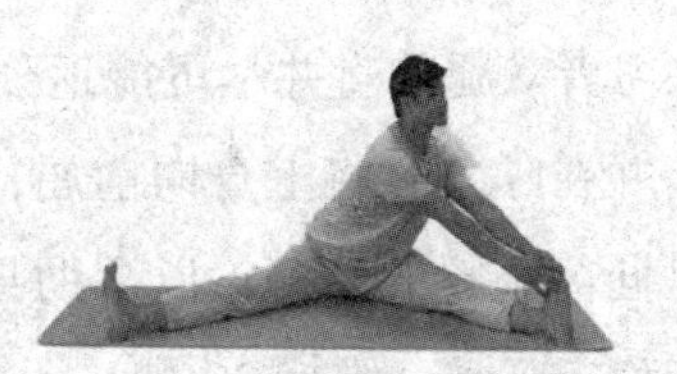

图 5-72　前弯开展变式一

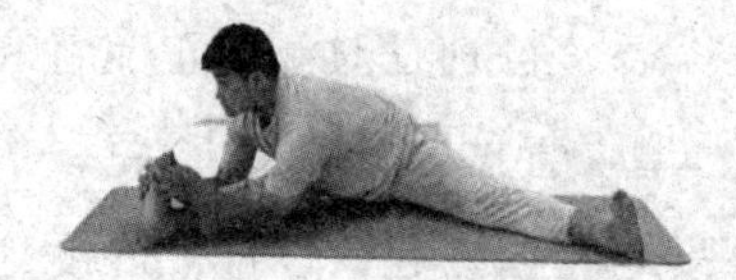
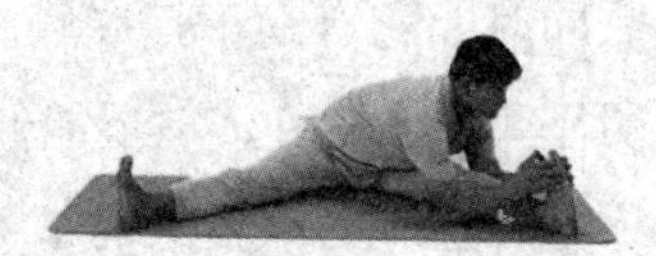

图 5-73　前弯开展变式二

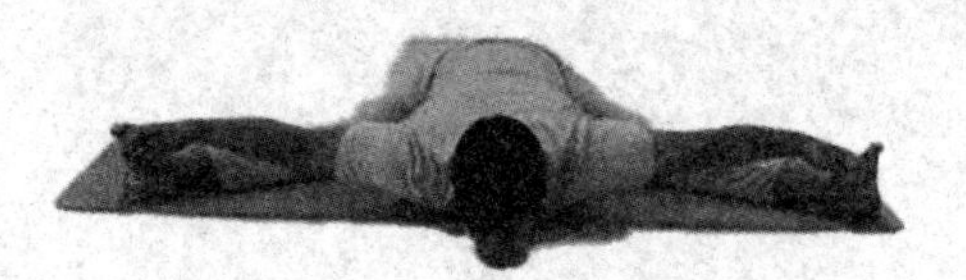

图 5-74　前弯开展变式二

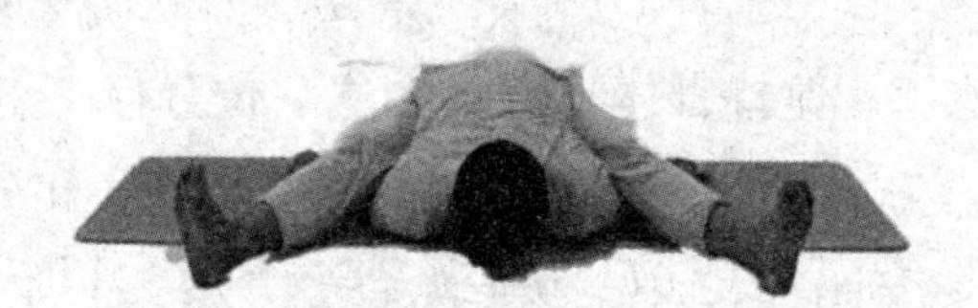

图 5-75　前弯开展变式三

该体式可以有效消除腰部赘肉，美化腰线。它通过挤压腹部器官，促进血液循环，有效消除腰背部的疲劳感。如果身体条件允许，可以尝试让下颌和整个胸部也接触地面。但不要勉强自己，避免因过度伸展而导致身体受伤。

（二）头触地式

练习者双腿伸直并尽可能地分开，双脚脚尖朝前。从站立姿势开始，吸气，并在呼气时将上身向前屈，尽量让头顶触到地面。双手可抓住脚背或是同侧小腿的后侧，以帮助身体保持稳定（见图 5-76）。在此姿势中保持稳定呼吸，维持 30 秒。

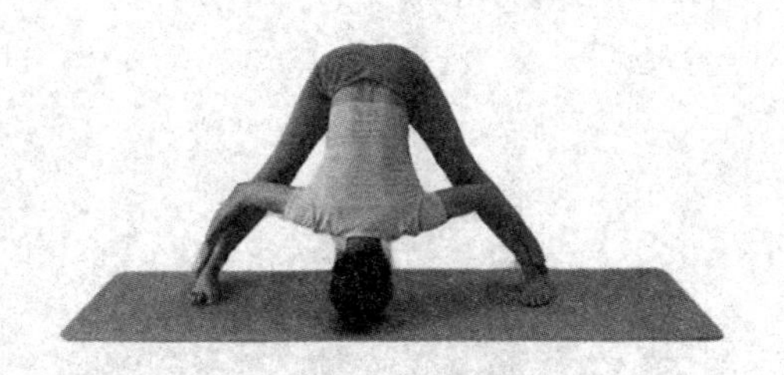

图 5-76 头触地式

该体式能促进头部的血液循环，改善头痛和健忘症状，还能改善头皮的血液循环，为头发提供更多的养分。

高血压患者或有眩晕症的人应避免练习此体式，因为头部低于心脏的位置可能会增加头部血压。此外，生理期的女性也应避免练习此动作，因为它可能会对身体造成额外的压力。

三、后展类

（一）桥式变式一

练习者仰卧，双手自然放于体侧，掌心向上，膝盖弯曲，脚跟尽量靠近臀部。在吸气时，收紧腹部和臀部肌肉，缓缓将臀部和背部抬离地面，形成桥式的基础。随后，在呼气时，抬起臀部和腰部，慢慢向上伸直左腿，并保持自然呼吸数秒，感受腿部、腹部和臀部肌肉的变化（见图 5-77）。接着，在呼气时，缓缓将背部和臀部放回地面，全身放松，自然呼吸两次。呼气，两手心放于体侧，向上伸直右腿，自然呼吸数秒。呼气还原放松全身，自然呼吸。

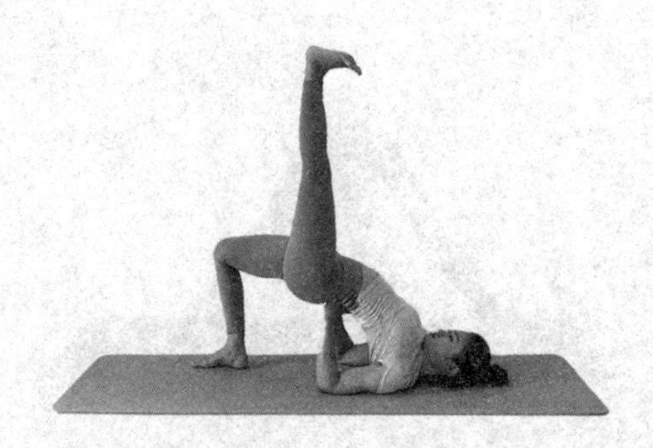

图 5-77 桥式变式一

该体式能有效地收紧臀部和腹部肌肉，帮助练习者塑造臀部线条，同时能加强背部和腿部的力量。此外，这个体式还能促进腰部和背部的血液循环，有助于缓解背痛。

在练习桥式变式一时，练习者应注意呼吸与动作之间的协调。保持呼吸的平稳，避免在体式中憋气或呼吸紧张。此外，动作要缓慢而有控制，尤其是在伸直腿部和还原时，避免快速或剧烈的动作，以免造成肌肉拉伤或其他伤害。

（二）桥式变式二

练习者仰卧，双腿伸直并拢，用双腿带动腰背部向上抬起，直至与地面垂直，弯左膝并把脚放在右大腿上（见图 5-78）。如果需要，可以用手来扳脚，将左脚压得越低越好。之后，双手撑住腰部，弯右膝，慢慢将右脚放到地上，腰背部尽量抬高，保持不动。吸气，恢复到第一个动作，慢慢把左腿伸直，换右腿进行相同动作。之后，延续桥式基本式的动作，将两腿紧紧并拢。待身体稳定后，将膝盖慢慢伸直，脚尖着地，注意此时臀部仍要抬高。

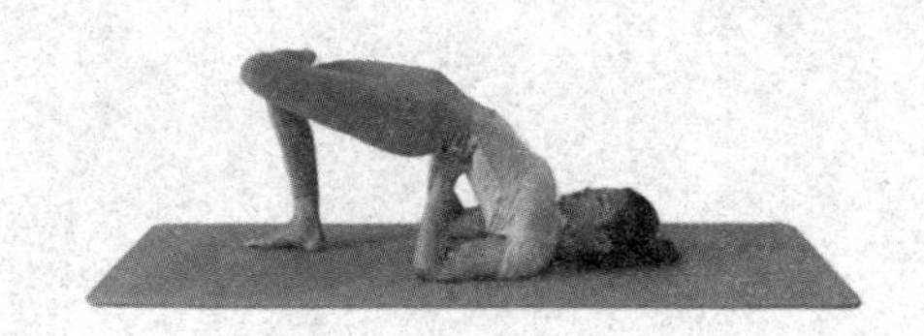

图 5-78 桥式变式二

该体式能有效增加体力、提升身体的柔软度，并增强专注力。此体式对于加强下背部和臀部的肌肉力量，提高脊椎的灵活性以及提升整体身体平衡都有积极的作用。

在练习桥式变式二时，臀部与手腕需要有足够的力量来撑起整个身体，在没有达到足够的力量之前，不建议尝试此变式。另外，动作的进行应该缓慢而有控制，避免快速或剧烈的动作增加受伤的风险。

（三）榻式

练习者坐在瑜伽垫上，双腿向前伸直。然后屈左膝，将左脚拉到左侧臀部外侧。接着，屈右膝，将右脚也拉向右侧臀部外侧，使臀部安稳地坐在两脚之间的地板上。接下来，深吸一口气，然后呼气的同时，缓缓将躯干向后仰，并用双肘撑在地上，以支撑上半身。继续向后仰，直到头部躺在地上，此时，双臂向头上方伸直，然后弯曲手肘，双手抓住对侧的手肘（见图 5-79）。在这个姿势中保持背部的抬高，平静地呼吸，保持约 1 分钟。之后，吸气时，缓缓放下腰背部，放松双手，伸直双腿，平躺放松。

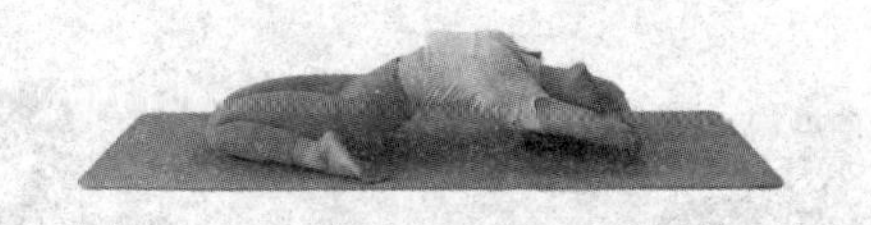

图 5-79　榻式

该体式有助于调整甲状腺或副甲状腺功能，伸展颈部肌肉，增强两腿和两踝的肌肉，按摩腹部器官，滋养肺部。需要注意的是，练习者应避免在饭后立即练习此体式，以免对消化系统造成不适。如果曾经在腹部进行过手术，应谨慎练习此体式，或在专业教练的指导下进行。

四、倒置类

（一）犁式变式

练习者先进行犁式基本动作，双膝弯曲靠近右肩，保持这个姿势 10 秒至 1 分钟，根据自身的舒适程度逐渐增加时间。然后将两腿伸直，改为另一侧重复练习，最终回到中央位置。接着，膝盖继续弯曲，分别紧靠耳朵两侧，用手臂环绕住膝盖，保持 10 秒以上，并逐步增加到 1 分钟。接下来，将双臂伸直向身体后方放置，掌心紧贴地面。保持这个动作，将腿伸直，尽量往左右两侧拉开，同时手仍然放在地上不动，保持 10 至 30 秒，腿部伸直，臀部尽量向头顶方向伸展。随后，保持“两脚分开”的姿势，脚尖继续着地，抬起肘部在胸前合十，先保持 10 秒钟，再逐渐增加至 1 分钟。之后，膝盖弯曲并与头顶相触，双脚放在头顶前方，双手在背后伸直，十指交叉，掌心朝向背部（见图 5–80）。

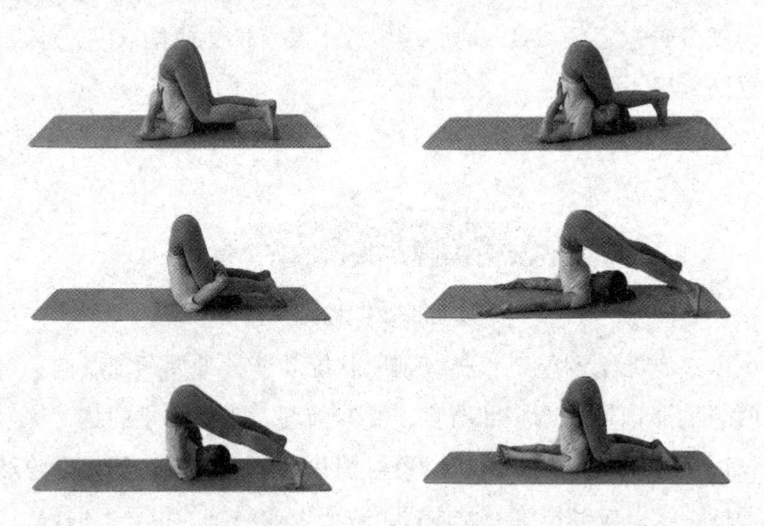

图 5–80　犁式变式

该体式有助于加强身体的柔韧性，使背部、肩膀及手臂的肌肉得到充分的伸展和强化，改善身体姿态和增强肌肉力量。如果还没有掌握犁式的基本动作，不建议尝试这些变式动作，因为这可能会导致身体受伤。女性在生理期间应避免做此式，因为此时女性的身体比较脆弱，部分动作可能会对身体产生不良影响。此外，对于患有坐骨神经痛、腹泻、消化性溃疡、哮喘等疾病的人来说，犁式变式可能会加重这些症状，因此建议在专业人士的指导下或经医生建议后再进行此类练习。

（二）头倒立式

练习者的臀部坐在脚跟上，上身前倾，用手臂互相环抱来确定手肘在地面上的位置。接下来，把双手放在地面上并握在一起，形成一个三角形的基座来支撑头部。然后，臀部上抬，整个身体前倾，保持大腿与地面垂直，确保头部顶住掌心。头部和手臂固定不动，逐渐抬起膝盖伸直脚跟，抬高臀部，整个身体呈倒 V 字形。此时，双腿会慢慢抬起，保持稳定后，逐渐伸直双腿，直至头部、背部和大腿呈一条直线，两脚伸向天花板（见图 5-81）。保持此姿势 30 秒，随着实践增加，可以逐步延长时间。

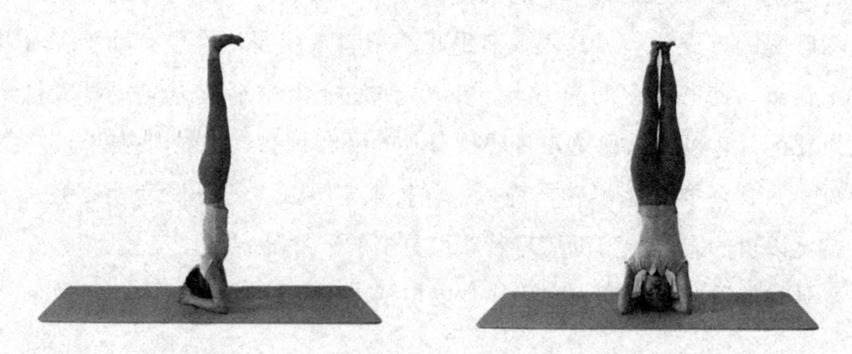

图 5-81　头倒立式

该体式能够促使血液回流至心脏，从而降低心脏的工作负担，有助于增加脑部的血液供应，让脑细胞更加活跃，有助于提高记忆力。此外，这个动作还能提高身体的平衡力，并且有效缓解紧张和压力。然而，头倒立式也有一些需要注意的事项。这个体式不适合高血压患者、怀孕四个月以上的女性、有眩晕症、眼疾和颈部受伤的人。此外，女性在月经期间也应避免做这个动作。由于头倒立式对身体的要求比较高，因此在没有一定的瑜伽基础或在没有教练指导的情况下，初学者不应轻易尝试此体式。

五、入定类

在瑜伽运动中，入定是一种深度的内在聚焦与心灵沉浸，旨在排除外界的纷扰和内心的杂念，达到精神与身体的完全融合与和谐。这个过程中，练习者通过深度的专注，达到对身心状态的深刻觉察和控制，从而激发内在的能量和潜力，提升自我认识的层次。入定是一个静心的过程，要求练习者在一个幽静的环境中，摒弃外界的干扰，专注于内心世界的体验。这需要选定一个适合个人练习的静谧空间，让练习者能够不受外界干扰。同时，练习者需要选择一个大脑较为放松的时间进行入定，这样可以确保练习者在入定练习时不会被其他琐事或心事困扰，从而更好地入定。为了帮助大脑更快入定，练习者应每天在相同的时间和地点进行入定练习。这有利于提高入定的效率和质量。入定练习的开始通常以深呼吸的方式进行，这不仅有助于练习者放松身体，也有助于练习者调节情绪，使心绪逐渐静下来。在入定的过程中，保持均匀的呼吸是至关重要的，它可以帮助练习者维持身心的平和状态，增强内在的专注力。此外，入定还要求练习者在练习中保持入定方式，不随意变换姿势。这种持之以恒的态度能帮助练习者获得更多的平静与智慧。

具体来看，一般的入定姿势主要包括以下几种。

（一）造诣式

练习者坐在平坦的地面上，双腿向前伸展，然后缓缓地曲叠左腿，将左脚底平贴于右大腿上，同时确保左脚跟紧贴会阴部。接着，曲叠右腿，轻轻地将右脚放置在左小腿和左大腿之间，使左脚脚趾插入右腿大小腿之间的空隙。在这一过程中，脊柱应保持挺直，重心平稳地分布在腿部和臀部之间（见图 5-82）。在姿势稳定后，双眼可以平视前方或轻轻闭上，保持呼吸的均匀和深长。在这个姿势中，双腿和双膝应紧贴地面，保持稳定，使脊柱像一棵树一样稳固而挺直地“种”在地面上。在整个练习过程中，练习者的身体应保持放松，感受身体各部分与地面的连接。

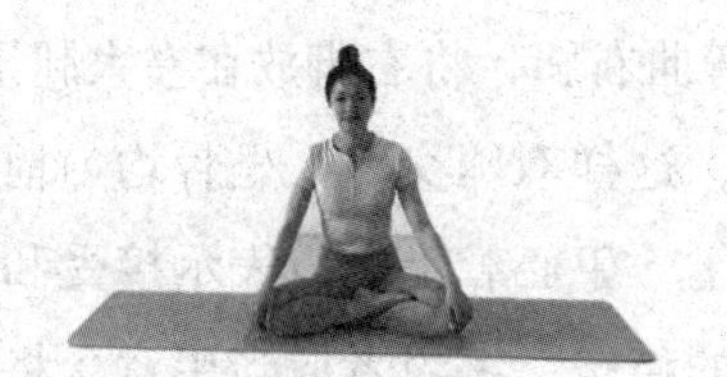
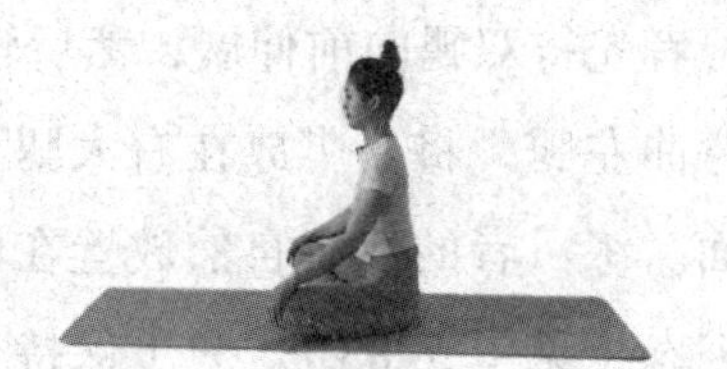

图 5-82　造诣式

对于身体柔韧性相对较差的练习者，可以逐渐增加练习的时间，从短时间的保持开始，慢慢地延长时间，直至身体能自然而舒适地维持这一姿势。为了保持造诣式的稳定性和舒适度，练习者可以在臀部下方垫上一块垫子或折叠的毯子，这样可以稍微提高臀部，减轻腿部和背部的压力，使身体更易于保持这一姿势。

对于存在坐骨神经痛或骶部感染的女性，造诣式可能不是一个适宜的选择。这些状况可能会因为姿势的特定要求而加重不适，因此在开始练习前，应咨询专业医生或瑜伽教练，确保姿势的适宜性，并在必要时寻找替代的练习方式。

造诣式能够有效地帮助练习者排除外界干扰，深入内心世界，达到精神集中和内在平静的状态。在这一姿势中，练习者能够保持脊柱的稳定性，有助于能量在体内自由流动，从而促进内在能量中心的觉醒和平衡。此外，造诣式对性功能具有积极的调节作用。它可以增强练习者对性能量的控制力，通过调息和精神集中的练习，帮助练习者在精神和生理层面上实现更高水平的和谐与统一。这种对性能量的深度理解和控制能力，不仅提升了生活质量，也提高了个人的自我认知。此外，造诣式对整个神经系统都有显著的镇静和滋养作用。这一姿势有助于平衡神经系统的活动，缓解由压力和焦虑引起的紧张状态，为练习者带来深层次的放松和精神安宁。

（二）简易式

在进行简易式的练习时，练习者要找到一个安静舒适的地方坐下。练习者先将双腿向前伸展，然后轻轻弯曲右腿，将右脚放在左大腿下方，再弯曲左腿，将左脚放在右大腿下方，这样双腿交叠，坐骨均匀地接触地面。练习者的双手自然放置在两膝上，手心朝上，以表示接受和开放的姿态（见图 5-83）。为了保持脊柱的稳定，练习者应当用意念将头顶向上引领，仿佛有一根不可见的线拉着头顶向天空延伸，这有助于整个脊椎形成一条直线，从而保持良好的姿态。

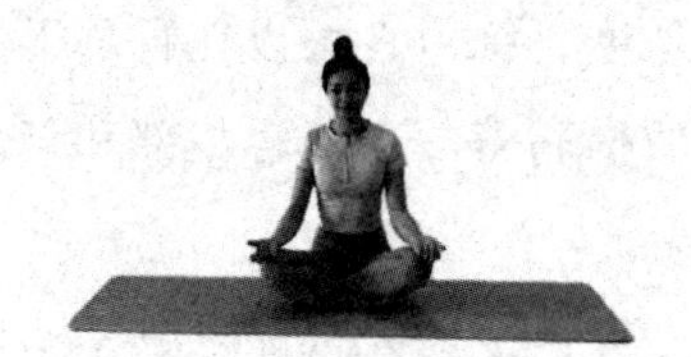
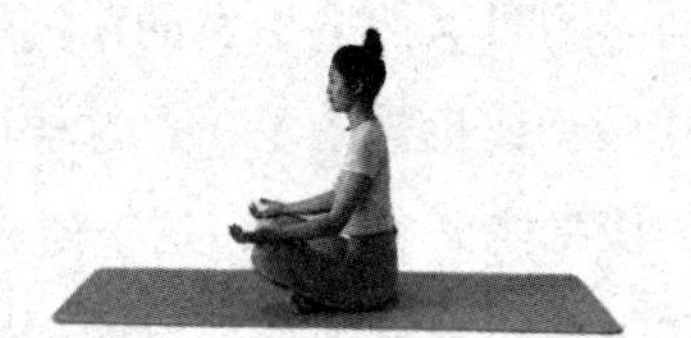

图 5-83　简易式

在简易式的练习中，保持上身挺直是极为重要的。练习者应当感受到身体的中轴线的稳定和无限的延伸，保持这种状态有助于提升练习者的身体意识，使呼吸更加深长而有力。同时，这种稳定而又轻盈的坐姿能让练习者更容易进入冥想状态，达到身心的深度放松。简易式的练习不仅适合初学者，也适合长时间坐姿工作的人群。

如果在练习过程中感到腿部麻木或疼痛，这可能是由于血液循环受到限制或肌肉、关节过度拉伸。此时，练习者应该及时调整姿势或伸直双腿，给予身体适当的休息和恢复时间。保持身体的舒适和放松是完成这个练习的前提，切忌忽视身体的警示信号，强行维持姿势。

定期练习简易式可以有效加强髋关节、膝关节和踝关节的韧带和关节的力量，使这些部位更加稳固，减少运动损伤的风险。此外，简易式通过促进身体的放松和稳定，对神经系统有着补养和强化的作用，有助于练习者减轻日常生活中的压力和焦虑，改善睡眠质量。对于患有风湿病和关节炎的人来说，简易式的练习可以缓解症状，改善关节的活动范围和灵活性。然而，值得注意的是，每个人的体质和条件不同，练习时应根据自己的实际情况适度调整，必要时可咨询专业瑜伽教练或医疗专家。

（三）霹雳式

练习霹雳式时，练习者先要跪坐在瑜伽垫上，确保双膝并拢，双脚后伸，两只大脚趾轻微交叉。这种双脚的摆放方式有助于为接下来的坐姿提供稳定的支撑。接下来，慢慢降低臀部，让其坐落在两脚跟分开后形成的空间内，此时两脚跟应位于臀部两侧。坐姿稳定后，将双手轻放在两膝上，掌心向下，肩膀放松，整个上身保持挺直，脊椎如同一条直线（见图 5-84）。

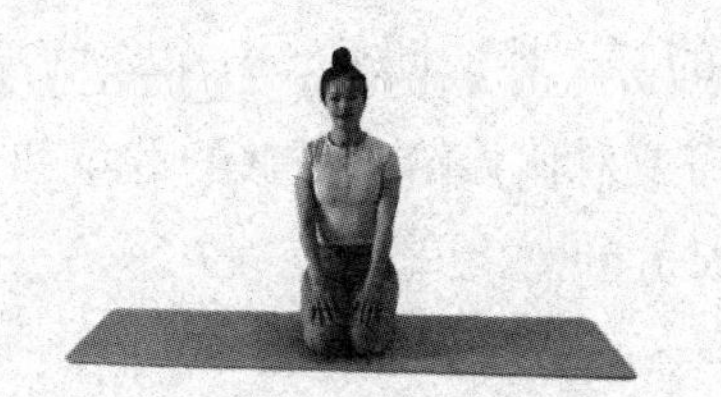

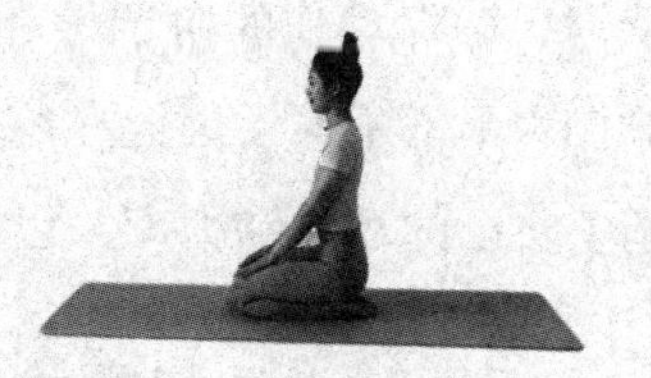

图 5-84　霹雳式

在动作要领上，霹雳式强调上身的直立和延伸。练习者在保持这一姿势时，应感受脊柱从尾骨到颈椎的逐渐延展，同时注意腰腹部的稳定。通过有意识地前送腰腹，增强腹部肌肉的活动，保持姿势的稳定性和舒适感。尽管霹雳式看似简单，但保持正确的姿势需要一定的肌肉力量和身体协调性，特别是在维持姿势时，上身的稳定和直立尤为关键。

对于患有坐骨神经痛、骶部感染或其他类似疾病的人，这种姿势可能难以执行，甚至可能加重症状。因此，如果练习者有以上健康问题，应避免做此动作或在专业瑜伽教练的指导下进行。

该体式对消化系统有显著的好处，练习者在饭后练习 5 至 10 分钟霹雳式，可以促进消化，增加肠道蠕动，从而有效地治疗胃溃疡、胃酸过多等胃部问题。同时，霹雳式能对骨盆肌进行伸展，有助于预防疝气的发生，并对女性分娩有所益处。

第六节　瑜伽双人体式

双人瑜伽是一种两人一起练习的瑜伽形式。在双人瑜伽中，两个人通过相互协助，共同完成一系列瑜伽体式。双人瑜伽的练习方式，对于提升瑜伽技巧有很大帮助。有了伙伴的帮助，练习者可以尝试一些独自练习时难以完成的体式，或是更深入地感受某个体式的效果。伙伴的支持和反馈也能帮助练习者更好地了解自己的身体，从而进行更有效的练习。此外，双人瑜伽也需要练习者有较高的沟通能力和自我意识。在练习时，不仅要专注于自己的感受，还需要时刻留意伙伴的状态，保持沟通和反馈，确保动作的协调性和练习的安全性。此外，每个人的身体条件和瑜伽水平都不同，因此在练习时需要对伙伴给予足够的尊重和理解，不断调整自己的动作和力度，以适应对方的需求。

一、双人半脊柱扭转式

在执行这一体式时，一位练习者的右腿伸直，左腿弯曲，而另一位练习者则相反，通过右手相握来建立稳定性和连接性。吸气，双方的左手环绕至体后，通过双手交叉相握，彼此共同感受脊柱的延伸，同时通过目光交流建立情感的连接。在呼气时，双方缓缓地将身体向左后方转动，这个动作不仅促进了脊柱的扭转，还有效地按摩了腰部和背部的肌肉，带来了深层次的放松感（见图 5-85）。在保持这个姿势呼吸几次后，缓缓还原，再交换方向进行练习。

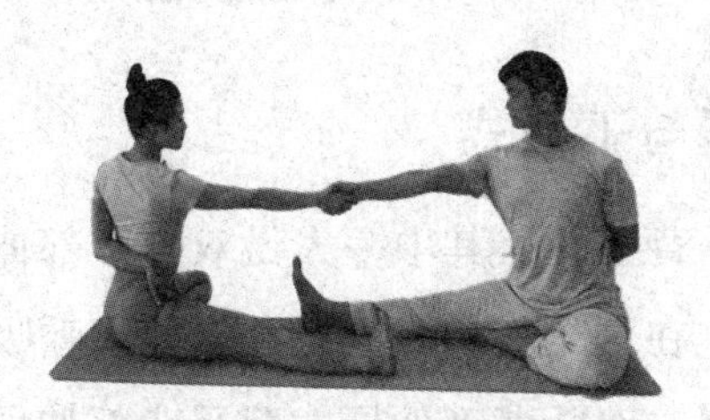

图 5-85　双人半脊柱扭转式

这一体式能够有效地伸展脊柱，使脊柱变得更加柔软灵活，同时强健了双腿和背部的肌肉，预防背痛和腰部风湿痛的现象发生。此外，通过彼此的拉力，双人半脊柱扭转式还为两位练习者提供了一种肩背的按摩，加强了肌肉的放松和血液循环。

二、双人半莲花坐背部伸展

两位练习者并排坐下，面向前方，通过弯曲外侧的腿并将脚掌紧贴大腿根部来做准备姿势。随后，吸气，脊柱向上延伸并向内侧扭转，手掌相对，感受脊柱的拉伸和扭转。再次吸气，后侧的手臂向后上方伸展，

眼睛注视着手指尖，这一动作有助于增加身体的平衡感，增强脊柱的扭转。随着呼气，上体前屈并抓住对方的手掌，双眼注视后上方，在保持这个姿势并进行 3 至 6 次呼吸后，慢慢拉起上体，还原至初步扭转的姿势（见图 5-86）。然后，呼气，身体转向正面，放松手臂，完成这一系列的动作。该体式通过背部的扭转和上体的前屈，可以使肾脏、脾脏得到温和的挤压与按摩，增强腰腹部肌肉的力量。

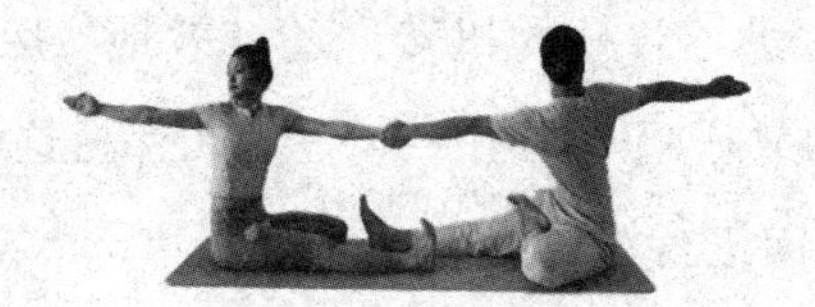

图 5-86 双人半莲花坐背部伸展

三、背部伸展与下犬式

两位练习者背靠背坐下，其中一人做双腿背部伸展式，一人完成下犬式（见图 5-87）。在这个姿势中保持 3 到 6 次呼吸，下犬式享受背部的伸展和胸部的开展，双腿背部伸展式感受背部伸展，随着吸气，两位练习慢慢还原至起始姿势，完成这一系列的动作。

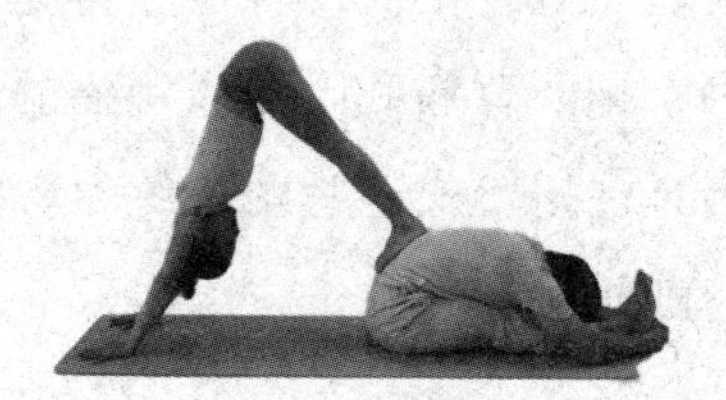

图 5-87 背部伸展与下犬式

该体位能够使内脏得到有效的伸展，促进消化系统的健康，同时扩展胸部，促进深长呼吸,。背部伸展则使背部区域得到扩展，放松肩关节，并通过新鲜血液的滋养让脊柱神经得到活力。

四、蛇式与幻椅式组合

一位练习者俯卧在垫子上，而另一位练习者站立在其后方，两腿分开站稳。站立的练习者呼气时膝盖弯曲，身体前倾，双手握住俯卧练习者的双手。随着吸气，站立的练习者利用上体直立的力量牵拉俯卧练习者的手臂，使其上半身抬起形成蛇式，同时自身下蹲成幻椅式（见图 5-88）。保持此姿势并进行 3 至 6 次呼吸，感受双臂和腰背的牵拉和伸展。

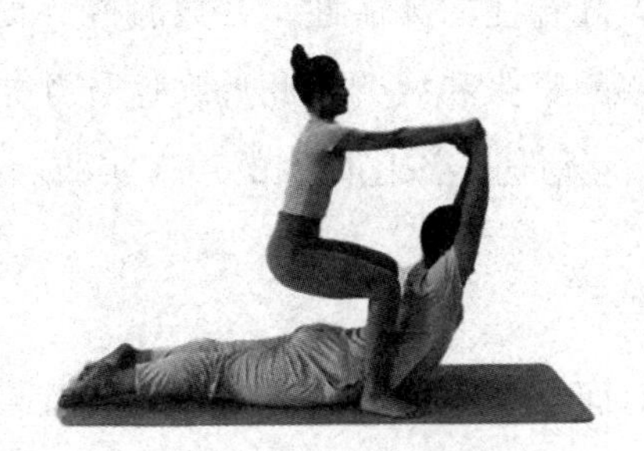

图 5-88　蛇式与幻椅式组合

该体式可以有效地锻炼腰背肌，促进血液循环，滋养脊柱，为身体带来放松和舒缓的效果。幻椅式则可以刺激肾上腺素的分泌，促进内分泌系统的平衡，同时加强下肢的力量。对于女性练习者而言，这一体式还可以调理内分泌系统，并能解除便秘的困扰。

五、双人骆驼式

两位练习者面对面跪坐在垫子上，双膝打开与髋同宽。一位练习者（辅助者）用双手搂住对方的腰部，将对方的髋部与自己的髋部抵紧，以帮助对方保持身体稳定。做骆驼式的练习者吸气，脊柱向上延伸，胸部打开。呼气时，上体缓缓后仰，尝试双手摸到脚跟（见图 5-89）。保持这个姿势并进行 3 至 6 次呼吸。随着下一次的吸气，骆驼式练习者逐渐将上体拉起回到初始位置。完成后，可以做婴儿式休息，辅助者可以轻柔地按摩骆驼式练习者的背部。双方交换角色，重复练习。

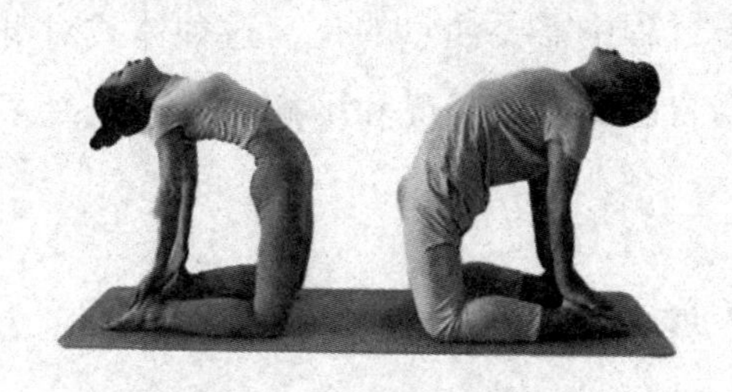

图 5-89　双人骆驼式

这一体式可以提升脊柱的灵活性，开放胸腔，促进呼吸的深度和宽度，还可以缓解背部的紧张和疲劳。此外，这种互相辅助的体式还可以增进练习者之间的相互信任，深化他们的瑜伽实践。

六、双人舞王式

两位练习者面对面站立，保持适当的距离。各自伸出靠近对方的手臂，双手搭在一起，作为支撑和平衡的点。吸气，每人用另一只手抓住自己的身体外侧的脚踝。再次吸气，同时将腿向后方伸展，并向上提拉，保持身体的稳定，找到一个合适的平衡点（见图 5-90）。保持该姿势并进行 3 至 6 次均匀呼吸。呼气时，缓缓地将腿落下，手也随之放松，慢慢回到站立姿势。交换方向，另一侧重复相同的练习。

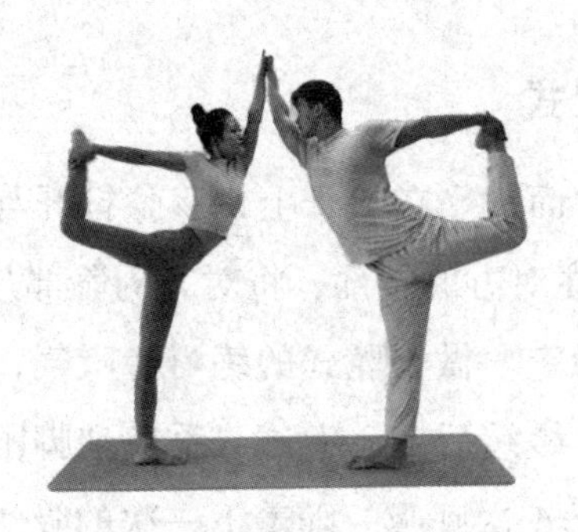

图 5-90　双人舞王式

这一体式能够让肩胛骨得到充分的活动，促使胸部完全扩张。此外，它可以有效地伸展肩膀、胸部、大腿、腹股沟和腹部，同时强化腿部和脚踝力量。在练习过程中需要注意的是，这种体式对身体的控制要求较高，练习者应根据自己的身体状况和平衡能力进行练习，避免过度用力导致损伤。

七、双人 V 形式

两位练习者面对面坐下，膝盖弯曲，脚掌贴地。收紧腹部，保持后背挺直，双手相握。吸气，一侧腿的脚心对脚心，脚背保持绷直，慢慢伸直膝盖。再次吸气，缓缓地伸直另一侧的腿，保持均匀的呼吸，维持此姿势并进行 3 至 6 次呼吸（见图 5-91）。呼气时，缓缓降低一侧腿，使其回到起始姿势。重复以上动作两次，保持彼此间的配合。

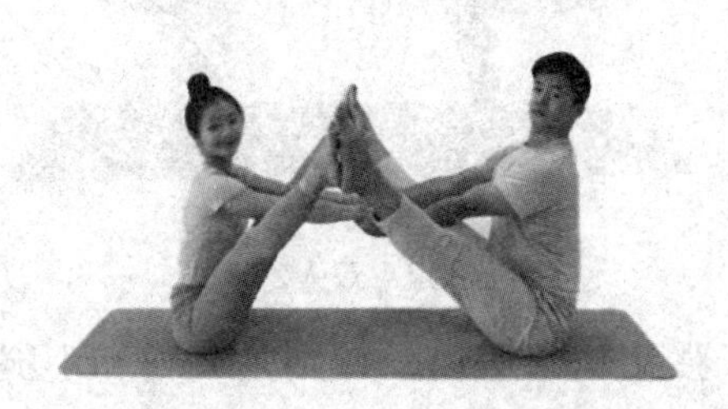

图 5-91　双人 V 形式

这一体式能够强化腹部肌肉，有助于紧实腹部；消除腹部脂肪，保持腹部平坦；提高肠道蠕动，改善消化功能。在练习过程中，练习者应注意保持腹部收紧，后背挺直，以维持良好的体态。初学者可以稍微弯曲膝盖，避免肌肉拉伤。

八、双人幻椅式

两位练习者背靠背站立，保持双腿打开与肩同宽，脚尖指向前方。吸气，伸展双臂，手臂交叉，双手握拳，同时脊柱向上延伸，保持背部挺直。呼气，同时从臀部开始慢慢下蹲，保持背部伸直，直到大腿尽可能与地面平行，小腿与地面保持垂直（见图 5-92）。这个位置类似于坐在一把无形的椅子上。维持这个姿势，深呼吸 3 至 6 次，感受双腿和核心肌群的稳定和力量。吸气，缓慢站起，回到起始站立姿势。

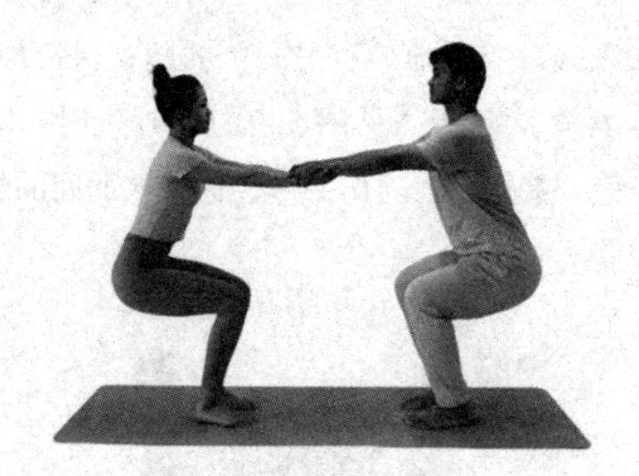

图 5-92　双人幻椅式

该体位有助于强化腿部肌肉，特别是大腿和小腿，使双腿更强健；提高身体柔韧性，有助于矫正不良姿势；扩展胸部，增进心肺功能；增强双踝的稳定性，提升整体协调性；强壮腹部器官，有助于改善消化系统的功能。

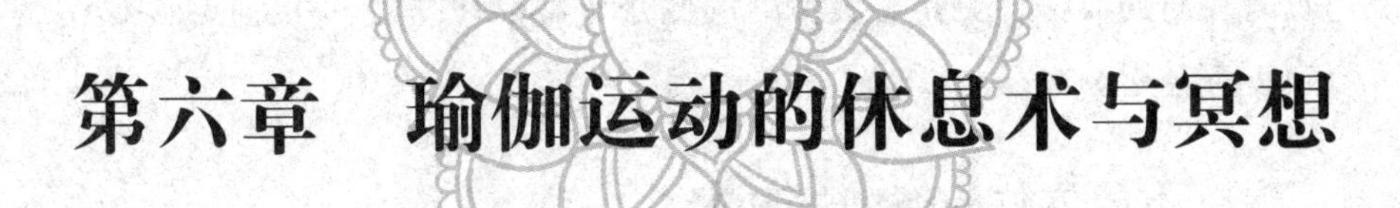

第六章　瑜伽运动的休息术与冥想

第一节　瑜伽休息术

一、瑜伽休息术的目的与作用

瑜伽休息术通常用于两个体位法之间或体位法练习后的最后放松姿势。在体位法之间的休息，可以使身体保存能量，使肌肉和神经系统得到充分的休息，从而为下一个体位法的练习做好准备。而在练习结束时的放松，则是将身体的练习从物理层面带回到精神层面，让身心恢复到一个平静、放松的状态。在瑜伽休息术中，身心的放松是相辅相成的。身心放松先从心开始，通过放松心绪，释放紧张情绪，让内心平静下来。随着心灵的平静，身体也开始逐渐放松，从外到内，从表层肌肉到深层组织，直至最深层的神经系统。当身心达到深度放松的状态时，瑜伽休息术的真正目的也就实现了，即实现内在的和谐与平衡。

这种深度放松的过程，对于缓解紧张情绪、提高专注力等方面都有显著效果。特别是在当今社会，人们经常面临各种压力和挑战，瑜伽休息术成为一种有效的途径，帮助人们从日常的烦扰中抽身，转而专注当下身体的感受，从而达到心灵的净化。此外，瑜伽休息术还具有消除运动产生的紧张感的作用。体位法练习后，适当的休息术可以帮助身体释放紧张，消除肌肉的疲劳，加速恢复过程。而这种放松是全面的，不仅是肌肉层面的放松，更是心灵深处的放松，可以让练习者在完成练习后，感到一身轻松。

二、不同体位的瑜伽休息术

在瑜伽练习中，不同体位法有着多种不同的休息术，能为练习者提供多样的放松选择。这些姿势常见于体位法练习的最后阶段，或用作不同体位法间的过渡放松。

练习环境应避免直接通风，以防止身体受凉。室内光线应柔和，避免强烈的直射光线。此外，要维持一个相对安静的练习环境，尽量避免噪声的干扰，以利于身心完全放松，达到最佳的瑜伽练习效果。

（一）卧姿

1. 仰卧

仰卧休息术是能使练习者精神和身体完全放松的有效姿势。仰卧休息术可以放松肌肉、神经、骨骼以及身体的每个细胞，舒缓紧张情绪和压力，将积极的精神与意识辐射全身（表 6-1）。

表6-1 仰卧休息术

姿势名称	练习步骤	好处和注意事项
平躺式	1. 轻轻仰卧在地上，双脚自然分开，脚尖外翻 2. 双臂放松在身体两侧，掌心朝上 3. 轻轻拉长颈部，双肩放松下垂 4. 尾骨微微翘起，确保腰部完全接触地面 5. 闭眼，感受身体的放松，通过自然呼吸调整节奏 6. 保持 5 至 10 分钟，结束时深呼吸，缓缓睁开眼睛	放松全身，增强专注力和意识。有助于消除关节和肌肉的紧张，降低心率，改善睡眠质量。结束时，要非常缓慢、温和地退出姿势

续　表

姿势名称	练习步骤	好处和注意事项
排气式	1. 仰卧，两腿伸直，双臂自然放置于身体两侧 2. 呼气时，双膝屈曲至胸前，双手环抱腿外胫骨 3. 吸气时，膝盖远离身体，手臂跟随移动 4. 再次呼气，将膝盖引回至腹部上方 5. 深呼吸 10 次，重复 3 至 8 次	锻炼髋关节和尾椎骨，放松脊柱和大腿肌肉。刺激大肠与直肠的蠕动，改善便秘，促进消化系统健康。注意保持全身放松，呼吸自然均匀

（1）平躺式。开始时轻轻仰卧在地上，双脚自然分开至肩宽，让脚尖自然外翻。双臂与身体成 45° 角放于身体两侧，掌心向上。确保身体的两侧都充分放松，轻轻拉长颈部，使下颌轻轻向胸口方向收。双肩轻松下垂，背部的每一块骨头都平躺在地面上。在这个过程中，尾骨微微翘起，帮助腰部完全接触地面，从而使臀部稍微远离尾椎骨。闭上眼睛，释放双臂、手部、肩膀、颈部、大腿、小腿、臀部、背部、腹部和头部的紧张。面部肌肉、颚部和眼皮也要完全放松。通过自然、平静和柔和的呼吸，感受身体的变化。保持这一姿势 5 至 10 分钟，感受全身的松弛和舒适。练习结束时，深深呼吸并缓缓睁开眼睛，然后屈膝并慢慢向一侧翻滚，等待片刻，最后借助双手慢慢坐起。

在练习平躺式时，练习者应确保全身得到充分放松，身体的重量均匀地分布在地面上。练习者应闭上眼睛，让整个身体松弛下来，将注意力集中于呼吸或眉心之间。在练习中，练习者有可能感到困倦，但应努力保持清醒，体会这个姿势带给身心的积极影响。如果练习者感到背部不适，可以把双腿抬高放在椅子上采取半仰卧位，减轻背部压力。结束时，练习者要非常缓慢、温和地从平躺式中退出，先侧卧休息片刻再慢慢坐起。为了更好地支撑头部，初学者可以在头下垫一条厚毛巾。若有感冒或其他呼吸道疾病，可适当增加毛巾的数量，抬高头部和胸部，以便呼吸更畅通。

平躺式是简单的基础姿势，能有效地让整个身体松弛，帮助呼吸变得更加深长而稳定，降低心率，增加全身的氧气供应。它有助于练习者消除关节和肌肉的紧张感，缓解由紧张和压力引起的头痛，同时对治疗由压力导致的消化不良有积极作用。此外，它能调节血压，促进呼吸系统健康，让呼吸过程更加畅通无阻。通过改善睡眠质量，这一姿势还能为练习者带来自信，这对练习者维持身心健康至关重要。

（2）排气式。练习者仰卧，全身放松，两腿伸直，脚背绷紧，双臂自然放置于身体两侧。在呼气的同时，温和地将双膝屈曲至胸前，用双手轻柔地环抱两腿外胫骨。在吸气时，练习者缓缓地让膝盖远离身体，手臂相应地跟随移动，给腹部和脊柱带来适度的拉伸。再次呼气，练习者慢慢将膝盖放回至腹部上方，轻柔地向腹部施压，排除体内的废气。保持此姿势并深呼吸 10 次，为了达到更好的效果，这个过程可以重复 3 至 8 次。

双手抱膝时，练习者要在抱膝的同时呼气并挤压腹部，确保肚子里的空气已经排空，同时要保持全身的放松状态，注意力集中于腹部，让呼吸保持自然和均匀。该动作能够锻炼髋关节和尾椎骨，放松脊柱和大腿肌肉，消除下背部的压力，同时刺激大肠与直肠蠕动，排出消化系统中的废气和废物，改善便秘问题，从而促进整个消化系统的健康。

2. 俯卧

俯卧休息术是一种以俯卧位为基础的放松技巧。这种姿势主要是为了在瑜伽练习中帮助练习者放松身体和心灵，通过减少肌肉紧张和压力来达到全身的休息和恢复。常见的俯卧休息术主要包括以下几种（表 6–2）。

表6–2　俯卧休息术

姿势名称	练习步骤	注意事项
俯卧式一	俯卧于瑜伽垫上，臀部下沉，脚背贴地，双臂轻轻伸展至头顶方向，前额轻柔接触地面。背部、双肩和双臂轻微伸展，尾骨微微翘起，帮助腰部完全接触地面	保持呼吸自然有规律，全身肌肉均匀放松。该姿势对颈项、背部不适或疾病有缓解作用，改善脊椎健康

续　表

姿势名称	练习步骤	注意事项
俯卧式二	俯卧于瑜伽垫上，双手置于头后十指交叉，脚背平贴地面。放松肩膀，轻轻伸展腰背部，闭上眼睛，使用放松方法缓缓放松全身	维持自然有节奏的呼吸，练习时间可根据个人情况调整。该姿势对哮喘病和肺部疾病有益，改善脊椎问题如椎间盘突出
鳄鱼式	双膝跪地，双脚后伸，大脚趾交叉。双膝并拢，两脚跟分开，臀部坐在两脚内侧，双手放在两膝上，掌心朝下	保持上身伸直，腰腹前送。该姿势有助于缓解身体紧张和疲劳，改善胸部呼吸能力，对脊椎问题有缓解效果。坐骨神经痛或骶部感染者应避免此动作
侧卧放松姿势	选择左侧卧或右侧卧，手臂可以放在头上或者放松地放在身体侧面，另一侧手臂自然下垂，手掌轻放在身体前面。靠近地面的腿微微弯曲，另一条腿屈膝，膝盖轻触地面	保持均匀呼吸，该姿势有助于改善睡眠质量、减轻背部和颈部压力。鱼戏式特别对消化系统和腰腿健康有益，缓解便秘和坐骨神经痛。通过放松腿部神经，减轻紧张和疲劳

（1）俯卧式一。练习者要先俯卧于瑜伽垫上，保持身体在一个水平线上。臀部下沉，脚背贴地，腿部与肩同宽。然后练习者将两臂轻轻地伸展至头顶方向，确保双臂与地面平行，前额轻柔地接触地面。这个过程中，背部、双肩和双臂轻微伸展，但不应感到紧张或压力。

在练习俯卧式一时，练习者要特别注意保持呼吸的自然和有规律，这有助于身体放松和心灵平静。练习者闭上双眼，通过缓慢而深长的呼吸，将身心状态调整至完全的放松。需要注意的是，虽然这个体式看似简单，但练习者仍需要专注于每次呼吸和身体的每个细微动作，确保全身肌肉均匀放松。

对于那些希望通过瑜伽治疗颈项、背部不适或疾病的人来说，俯卧式一可以有效地缓解颈项僵硬、椎间盘突出、佝偻病、驼背以及圆肩等问题。这个体式对于改善脊椎健康非常有益，可以帮助练习者恢复脊椎的生理曲度和弹性。

（2）俯卧式二。俯卧式二是一种简单且能为练习者带来放松感的瑜伽体式。练习者俯卧于瑜伽垫上，身体完全放松。将双手置于头后，并让十指交叉，脚背平贴地面，确保脚踝放松。随后，温柔地放松肩膀，同时轻轻伸展腰背部，确保双腿也完全放松。闭上眼睛，使用与仰卧放松式相同的放松方法，缓缓放松全身的每一个部位。

在练习俯卧式二时，练习者需要维持一种自然且有节奏的呼吸，这有助于身心的深层放松。尽管这个体位的练习时间可以根据个人情况进行调整，但通常建议练习时间越长越好。不过，在日常的体位练习中，维持几分钟或者根据自身的舒适程度维持几十秒都是足够的。

该体式能有效消除身体疲劳，尤其对于患有哮喘病和其他肺部疾病的人来说，它可以带来极大的益处，因为它能促进胸腔的放松，进而改善呼吸功能。此外，对于有脊椎问题，如椎间盘突出或其他脊椎疾病的人，这个体式也具有显著的治疗效果，因为它能帮助练习者放松脊椎周围的肌肉，减轻压力，从而缓解疼痛和不适。

（3）鳄鱼式。练习者俯卧在垫子上，脸朝下。两肩和头部轻轻抬起，用双手的掌心托住头部，保证双肘稳稳地着地，形成一个稳定的三角支撑。这个体式可以使脊柱得到休息和放松，而头部的轻度抬起有助于练习者开放胸腔，使呼吸更为自然和深长。在保持鳄鱼式时，练习者应注意尽量放松身体，允许自己处于一种舒适的状态中。对于有脊椎问题或手臂骨折的人来说，应避免这个体式，或在医生或瑜伽教练的指导下进行。

这个体式对于缓解身体的紧张和疲劳非常有效。它适合那些有肺部疾病的人，因为它有助于改善胸部的呼吸能力。此外，对于患有脊椎病的人，鳄鱼式可以帮助患者缓解脊椎压力，减轻痛感。

3. 侧卧

侧卧放松姿势是一种温和且舒适的瑜伽体式，练习者可以选择左侧卧或右侧卧。右侧卧被认为能够减轻心脏的压力，而左侧卧则被认为有助于血液向心脏的回流。侧卧的方向选择通常基于个人的舒适感和需求，如果一侧感觉不适，可以轻松地转换到另一侧。在进行侧卧式时，练习者要让身体尽可能地放松。身体侧面贴近地面的手臂可以放在头上或者放松地放在身体一侧，而另一侧的手臂则自然下垂，手掌轻放在身体前面。贴近地面的腿微微弯曲，而另一条腿则屈膝，膝盖轻触地面，并且将脚放置在另一个膝盖的内侧。在练习侧卧式时，保持呼吸的均匀是非常重要的。均匀呼吸可以帮助身体更好地放松。此外，侧卧式在改善睡眠质量、减轻背部和颈部的压力、缓解紧张情绪方面都有显著效果。不论是在瑜伽课程结束后，还是在日常生活中，练习者都可以尝试侧卧式。

鱼戏式是一种侧卧放松姿势，其通过身体的侧向屈曲和伸展，有助于缓解紧张和疲劳，并对消化系统和腰腿的健康有积极影响。在进行鱼戏式时，练习者应选择侧卧位，右肘弯曲，头轻轻放在右小臂上。左腿侧向屈叠，膝盖尽量靠近胸部，而右腿保持伸直并与地面接触。左臂也弯曲，左肘靠近左膝，然后左右手指交叉。头部轻轻转向右侧，双眼闭合，整个身体放松。在这个姿势中，保持正常的呼吸，感受呼吸带来的内心平静和放松。完成一侧后，可以换另一侧进行，以保持身体两侧的平衡。在练习鱼戏式时，练习者如果感到任何不适，应立即停止或切换到另一侧。始终注意身体的感受，并在任何不适时做出调整。

鱼戏式的健身效果显著，它有助于练习者减少腰部脂肪，练习者通过伸展和放松动作，可以刺激肠道的蠕动，从而缓解便秘问题。此外，这个姿势通过放松腿部神经，有助于缓解坐骨神经痛，是一种全身放松的同时对身体的特定部位有特殊作用的瑜伽姿势。

（二）坐姿

坐姿的休息术是指在瑜伽实践中采用的一系列坐姿动作，目的在于通过特定的体式和呼吸技巧来帮助练习者放松身心，缓解肌肉紧张和精神压力（表6–3）。这些坐姿不仅对身体有益，促进血液循环，改善脊椎柔韧性和强度，还有助于提高练习者的注意力。通过在练习结束时或在需要时进行坐姿的休息术，练习者可以得到更深层次的放松和恢复。

表6-3　坐姿休息术

姿势名称	练习方法及动作要领	注意事项及健身作用
动物放松式	跪坐，双腿并拢。伸展左腿向后，右脚抵住大腿内侧。深吸气，双手伸直高举过头。呼气，上身前屈，胸部紧贴大腿前侧，额头轻触地面。保持1至2分钟，呼吸平稳。之后深吸气，缓缓抬起上身，换另一条腿重复练习	若有高血压或头晕，可将前额或下巴轻放在手指上。营养脊柱神经，放松腹背部、肩膀和髋部肌肉。有助于血液向脑部回流，缓解脑部疲劳
月亮式	跪坐，手掌放在双膝上。双膝分开宽于肩宽，身体前倾直到胸部和腹部贴在大腿上。双臂伸展向前，额头或下巴轻触地面。保持呼吸均匀，维持此姿势一段时间	根据个人舒适度调整双膝开度和手臂伸展长度。缓解背部和颈部压力，改善呼吸功能，适合长时间工作后的放松
婴儿式	跪坐，臀部坐在脚跟上，头、颈、背呈一直线。呼气，上身前倾，臀部尽量贴近脚跟，胸部和腹部紧贴大腿。头部放松。双臂自然伸展于身体两侧，手心向上。保持1至2分钟，平稳呼吸	若膝部疼痛或静脉曲张，应避免此练习。缓解精神紧张和身体疲劳，按摩腹部内脏，适合后屈体位练习后的休息

1. 动物放松式

练习者先跪坐，双腿并拢。接着，将左腿向后方伸展，同时右脚抵住大腿内侧。深吸一口气，慢慢将双手伸直，高举过头。随后，在呼气的同时，缓缓将上身前屈，努力让胸部紧贴大腿前侧，同时额头轻轻触碰地面。在这个姿势中，保持缓慢而平稳的呼吸，持续1至2分钟。之后，深吸气，缓缓抬起上身，恢复到两臂高举过头的姿势。完成一侧后，交换腿位，重复相同的动作。

在练习动物放松式的过程中，如果有高血压或容易头晕的练习者，可以将双手轻轻握拳相叠，然后将前额或下巴轻轻放在大拇指和食指的围成圈上，以抬高头部，防止出现不适。

该体式有助于滋养脊柱内的神经系统，放松腹背部、肩膀和髋部等区域的肌肉群。此外，这个体式还有助于血液向脑部回流，从而缓解脑部疲劳，提高大脑的血液供应，帮助练习者减轻压力和紧张情绪。

2. 月亮式

练习者跪坐，手掌轻轻放在双膝上，确保脚尖并拢。接着，将双膝分开，距离略宽于肩宽，这样可以为身体提供更好的支撑。在呼气的同时，缓缓将上身向前倾斜，直到胸部和腹部轻轻贴在大腿上，双臂自然地伸向前方，前额或下巴轻触地面。保持这个姿势，感受身体的每一次呼吸，放松肩膀和背部，让整个身体完全放松。经过一段时间的维持后，吸气并缓缓抬起上身，双手抬起，然后呼气，手臂放下，重复这个动作5至10次。

在练习月亮式的过程中，练习者应闭上眼睛，专注于呼吸，让呼吸均匀而深长。练习者可以根据个人舒适度调整双膝的开度和手臂的伸展长度。双臂伸直，手掌贴地，前额或下巴轻轻着地，确保整个上身都得到充分的放松。

该体式有助于放松和滋养神经系统，能有效放松和舒展练习者的腰背部肌肉群、肩膀、髋部和膝部等关节。这个姿势通过减轻身体的紧张和压力，有助于促进血液循环，提高练习者的放松感和舒适度，特别适合长时间工作后的放松或缓解长期坐姿带来的不适。

3. 婴儿式

练习者先跪坐，臀部自然地坐在脚跟上，双脚合拢，脚心朝上。确保头部、颈部和背部呈一直线。呼气时，练习者慢慢将上身向前倾斜，臀部尽量保持接触脚跟，胸部和腹部贴近大腿前侧。同时，头部轻轻向下放松，头可以朝左或右侧放置。双臂自然地伸展于身体两侧，手掌向上，手指指向后方。在这个过程中，保持呼吸的平稳和深长，允许脊椎和整个背部放松，尽可能地沉浸在这个舒适的姿势中，保持1至2分钟。

在练习婴儿式时，练习者应注意双臂与地面保持接触，尽量不要让臀部离开脚跟。同时，为了避免长时间压迫腿部，影响腿部的血液循环，该体式的维持不应超过 5 分钟。对于有腹泻、膝部疼痛、静脉曲张、怀孕等情况的练习者，应避免进行婴儿式。如果练习者在跪坐时脚跟与臀部之间感觉不适，可以适当放置毛巾或垫子作为缓冲。

婴儿式的健身作用显著，它能有效舒缓精神紧张和身体疲劳，放松背部肌肉，减轻脊椎的压力。同时，此姿势有助于按摩腹部器官，对内脏有一定的保护作用。此外，婴儿式也是后屈体位练习后的理想休息姿势，其能帮助身体逐步恢复到放松的状态。

（三）坐立

1. 坐位团身放松式

练习者先坐直，然后屈膝，使胸部和腹部贴近大腿的前侧。在此基础上，双手手腕交叉放在脚踝处，头部轻轻放在膝盖上。在这个体式中闭上双眼，进行深长和平稳的呼吸，尽量让身体的每一个部分都得到放松。

2. 跪坐放松式

练习者跪坐，双手交叉放在双膝上。在这个体式中，身体保持直立，闭上双眼，注意呼吸，让每次呼吸都带来身心的放松。

3. 长坐放松式

练习者在长坐的姿态下，双腿并拢伸直，两手撑在身体后方，使上身轻轻后仰，这样有助于胸部的伸展和呼吸的深入。同样，练习者在这个体式中闭上双眼，可以使身体进入放松状态。

三、休息术的放松方式

（一）收缩放松

在瑜伽运动中，收缩放松术是一种深度放松的实践方法，旨在通过有意识地收缩和放松特定肌肉群，帮助练习者增强对身体的感知，放松身心。这种技术涉及一系列步骤，练习者先要将注意力集中于特定肌肉或肌肉群，然后有意识地使这些肌肉放松或收缩。在保持肌肉紧张的状态几秒钟后，随着呼吸的放松，缓缓地释放紧张感，使肌肉归于松弛状态。

具体来看，练习者可按照以下方式进行收缩放松练习：练习者将注意力集中在左手上。紧握左拳，感受手部和前臂的紧张。保持这种紧张状态大约 5 秒钟，然后缓缓放松手部，紧张感随之减退。接着，练习者将注意力转移至右手。以同样的方式紧握右拳，关注手和臂部产生的紧张感。保持约 5 秒钟后，慢慢放松，紧张感渐渐减退。然后，练习者将注意力转移至左手腕关节，尽量向上弯曲左手，让手指指向肩部。这个动作会使手背和前臂肌肉产生紧张感。维持这种紧张状态片刻后，缓缓放松手腕，让手背和前臂肌肉回到松弛状态。用右手重复相同的动作。

练习者举起双臂，手指尽量触到双肩，感受双臂肌肉的紧张。维持这个状态片刻后，慢慢放松，允许肌肉回归自然状态。然后，耸起肩膀，尽量高举，感受到肩部的紧张。保持几秒钟后，缓缓放松，让肩膀回到原位，感受紧张感的消失。接着，专注于面部。皱起额头，感受额头肌肉的紧张。保持这种紧张状态片刻，然后缓慢放松，感受紧张感的消散，同时轻轻闭上眼睛，放松面部肌肉。接下来，紧闭双眼，感受眼部肌肉的紧张。保持这个状态几秒钟，然后轻轻地闭上眼睛，感受眼睛周围肌肉的放松。用力将舌头抵住口腔上部，感受口腔内肌肉的紧张。维持这种紧张状态片刻，然后缓缓放松，注意舌头和口腔肌肉的紧张感逐渐减少。

紧闭双唇，感受到口腔和下颚的紧张。维持这种状态片刻，然后缓缓放松，让紧张感消失，让口腔和下颚回到自然状态。接下来，用力向后仰起头部，感受背部、肩膀以及颈部的紧张。保持这个状态片刻，然后缓缓放松，让颈部、肩膀和背部的紧张感逐步减少。然后，用力低头，尽量让下巴靠近胸部，感受颈部和肩膀的紧张。维持这种状态片刻，然后慢慢放松，让颈部和肩膀的肌肉回复自然状态。之后，做弯曲背部的动作，双臂向后推，背部远离椅背，感受背部和肩膀的紧张。保持这个状态片刻，然后缓慢放松，让背部和肩膀的肌肉逐渐放松。

进行一次深呼吸，慢慢吸气，感受背部和胸部的紧张。缓缓呼出空气，同时放松背部和胸部的肌肉。接着，进行两次深呼吸，每次吸气时维持一段时间，随后缓慢吐出空气，并在呼气时放松身体，使自己的身心达到更加放松的状态。然后，尝试用胃部吸气，尽量使腹部膨胀，感受到腹部的紧张。维持这个状态片刻，然后慢慢呼气，同时放松腹部肌肉。接下来，有意识地抽紧腹部肌肉，感受到腹部的紧张。保持一会儿，然后放松，感受腹部肌肉的状态变化。之后，臂部用力压住座椅，感受到臂部肌肉的紧张。保持这个状态片刻，然后慢慢放松，让臂部的肌肉逐渐回到自然状态。

紧绷腿部肌肉，同时伸直双腿，感受腿部肌肉的紧张。维持这个状态片刻，然后缓缓将双腿恢复到起始姿势，并彻底放松，体会由紧张到放松的过渡。接着，尽量向上翘起双脚脚趾，使脚背和小腿肌肉产生紧张感。保持这个姿势一会儿，然后缓慢放松。然后，向下弓起脚趾，就像要将脚趾埋入沙土一样。专注感受脚趾弯曲时产生的紧张感，保持一会儿，再缓缓放松，让脚部肌肉回到自然舒适的状态。

（二）暖流放松

暖流放松是一种通过心理暗示和集中注意力的方式，引导练习者放松身心的方法。

练习开始前，练习者需要躺在瑜伽垫上，保持仰卧位，双腿自然伸直，双手放在身体两侧，掌心向上。眼睛轻轻闭上，通过几次深呼吸帮助身体和心灵放松，接着，练习者要将注意力集中到呼吸上，感受每次吸气和呼气带来的自然节奏。随着呼吸的逐渐深入，练习者开始在心中想象自己身体中有一股温暖的暖流。这股暖流起始于头顶，缓缓渗入头皮，让头部的每一寸肌肉都感受到放松和温暖。随着练习者对这股暖流的感知加深，暖流慢慢向下流动，从前额到眼睛，再到脸颊，最后到达下巴。在这个过程中，练习者专注于每一个细节，感受暖流带来的放松与舒适。接着，暖流继续向下，流经颈部，肩膀，释放这些部位的紧张和压力。当暖流流过胸部和背部时，它带走了一切紧张和负担，练习者可以感受到胸腔的扩展和背部肌肉的放松。暖流不停地流动，它轻轻地滑过腹部，然后继续向下到达骨盆，大腿，膝盖，小腿，直至脚趾尖。在暖流的引导下，练习者的每一块肌肉，每一根神经都逐渐放松，整个身体就像融入这股温暖之中，所有的疲劳和紧张都随着暖流的流动慢慢消散。在这个过程中，练习者的呼吸也变得越来越平缓，心灵也随之达到一种宁静的状态。

（三）想象放松

想象放松是通过引导练习者在心中构建和专注于某个平和、美丽的画面或场景，从而达到放松身心、缓解压力、提升心灵境界的目的。

练习开始之前，练习者先选择一个适合冥想的环境，这个环境应该是安静、温馨且让人感到安全的。环境的选择对于整个想象放松过程的效果有着不可忽视的影响。在这样的环境中，练习者可以坐下或躺下，选择一种自己感觉最为舒适和自然的姿势。然后，练习者慢慢地吸气和呼气，通过呼吸来引导身体逐步进入放松状态。随着身体开始放松，练习者逐步将注意力集中于内心深处。这时，练习者可以开始构想那些能够带来心灵平静和喜悦的画面或场景。这些画面或场景可以是练习者曾经经历过的，也可以是完全凭想象构建的。最关键的是这些画面或场景能够引起练习者内心深处的美好感受。在这个过程中，练习者应尽可能地运用各种感官体验这个场景，如视觉、听觉、触觉、嗅觉等，让这个想象变得尽可能生动和真实。在想象的世界里，练习者可以完全放下外界的纷扰和压力，让自己的心灵在这片宁静和美好中自由飞翔。随着时间的推移，练习者会发现自己的心跳变得更加平稳，呼吸更加深长，整个人仿佛融入了那个美丽的场景之中，感受到前所未有的安宁和宁静。

想象放松的过程可以持续十几分钟到半小时，甚至更长，这取决于练习者的时间和需求。整个过程结束后，练习者可以慢慢将注意力回到现实中，深呼吸几次，缓缓睁开眼睛，逐渐让身体从放松状态中恢复。此时，练习者会感到整个身心都得到了深度的放松，身体更加轻松，心灵更加宁静。

（四）深度放松

深度放松的实质是练习者通过对话式的引导，使得身体的每一个部位都得到彻底的放松，从而带来身心的和谐。

在深度放松的过程中，呼吸起到了至关重要的作用。呼吸不仅是生命活动的基本特征，更是连接人们身与心的纽带。在深度放松的练习中，练习者通过深长、平稳的呼吸，可以有效地促进身体放松，释放肌肉紧张和心理压力。每一次深呼吸都像是向内心深处投掷一块平静的石子，让内心的波澜逐渐归于宁静。

在深度放松的过程中，练习者需在一个舒适安静的环境中躺下或坐下，尽可能让身体处于一种自然、无负担的状态。练习者可以选择躺在瑜伽垫上，身体保持自然平躺，双腿自然分开，双手放在身体两侧，掌心朝上。眼睛轻轻闭上，嘴唇微启，放松整个面部肌肉。练习者需要将注意力集中在呼吸上，进行几次深长而缓慢的呼吸，感受空气进出肺部的感觉。随着每一次呼吸，练习者可以意识到身体的每一部分都在逐渐放松。这时，练习者可以从身体的一端开始，逐步将注意力转移到身体的不同部位。练习者可以从脚趾开始，感受脚趾的存在，想象着每次呼吸都带给脚趾新的活力和放松。随后，其注意力逐渐上移至脚踝、小腿、膝盖，再到大腿，感受呼吸给身体带来的放松和舒适。接着，练习者将注意力转移到腰部、胸腔、肩膀，再到手臂、手掌和手指，用同样的方式，感受呼吸带给这些部位的放松和舒适。完成了对下半身的放松后，练习者需要将注意力转移到上半身。从腹部开始，感受每一次呼吸为腹部肌肉带来的放松。然后是胸部，感受胸部随着呼吸的起伏而轻微地起伏的感觉。接着是肩膀。之后，练习者的注意力转移到颈部和头部，感受头部的重量和颈部的放松。面部肌肉也在此过程中逐渐放松。此时，整个身体都沉浸在深度放松的状态中。在整个深度放松的过程中，练习者的意识应该完全集中在对身体的感受和呼吸上。通过呼吸来引导身体的每一部分进入放松状态，感受身体内部的能量流动。在这个过程中，任何杂念都被释放，心灵也随之达到一种空灵和宁静的境界。

第二节　瑜伽冥想

一、瑜伽冥想的目的与要求

（一）瑜伽冥想的主要目的

瑜伽的高级阶段是冥想阶段，它注重人的精神意识和思维控制。[①]瑜伽冥想的主要目的是通过内在深度的觉察和心灵的专注来转变意识状态，实现身心的和谐统一。通过静心冥想，个人可以减少外界的干扰，进入一个平静与清晰的内在空间。这种心灵的自律有助于提升自我觉知，增强个体的生命能量，提升对内在和外在环境的洞察力。同时，冥想是

① 郭兰，王鹏．论瑜伽健身[J]．体育文化导刊，2010（9）：23—26．

一种心灵的净化过程，通过这一过程，练习者可以更好地了解自己，增强记忆力和专注力。此外，瑜伽冥想也是一种有效的压力管理工具，它可以帮助练习者稳定情绪，释放紧张和焦虑，为大脑提供休息的时间。通过这种深层次的心灵练习，个体可以达到一种更健康、更和谐、更有洞察力的生活状态。

（二）瑜伽冥想的练习要求

练习者在练习开始前应避免进食，因为饱腹状态可能干扰心神的集中。为了更好地进入冥想状态，建议选定特定的时间和地点进行练习，这有助于练习者形成习惯，使心灵更容易进入平静状态。在进行冥想时，选择一个舒适且放松的姿势是很重要的，这样可以减少身体的紧张感，使精神更加专注。练习者应确保整个身体都处于放松状态，这有助于其从物理层面促进心灵的放松。在进行瑜伽冥想练习时，练习者应在专业教练的指导下进行，避免盲目练习可能带来的不良影响，确保冥想练习的安全性和有效性。

二、瑜伽冥想的坐姿及瑜伽手印

（一）瑜伽冥想的坐姿

1. 悉达斯瓦鲁普坐

悉达斯瓦鲁普坐是一种瑜伽坐姿，它对于提升体内能量和平衡脊柱非常有效。练习者应先在瑜伽垫上坐下，双手撑地，然后将身体轻轻抬起。接着，把右脚轻轻放在左臀下方，确保右脚跟朝上，对准肛门部位。这时，练习者需要轻轻地收缩肛门括约肌，然后慢慢地将身体放下，坐在右脚跟上。接下来，左膝弯曲，将左脚放置在右大腿根部，确保全身的重量均匀地放在右脚跟上。双手形成智慧手印：大拇指和食指轻轻相触，其他手指伸直，然后轻轻地将手放在双膝上。在整个过程中，腰背要保持直立，头部和颈部保持自然，眼睛可轻闭或者目视前方。

2. 英雄冥想姿势

英雄冥想姿势是一种瑜伽中的静坐姿势，主要用于冥想和呼吸控制练习。练习者先端坐于瑜伽垫上，开始时右腿弯曲，将右脚置于左臀外侧，确保脚跟紧贴臀部。接着右膝弯曲，轻轻放在左腿上方，调整右腿位置，使两膝盖上下交叠，形成一个稳固的底座。之后，右手轻放在右膝上，手心向下，左手随后放在右手背上，手心同样向下。这个手的姿势有助于维持身体的稳定和集中注意力。确保腰背挺直，头部和颈部保持自然，眼睛可以轻闭或者目视前方，以帮助练习者集中注意力和放松身心。

在练习英雄冥想姿势时，练习者要特别注意保持身体的平衡。为了保持身体的平衡，练习者应在练习一段时间后，交换腿的位置，即将左腿放在右臀外侧，并重复相同的动作。

3. 吉祥坐

练习者先坐在瑜伽垫上，双腿向前伸直。然后，弯曲左腿，将左脚紧贴于右大腿内侧。接着，弯曲右腿，轻轻将右脚放在左大腿和左小腿交接紧贴的部位，确保两脚脚趾各自嵌入对侧大腿和小腿的空隙中。练习者在调整好双腿的位置后，双手可采取智慧手印（大拇指和食指轻轻相触，其他三指伸直）。手印可以放在两大腿之间的空隙处，或者放在两膝上，这取决于哪种姿势更适合自己的身体情况。

练习吉祥坐时，最重要的是保持腰背挺直，头部、颈部和脊柱保持一条直线。练习者的臀部需要尽可能地贴紧地面，以提供稳定的支撑。练习者应闭上眼睛，调整呼吸，让呼吸变得深长而均匀。

（二）瑜伽冥想的手印

在瑜伽练习中，手印是一种通过手指的特定排列而形成的姿势，每根手指都富含深远的象征意义。在瑜伽中，手印主要包括以下八种。

1. 禅那手印

练习者双手叠放在腿上形成碗状，拇指尖轻轻触碰在一起，形成一个圆形，象征空间的完整性。对于双手叠放的顺序，女性通常是右手放在上面，而男性则是左手放在上面。

2. 智慧手印

练习者手掌朝上，大拇指和食指的尖端轻轻相触，其余三指伸直，放置在膝盖上方。这个手势意味着个体与宇宙能量的融合，代表着自我与更高智慧的联结。

3. 秦手印

秦手印，又称下巴式，与智慧手印相似，但手掌向下，拇指和食指轻触在一起，其余三指自然放松伸展。这种手印被用于冥想和放松，它的作用与智慧手印类似，即帮助练习者集中注意力。

4. 开放手印

练习者五指并拢，拇指指端轻贴在食指的指根部，两手掌朝前，放在膝盖上。

5. 祈祷式手印

练习者双手合十，手掌之间适当保留一些空间，放在胸前，表示身心合一，以及对自然与生命的尊重。这个手印有助于练习者集中精神，平衡左右脑功能，促进内心的平静与和谐，适用于冥想、祈祷等活动。

6. 接触地式手印

练习者五指伸展，手心向下放在膝盖上，表示与大地的连接。这个手势的意义是借用大地作为智慧生活的见证。

7. 接受式手印

练习者五指伸展，掌心向上平放在膝盖上。这个手势的意义是对于呈现在你面前的任何事物，都秉持一种开放接纳的心态。

8. 乌纱手印

练习者双手十指交叉，形成一个封闭的能量环。这个手印有助于集中和提升身体内的能量，调节内分泌系统，平衡身体的各种功能。

三、瑜伽冥想的方法

（一）呼吸冥想法

呼吸冥想法是一种专注于呼吸过程的冥想技巧，练习者通过对呼吸的觉察和控制，来达到心灵的平静。在呼吸冥想中，练习者将注意力放在自己的呼吸上，体会每一次呼气和吸气的感觉，使得呼吸变得缓慢而深入。练习者要先找到一个安静舒适的位置，采用一个放松的姿势，然后通过鼻子自然地呼吸。在练习过程中，练习者应该专注于呼吸，让思绪逐渐平静下来，使身体和心灵都达到一种放松和平衡的状态。

在练习呼吸冥想时，练习者应当专注于呼吸过程中的细微感受，将意识集中在从鼻孔进出的气流、胸腔和腹部的起伏等感觉上。练习者不需要刻意去改变呼吸的节奏，而是要随着自己的自然呼吸去感受身体的变化。

呼吸冥想的作用非常广泛，它可以稳定人的情绪，有效提高人的注意力，使大脑保持清醒状态。通过调节呼吸，练习者能够释放日常生活中的精神压力。提高自我意识，更好地管理和调节自己的情绪，从而在面对生活中的挑战时保持冷静和清晰的头脑。

（二）语音冥想法

语音冥想法是一种利用声音把注意力集中到某一特定对象上的冥想方法。通过持续重复特定的音节、词语、短句或听觉标志，练习者能够直面自己的内心和激发内在潜能。语音冥想的具体做法主要是重复传统的宗教或精神上的祷告语句、赞颂词或者任何个人觉得有意义、能引起内在共鸣的词语。这些语音可以是单个的声音，也可以是一连串的声音。

重点在于这些声音能够帮助练习者平静内心，并逐渐达到深度冥想的状态。

练习时，练习者要先找一个安静舒适的环境，采取稳定的坐姿，保持脊柱挺直，身体放松。开始时，深深吸气，尝试感受呼吸带来的放松效果。接着，选择一个有意义的声音，这个声音应该是能让你感到舒适和平静的。当呼气时，发出这个声音，同时注意声音在体内的传播过程，感受它带来的共鸣和能量。重复这个声音，让其成为注意力的焦点。当练习者的注意力开始集中在这个声音上时，其杂念会渐渐减少，内心也变得更加宁静。随着练习的深入，练习者可以尝试将声音的振动和呼吸结合起来，形成连续的、和谐的声音流动。练习的过程中，如果发现注意力分散或是杂念出现，练习者不要担心或沮丧，这是很正常的。只需将注意力重新转移到声音上。练习结束时，练习者应慢慢减少声音的频率，让身体和心灵逐渐回归现实，最后静坐片刻，感受冥想后的宁静和平和。

语音冥想法能够帮助练习者达到心灵的平静和精神的放松，有效地缓解压力和消除紧张感。对于患有心脏病和高血压的人来说，语音冥想也是一种有益的放松方法。此外，语音冥想能够使练习者更加专注，从而提升整体的冥想效果。

（三）注目凝视冥想法

注目凝视冥想法，也称为特拉塔卡（Trataka），是一种通过集中视线来提高专注力的瑜伽冥想技巧。这种冥想方法的核心在于通过视觉的专注达到心灵的平静。在练习注目凝视冥想时，练习者需要选择一个物体作为集中注意力的焦点。这个物体可以是任何简单的、不易分散注意力的东西，如蜡烛的火苗、一朵花或一块石头。练习者在安静、光线适宜的环境中坐下来，将物体放在视线范围内，然后静静地、不眨眼地注视它。通过持续的注视，练习者的内心会渐渐达到一种平静且专注的状态。

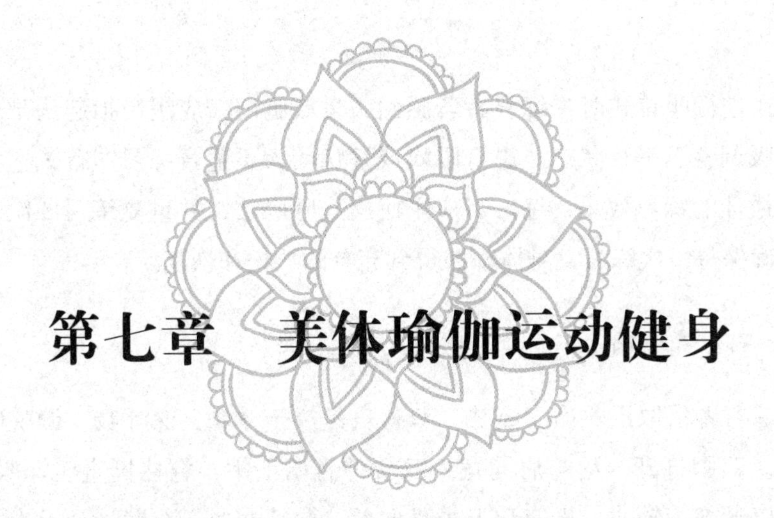

第七章　美体瑜伽运动健身

第一节　瑜伽运动局部塑形

一、瘦脸瑜伽

（一）叩首式

开始时，练习者以金刚坐姿坐于垫子上并调整呼吸，双手置于大腿上。随着呼吸的吸入，练习者的上身慢慢前倾，直至额头触地，此时臀部应紧贴脚跟，双手移到脚跟位置，轻轻抱住脚心。接着，在呼气过程中，练习者缓缓抬起臀部，同时背部向前推，直到大腿和小腿形成垂直状态，此时头顶接触地面，双手紧紧抱住膝盖窝。动作完成后，练习者慢慢直起上半身，臀部回落至脚跟上，双手抱拳，额头放在拳头上，深呼吸并在这个姿势中缓慢放松。

该体式能够促进头部的血液循环，加快身体的新陈代谢，有助于减少脸部多余的脂肪并紧致下巴线条。同时，它能有效缓解颈部、肩部和背部的疲劳感。

在进行叩首式时，练习者若感到头晕或胸闷，应缓慢抬起头部，并将呼吸调整至平稳状态。患有眼疾或耳疾的人不适合练习叩首式。为了获得最佳的练习效果，练习者应采用腹式呼吸法，并重复练习 5 次该动作，确保每一次练习，身体都能得到充分的放松和恢复。

（二）铲斗式

练习者采取山式站立姿势，双臂自然放于体侧，深呼吸，调整呼吸节奏。双脚打开，约与肩同宽，双臂伸直向上举，脊柱挺直。深吸气，然后以腰部为轴心，迅速让上半身向前、向下弯曲，双臂带动上半身在两腿之间前后摆动，动作如同铲斗挖掘，重复该动作 10 次。呼气，同时注意手臂摆动要能有效带动整个上半身进行运动，即下背部、中背部、上背部直至头部依次有序地向上抬起。

该体式有助于加快血液循环，改善面部浮肿，同时对于缓解眼部疲劳非常有效。练习时，练习者要采用腹式呼吸法，动作平稳连贯，重复练习 3 次，上半身与手臂动作配合默契。

（三）站立前屈式

练习者呈基本站立姿势，双手合十置于胸前，吸气，双手慢慢上举至头顶上方，手臂伸直紧贴耳朵两旁，保持背部挺直。接着，在呼气时，以腰部为支点，上半身从腹部开始前屈，尽量使上半身贴近大腿前侧，双掌撑地，手掌尽量放于两脚外侧。保持此姿势并进行 3 至 5 次自然呼吸。之后，吸气，伸直脊柱；再次呼气时，尽量让腹部、胸部和头部紧贴腿部，双手可以握住脚踝或平放在脚边，双腿保持伸直以稳定身体的重心，保持此姿势并进行 3 至 5 次自然呼吸。该动作完成后，吸气，双手慢慢上举，上身躯干慢慢抬起，回到起始姿势。

该体式可以有效地消除疲劳，缓解精神压力。同时，该体式能按摩肝脏和肾脏，改善消化系统疾病，以及缓解失眠和头痛症状。它还能伸展腘绳肌和臀肌，有助于塑造身体线条。

身体柔韧度不佳的练习者不要练习此体式，以免造成身体伤害。背部有伤的患者也应谨慎练习此体式，或在专业指导下进行，以避免造成不必要的伤害。

二、美颈瑜伽

（一）单臂颈部舒展式

练习者将双腿盘成莲花坐的姿势，保持脊椎挺直，左手自然下垂。吸气时，右臂向上伸直，使手臂贴近耳边。呼气时，弯曲右臂，右手放在左耳处，轻轻将头部朝右下方压，使头部偏向右肩，感受颈部左侧的拉伸。按相同的方法，换另一侧进行练习。

该体式通过拉伸颈部的肌肉，有助于加强颈部的血液循环，对消除双下巴、减淡颈纹及美化颈部曲线有一定效果。练习者在练习时要采用腹式呼吸，保持呼吸的均匀、深长。动作要平稳温和，避免过度用力导致颈部受伤。每个动作建议应重复练习 3 次该动作，保持身体的对称性和平衡。

（二）颈部画圈式

练习者盘腿坐下，脊椎保持挺直。双手的大拇指相对，其他四指相叠，然后低头放松全身。接着，利用颈部的力量带动头部缓慢地朝右侧画圈，画圈过程中注意不要耸肩。当头部向右转动到极限位置时，保持该姿势 10 秒，使颈部充分伸展。之后，按相同的方法向反方向即左侧重复练习。

该体式的主要作用是强化颈部肌肉，预防颈部肌肉松弛，美化颈部曲线，有效缓解颈部和肩部的疲劳感。在练习时练习者需要注意动作要温和缓慢，避免过度用力导致的颈部损伤。练习时应采用腹式呼吸，保持呼吸平稳、深长。如在练习过程中感到不适，练习者应立即停止练习并进行必要的调整。通过反复练习，练习者可以有效提高颈部的柔韧性和力量，同时能放松颈部和肩部区域。

（三）颈部拉伸式

练习者呈跪姿，双手放置在大腿上，眼睛平视前方。接下来，练习者的上身要轻微后倾，双手掌心撑地，指尖朝前。随后，练习者在吸气时将胸部挺起，使掌心离地，仅让指尖触地。接下来，练习者在呼气时将头部缓缓向后下方压，以此拉伸颈部前侧肌肉，保持这个姿势 5 秒钟。

颈部拉伸式的主要作用是收紧颈部肌肉，美化颈部曲线，同时有效地拉伸前颈肌肉，放松后颈肌肉，舒展脊柱，改善脊椎问题。在练习此体式时，练习者需要注意的是，头部下压的动作必须缓慢进行，以避免对脊柱造成损伤。练习者应采用腹式呼吸法，让呼吸平稳而深长，重复练习该体式 3 次。如果在练习过程中感觉不适，应立即停止并调整姿势。

三、美肩瑜伽

（一）肩部延展式

练习开始时，练习者需跪坐在地上，臀部坐在小腿上，背部要保持挺直，双臂自然地放在身体两侧。随后，屈肘，将双臂向上举并向后背打开，双手的手背要在颈后相贴，保持这个姿势 20 秒钟。接下来，双臂向上举过头顶，双手掌心在头顶处相贴。然后，保持掌心相贴的状态，双手缓慢回到后颈处，双臂夹紧双耳，保持 20 秒钟。

肩部延展式的主要作用是拉伸肩部肌肉，美化肩部曲线，舒缓肩部疲劳，放松肩部肌肉，并提升肩部的柔软度。这个体式适合长时间使用计算机或者有肩部疼痛问题的人。练习者在练习时要采用腹式呼吸法，即呼吸时腹部自然上下起伏，保持呼吸平稳，以此帮助身体放松，可以重复练习1次。

（二）展臂后屈式

练习者先站立，保持脊柱挺直，双腿并拢。然后，双手向上伸展，交叉放在头部上方，十指指向上方，目视前方。接下来，练习者在吸气的同时，双臂和上身向后弯曲，背部弯曲，腿部保持不动。保持这个姿势10秒钟后，呼气，缓慢地回正身体，恢复到站立的姿势。

该体式有助于练习者拉伸肩部肌肉，消除肩部多余脂肪，伸展手臂和腹部肌肉，塑造平坦的小腹和修长的双臂，同时，这是一种有效的脊柱锻炼方式。初学者在做背部向后弯曲的动作时，不要勉强自己，只需做到自己的极限即可，以避免脊柱受到损伤。练习者应采用腹式呼吸法，即呼吸时腹部自然上下起伏，保持呼吸平稳，以帮助身体放松。可以重复练习4次，但如果在练习中感到不适，练习者应立即停止练习并调整姿势。

（三）肩旋转式

练习者以站立姿势开始，保持背部挺直。然后打开双臂，肘部弯曲，让指尖轻轻触碰肩部。在吸气时，用手肘带动整个手臂向上、向后伸展，同时保持双肩打开。呼气时，双肘带动手臂向下、向前伸展，同时让手肘靠拢，双肩尽量向内收。保持平稳呼吸，回到起始动作。

该体式能有效消除肩部多余脂肪，特别适用于经常感到肩部酸痛的人。通过这一练习，练习者可以有效缓解肩部紧张，扩大肩部的活动范围，从而减少肩部疼痛和僵硬。在练习过程中，练习者应保持头部和身体不动，尽量用手肘在空中画最大的圆圈，这样可以更加有效地拉伸肩部肌肉。练习者应采用腹式呼吸的方法，即让腹部随着呼吸的节奏轻微起伏，以增加练习的效果。练习者应重复练习3次，以达到最佳效果。

四、丰胸瑜伽

（一）牛面式

练习者以跪坐姿势开始，臀部坐在脚跟上，保持背部挺直。呼气，上身前倾，臀部上抬，右脚绕过左膝，放在左腿外侧，双膝叠放在一起。再次呼气，臀部下压，回到两脚之间，保持背部挺直。吸气，双臂侧平举，掌心向下，挺直背部。继续吸气，右臂垂直上举，手肘朝颈后弯曲，掌心向下。同时，左臂从后背方向上弯曲，掌心朝外，与右手交握。保持这个姿势几秒钟，然后反方向练习。

该体式有助于活动肩部关节，帮助练习者放松肩部肌肉，缓解肩部疼痛；有助于美化胸部线条，增大胸围，改善呼吸；有助于矫正背部歪斜，强化背部肌肉；有助于增强双腿的灵活性，提高下肢的活动能力；有助于活动手指关节、肘关节、脚趾、踝关节以及臀部关节，强健并活化肌肉和神经。

在练习过程中，如果练习者柔韧性不足，手肘可能会压迫头部，因此，练习者需要特别注意保持头部、颈部和肩部的端正姿势。在整个练习过程中，练习者应该采用腹式呼吸，即让腹部随着呼吸的节奏轻微起伏。练习者应重复练习 4 次，使身体两侧都得到平衡的锻炼。

（二）伸展式

练习者以站立姿势开始，双脚分开约 1.3 米，确保双脚位于手掌正下方。双臂侧平举，保持背部挺直。呼气时，手指在身后交叉。吸气，伸展腹部，挺胸，眼睛朝上看。再次呼气，上身向前弯曲，使头部落在双脚之间。肩膀放松，同时双手在身后向前压，保持手臂伸直，维持自然呼吸。呼气，身体继续向前伸展，食指钩住大脚趾。吸气时，挺胸，脊柱伸直，眼睛向前看。呼气时，上身继续向下弯曲。初学者可以根据自己的舒适程度决定头部下落的程度。熟练的练习者可以尝试让头部触地，肩膀放松，与地面保持平行。

该体式有助于锻炼胸肌，美化胸部线条，拉伸肩部和背部肌肉，增加这些部位的灵活性，强化脊柱，对于矫正驼背和改善不良体态特别有帮助。在进行伸展式练习时，练习者应采用腹式呼吸，即让腹部随着呼吸轻微起伏。保持动作的平稳和连贯，避免急促或剧烈的动作，以防肌肉或关节受伤。练习者应重复练习 3 次该动作，练习结束后，可以闭眼休息片刻，感受身体的放松和呼吸的平稳。

（三）英雄式

练习者以站立姿势开始，保持脊柱挺直。右腿向前迈出一大步。吸气时，双臂伸直上举，头部后仰，眼睛注视上方。呼气时，弯曲右膝，左腿伸直并保持脚跟着地。同时扩展胸部，保持自然呼吸。保持该姿势 20 秒钟，然后慢慢恢复到初始站立姿势。之后，使用相同的方法进行另一条腿的练习。

该体式通过扩展胸腔，帮助练习者美化胸部线条，有助于促进关节部位的血液循环，帮助练习者恢复关节的正常机能，同时减少腰腹部的赘肉。

在整个练习过程中，练习者应该采用腹式呼吸方法，保持动作的平稳和连贯，避免急促或剧烈的动作，以防肌肉或关节受伤。练习者应重复练习 3 次该体式，练习结束后，练习者可以闭眼休息片刻，感受身体的放松。

五、纤臂瑜伽

（一）海狗变化式

练习者以坐立的姿势开始，保持背部挺直，深深吸气。缓缓呼气，右膝弯曲，同时左腿向左侧伸直。将左腿向上弯曲，双手抓住左脚掌。深吸气时，感受双臂肌肉被拉伸的感觉。保持这个姿势几秒钟，然后缓缓回到起始动作。

该体式能够有效消除臀部脂肪，塑造美观的臀部线条，有助于美化手臂曲线，增强手臂的力量和美感。有助于加强肩关节和膝关节的柔韧性，提升整体的灵活性。通过拉伸动作，按摩腹部器官，促进身体健康。

练习者在整个练习过程中要保持呼吸的顺畅。保持下半身的平衡，避免过度扭曲或拉伸。

（二）手腕活动式

练习者跪坐，臀部坐在脚后跟上，双臂伸直，手背贴地，手心朝上，同时手腕下压。将手翻过来，使手掌压地。屈肘，双手放在胸前，手腕交叉，十指相扣，同时背部保持挺直。双手保持十指相扣的姿势，手臂从内向外旋转，绕动手腕。

该体式有助于塑造手臂线条，让手臂线条更加美观，增加手腕的灵活性。需要注意的是，在整个练习过程中，练习者应采用腹式呼吸，保持呼吸均匀和深长。手腕的动作要缓慢而有控制，注意力集中在对手腕的感受上。练习者应重复练习 4 次该动作，但不要过度用力，避免手腕受伤。如果感到手腕有任何不适，练习者应立即停止练习，必要时咨询专业人士。

（三）手臂推举姿势

练习者先跪坐在地上，右脚放在左腿下，双手十指交叉，放在胸前。接着吸气，抬高双手，掌心向上，双臂贴近双耳，尽量将手臂伸直，同时呼气，身体向左倾，保持该姿势约 10 秒钟。然后吸气，缓慢回到初始姿势。

这个动作能有效地拉伸手臂肌肉，矫正驼背，同时改善呼吸。在进行手臂推举姿势时，练习者要特别注意保持身体侧弯时的平衡。练习过程中，练习者的注意力应集中在手臂和腰部肋骨处，感受肌肉的伸展和放松。同时，应采用腹式呼吸，保持呼吸均匀。练习者应重复练习 4 次该体式，但切忌过度用力，避免造成肌肉拉伤或其他不适。

第二节　瑜伽运动瘦身燃脂

一、腹部燃脂

（一）上犬式

练习者采取雷电坐姿，即跪坐在垫子上，臀部落在脚跟上，双手放在大腿上，眼睛平视前方，调整呼吸，使其平稳而有节奏。吸气，慢慢将上半身向前、向下弯曲，直至胸部和腹部紧贴大腿。这时，额头轻轻触地，两小臂放在头顶前方的地面上，保持这个姿势片刻。呼气，慢慢抬起臀部，上半身向前移动，直到大腿和小腿形成垂直角度。在这一动作中，臀部要向上翘起，腰部稍稍塌陷，眼睛看向前方。之后，上半身和臀部继续向前移动，两臂伸直，两小腿和两脚背贴地，膝盖以上部位离地。头部和背部要尽量向后仰，伸展胸腔和腰部，感受脊柱的拉伸。

该体式能够有效地伸展整个背部，帮助练习者塑造性感的背部线条。同时，这个体式能够拓展胸腔，增加肺部容量，对于治疗哮喘疾病有一定的积极作用。此外，该体式能促进身体的血液循环，加强身体的整体代谢活力。该体式对于腹部的挤压作用也可以使练习者的小腹更加平坦，增强练习者核心肌群的力量。

在进行上犬式时，练习者应采用腹式呼吸，使呼吸深长而稳定。在做此体式时，练习者的动作要缓慢而有控制，避免过快或用力过猛，防止脊椎和肩部受伤。每次保持该体式的时间以个人舒适度为准，根据自身的能力逐渐增加练习的次数和持续的时间。

（二）云雀式

练习者先跪坐下来，将臀部放在脚跟上，双手自然地放置在大腿上，保持腰背挺直，目光向前。接着，将右腿向后方伸展，确保膝盖以下部分贴近地面，脚心朝上。在这个过程中，保持髋部位置正确，上半身挺直，使身体与地面保持平行。然后，吸气并将双臂向左右两侧展开，同时使上半身后仰。继续将双臂向后方伸展，挺起胸部，保持这个姿势大约 30 至 40 秒。之后，换另一条腿进行相同的动作。

该体式能够有效刺激位于大腿根部的淋巴，尤其是对女性的耻骨淋巴极为有益，对于缓解虚汗、便秘和肩部酸痛都有显著的效果。在练习云雀式时，练习者双臂打开的幅度要足够大，这样可以对乳腺进行有效的按摩，从而帮助练习者缓解妇科疾病。不过，练习者在练习时也要根据自己的身体条件进行适度调整，以免造成身体的不适。

二、腰部燃脂

（一）炮弹式

练习者仰卧在垫子上，双腿并拢，双手自然放在身体两侧，掌心贴在地面上。头部自然地接触地面，眼睛看向天花板。接着，深吸一口气，缓缓弯曲左腿，使左膝朝胸部方向移动。双手交叉握住左膝，让左小腿紧贴左大腿的后侧。在呼气的同时，双臂用力将左大腿拉向胸部，同时保持头部和颈部紧贴地面。此时，缓缓向上抬起头部，尽量让鼻尖触碰到左膝，保持这个姿势大约 10 秒钟。之后，头部慢慢回落到地面，缓缓伸直左腿并稍作休息。练习完左腿后，换另一条腿重复相同的练习。全部完成后，两腿同时弯曲，双手握住双膝，用力将双腿拉近胸部，同时头部抬起，让鼻尖尽量触碰双膝。保持这个姿势约 10 秒钟，然后缓慢地让身体恢复到起始状态。

该体式可以有效地按摩腹部器官，增强消化系统的功能，帮助练习者改善便秘等问题。它还有助于缓解腹部的紧张和压力，促进身体健康。

在练习该体式时，练习者应该缓慢而轻柔地进行，避免过度的拉伸对身体造成的伤害。如果练习者在尝试将头部抬起使鼻尖触碰膝盖时遇到困难，不必强迫自己。每个人的柔韧性和身体条件都是不同的，练习者应该尊重自己的身体极限，抬到自己能舒适达到的位置即可。在练习过程中，练习者应采用腹式呼吸，腹式呼吸能增强练习的效果。

（二）风车式

预备姿势为山式，练习者站立时保持身体稳定，双手于身体两侧自然下垂，眼睛平视前方，同时保持呼吸平稳。吸气时，双腿分开，宽度与肩同宽，然后将双臂侧平举至肩部高度，与地面保持平行。在呼气时，上半身向前和向右方扭转，左手触碰双腿中间的地面，同时右臂向上伸展，眼睛注视右手指尖。

该体式可以有效地燃烧腰部多余的脂肪，同时放松腰背部肌肉，通过伸展动作缓解腰背部的肌肉紧张。这个体式还可以帮助练习者伸展腿部后侧的肌肉群，有助于缓解全身的疲劳感。

在进行腰部转动时，练习者要注意双臂尽量保持在一条直线上，以确保动作的准确性和效果。在整个练习过程中，练习者应采用腹式呼吸，即深吸气和深呼气，以帮助身体更好地放松和加强练习的效果。练习者应重复练习 3 次该体式，每次练习后都应该有适当的休息时间，以避免身体的过度疲劳。

三、手臂燃脂

（一）后抬腿式

练习者从俯卧位开始，全身放松，平躺在瑜伽垫上，双腿并拢伸直，下巴轻轻触地，双手和前臂放置在肩部两侧。吸气时，缓缓抬起头部和肩部，同时将前臂向前移动，确保手肘位于头部正下方，然后慢慢抬高右腿，确保右脚尖绷直。呼气时，左膝向上弯曲，左脚脚掌轻触右膝盖，目光平视前方，保持这个姿势大约 20 秒钟，然后缓缓放下双腿，接着换另一侧重复练习。

后抬腿式通过伸展和收紧动作，能有效地收紧臀部肌肉，同时消除臀部多余的脂肪。这个体式也有助于练习者缓解全身的疲劳感，同时能促进下半身的血液循环，改善身体的健康状况。

在练习过程中，练习者应采用腹式呼吸，即深吸气和深呼气，以帮助身体放松并增强练习的效果。练习者应重复练习 5 次该体式，每次练习后都应该有适当的休息时间，以避免身体过度疲劳。

（二）鹭鸶式

练习者在瑜伽垫上坐好，保持腰背挺直，双腿并拢伸直，双手自然放在身体两侧，目视前方。吸气时，保持左腿伸直，同时右腿向后弯曲，让右脚尽量靠近右侧臀部，并保持右脚背贴地。呼气时，上身稍微前倾，双手托住左脚的后跟，准备抬起左腿。深呼吸，利用双臂的力量缓慢将左小腿抬起，直到左腿完全伸直，保持身体平衡。保持该姿势数秒钟后，缓慢放下左腿，伸直右腿，恢复到初始坐姿，休息一会再换另一侧重复练习。练习完成后，选择一个舒适的坐姿，轻轻拍打腿部肌肉，使腿部肌肉有所放松。

该体式可以有效拉伸大腿和小腿的肌肉，有助于消除下肢的水肿现象，加快静脉血液循环，提升身体的整体柔韧性，此外，该体式对于提升身体的平衡和协调性也有积极作用。

该体式对腰部和腿部的柔韧性有一定要求，因此在练习前练习者应进行充分的热身和拉伸。腰部有伤或不适的人应慎重练习或避免练习此体式。

四、四肢燃脂

（一）双莲花鱼式

练习者坐在瑜伽垫上，保持腰背挺直，双腿向前伸直，双手自然放在身体两侧，目视前方。慢慢弯曲双腿，将双腿盘成莲花状。吸气，上半身缓缓后仰，利用双肘撑地以支撑身体重量，同时双手握拳。呼气，继续让头部后仰，直到头顶触地，同时缓慢抬起胸部和背部，形成拱起的姿势。保持头部、背部和腿部的姿势，双肘离开地面，双手握住两脚尖。将双臂移到头顶上方，抱住手肘，放在垫子上，保持该姿势 20 秒钟，之后缓慢回到仰卧姿势。

该体式有助于消除颈部的细纹，增加颈部的柔韧性和强度，有助于调节脊柱神经，缓解由于长时间站立或坐着造成的背部酸痛。在练习过程中，练习者应采用腹式呼吸，保持呼吸的平稳和深长。动作要缓慢温和，避免过度拉伸导致的身体不适。练习者应重复练习 8 次该体式，每次都要确保动作的准确和安全。

（二）骆驼式

练习者呈雷电坐姿，保持上半身直立，确保大腿和小腿垂直，双腿打开约两个拳头的距离。吸气时双手扶住两侧腰身，确保腰背挺直。呼气时收紧腹部和臀部，上半身缓慢向后弯曲，髋部向前突出，头部后仰，眼睛看向天花板。继续让上半身向后仰，将左手放在左脚脚跟上。将右手移到右脚脚跟处，确保两臂伸直。双臂和腰腹部用力，尽可能将上半身拱起，头部自然垂落。在完成动作后，慢慢收回上半身，选择一个舒适的坐姿，轻柔按摩腰腹部，放松休息。

该体式能有效扩展胸部，防止胸部下垂，使练习者呼吸起来更加顺畅；增强脊柱柔韧性，拉伸背部肌肉群，缓解背部紧张和疼痛；有助于矫正练习者弯腰驼背的姿势，改善整体体态。

在进行骆驼式时，练习者的动作要缓慢温和，避免快速弯曲，以防脊柱受伤。保持呼吸均匀，用腹式呼吸的方法，帮助身体放松。初学者或腰部有不适者应在瑜伽教练的指导下进行练习。练习者应重复练习两次该体式，练习完毕后，应逐步恢复到初始姿势，避免动作过急，导致肌肉拉伤。

（三）鸟王式

预备姿势为山式站立，练习者先将重心放于左脚，右腿向前伸出，脚趾触地。接下来，两臂前平举，屈双膝。右腿在上绕过左腿，使右腿胫骨紧贴左小腿，右脚钩住左小腿，使右腿完全盘绕在左腿上。屈肘，使右臂放在左臂之上，双臂交叉抱紧双肩，保持肘部交叉。将小臂竖起垂直于地面，双手手背相对。然后右手向右移动，左手向左移动，双掌合十，使左臂完全缠绕在右臂上，大拇指朝向鼻尖，呼气，屈膝深蹲。保持 30 秒，进行深长的呼吸。之后，松开手臂和腿，回到山式站立姿势。之后，在另一侧重复同样的动作。

该体式有助于练习者拉伸双臂肌肉，强健脚踝，缓解肩部僵硬感，预防小腿肌肉痉挛。

第三节　瑜伽运动排毒减压

一、肾脏排毒

（一）单臂弓式

练习者俯卧，下巴点地，双臂放于身体两侧，掌心贴地。上身抬起，目视前方，右手姿势保持不变，左臂屈肘并用手掌撑地，放在胸前的地面上。吸气，上身侧转，弯曲左腿，右手握住左脚掌。右手臂用力向上拉左脚，使身体呈弓状，头部随着肩膀的扭动向右转。保持该姿势并进行 5 次呼吸，然后慢慢换另一侧练习。

该体式有助于练习者充分活动后腰部，促进血液循环，使后腿的经络更加畅通；有效提高肾脏功能，伸展身体前侧的肌群；加快肠道蠕动，减少腰部多余脂肪。

需要注意的是，练习者在扭转和拉伸的过程中要保持身体平稳，避免过度用力导致拉伤。动作要连贯和缓慢，以避免对肌肉和关节造成伤害。练习者重复练习 5 次该体式，保持自然呼吸。

（二）扭转幻椅式

练习者在站立姿势下，膝盖弯曲，像坐在椅子上一样。双手在胸前合十，脊椎伸直，重心集中在脚后跟上。深呼气，上身向左扭转，确保双腿保持并拢，臀部固定。将右手肘部放在左腿外侧，确保双手小臂保持垂直。再次呼气，上身尽量扭转，同时保持脊椎挺直，眼睛看向天花板，膝盖保持不动。保持这个姿势并进行 5 次呼吸，然后慢慢回到初始姿势，换另一侧重复相同的动作。

该体式有助于促进消化和肾脏排毒，帮助身体清除废物；调节脊椎神经，为脊椎的各个关节注入活力，增强脊椎的健康；强化腹部和下肢的肌肉力量，提高身体的稳定性和核心力量。

练习者在练习过程中应使用腹式呼吸，动作要缓慢而有控制，避免快速或剧烈的动作，以免造成肌肉或关节损伤。

（三）卧扭转式

练习者呈俯卧姿势，双腿并拢，双臂水平伸展，掌心朝下，下颌贴地。吸气，缓慢抬起右腿，同时左腿保持伸直和贴地。头部转向右侧，准备进行扭转动作。呼气，缓慢将抬起的右腿向左侧伸展，同时手臂保持固定不动。左手伸出抓住右脚脚踝，轻轻将右膝盖向下压，左腿保持伸直不动。整个过程中，保持腹部收紧，背部和脊椎放松。

该体式可以有效锻炼练习者腹部和后腰部肌肉，加速血液循环，促进身体内部器官的健康；打通肾经，提高肾脏功能，有助于身体排毒；放松脊椎，帮助脊椎恢复平衡，对改善脊椎健康极为有益；缓解背部与腰部的肌肉僵硬，减轻骨盆疲劳感。

练习者在练习该体式时，要保持呼吸均匀，运用腹式呼吸，重复练习 5 次，保持头部、肩部和臀部在同一水平线上。

二、肠胃排毒

（一）直立腿伸展式

练习者呈站立姿势，双腿轻微弯曲。双手的食指和中指轻轻抓住双脚的大脚趾。

吸气，慢慢伸直膝盖，双手带动小腿向上抬起，同时集中注意力以保持身体平衡。呼气，继续慢慢将膝盖完全伸直，同时收紧腹部，确保核心区域的稳定。努力将抬起的双腿拉向身体，保持这个姿势。

该体式有助于强化腰部和腹部肌肉，改善肠胃功能，促进胃肠蠕动，有助于改善消化系统。该体式还可以缓解腹胀，适用于有消化不良问题的练习者。

练习者应重复练习 5 次该体式，在练习过程中，保持平稳的腹式呼吸，通过呼吸来帮助身体放松和集中注意力。在进行腿部伸展时，动作要平缓且有控制，避免突然的拉伸，以防肌肉或关节受伤。对于膝盖有问题或柔韧性较差的练习者，可以适当调整动作，不必勉强自己。

（二）踩单车式

练习者仰卧，双腿并拢伸直，双手自然放在身体两侧，掌心向下，调整呼吸使之平稳。吸气，双臂和腰腹部用力，慢慢抬高双腿直至与地面垂直，保持两脚尖绷直。呼气，弯曲左膝，让左大腿贴近腹部，同时右腿缓慢落下，保持伸直状态。左小腿向上抬起，弯曲右膝，两腿按顺时针方向踩动6至12圈。然后换右膝弯曲，右小腿贴近腹部，左腿伸直，再次按逆时针方向踩动6至12圈。练习者在练习过程中保持呼吸平稳，练习完成后慢慢放下双腿，恢复仰卧姿势放松休息。

该体式有助于减少腿部多余脂肪，塑造腿部线条，促进腿部血液循环，缓解腿部疼痛和酸胀感，滋养按摩腹部，强化内脏功能，有效排除体内堆积的毒素。

建议练习者重复练习3次，在练习过程中要保持呼吸平稳，对于腰腹部力量较弱或有腰背部问题的练习者，在练习开始时可以减小动作幅度，避免过度拉伸对身体造成伤害。

（三）鸵鸟式

练习者呈自然站立姿势，双腿微微分开。在吸气时保持身体放松，随后在呼气时上身前倾，并尝试将手掌插入脚底下。在这个姿势中抬头，目光向前。随后，放松上身并再次吸气。再次呼气时，上身进一步下压，手肘弯曲，让脸部尽可能靠近或位于双腿之间。保持该姿势并进行5次深呼吸。

该体式有助于改善肠胃功能和促进消化，调节血压和减轻心脏的工作负担。练习者在练习该体式时，如果手掌不能触及脚底或地面，可以改为抓住脚踝或小腿肚。无论采取哪种方式，都需要注意保持膝盖和背部伸直，以免在练习中造成不必要的压力或伤害。另外，初学者在练习鸵鸟式之前应先进行充分热身，避免肌肉和关节过紧造成的身体伤害。

三、消除压力

（一）牛面式变式

练习者直坐在垫子上，双膝弯曲并交叉，确保右膝在上、左膝在下，膝盖尽可能叠放在一起。双脚脚跟尽量靠近臀部，同时双手轻轻握住脚掌。保持腰背挺直，深吸一口气。缓慢呼气，同时上半身向前弯曲，尽量让腹部贴近大腿上方。肩部和肘部两侧对称，头部和颈部保持放松状态。保持该姿势并进行 5 次呼吸。吸气时缓慢回到初始的直坐姿势。更换膝盖的位置，即左膝在上、右膝在下，然后重复练习。

该体式有助于按摩腹部器官，促进消化系统的健康，放松髋关节，减轻臀部和腰部的疲劳，有效消除身体和心灵的压力，减少紧张情绪。

（二）头碰膝前屈式

练习者坐在垫子上，双腿向前伸直，脚趾朝上。右腿弯曲，右脚放于右髋关节旁，确保脚背摊开，脚趾向后并置于地面上，右小腿内侧紧贴右大腿外侧。左腿保持伸直。吸气时双臂向上伸展。呼气，背部前屈，双手尽量握住左脚，保持双膝并拢。再次呼气时，身体进一步向前弯曲，让前额、鼻子、下颌依次接触左膝，保持该姿势 30 至 60 秒。保持自然呼吸。

（三）摇摆式

练习者仰卧，双腿并拢并屈膝，双手交叉抱住双膝部位，将双腿拉向身体使得大腿紧贴腹部，脚尖绷直。腹部收紧，同时抬起上身，下巴内收并贴近膝盖，进行 3 至 5 次自然呼吸。在保持自然呼吸的情况下，身体像摇篮一样前后摆动，练习时间约 30 秒。完成练习后，慢慢恢复到起始姿势，并放松身体。

该体式有助于按摩和强化髋部、臀部和背部肌肉，放松僵硬的背部，加速血液循环，活化中枢神经，舒缓压力，缓解久坐造成的腰背酸痛，放松腹部区域，帮助练习者消除腹中气体。

（四）顶礼式

练习者站立，双腿左右打开约两个肩宽。呼气，双臂伸直高举过头顶，手掌朝前。吸气，上身向前弯，同时双手尽量向前伸直，拉伸脊背，感受脊柱的延展。呼气，上半身继续向下弯曲直至双手着地，将头顶放在双腿之间，并尽量与双腿保持在一条直线上。保持腿部伸直，膝关节不要弯曲。吸气，双手在背后合十，指尖指向头顶方向，保持头部和双腿在一条直线上。保持该姿势并进行 5 次呼吸。慢慢直立，身体恢复至起始姿势。

该体式有助于加速头部血液流动，为头部提供丰富的含氧血液，有效缓解头痛。增强皮肤弹性，使肌肤更加光滑有光泽。强健上背部与肩膀的肌肉，缓解肩背疲劳和胸部胀痛。放松身心，舒缓压力。

（五）叩首式变式

练习者跪坐，上身向前弯曲，使腹部贴紧膝盖。双臂向前伸直，然后在后背交叉双手。臀部慢慢抬起，让头部从前额到头顶依次着地。双手尽可能向前伸展，尽量伸直。保持该姿势并采用腹式呼吸法进行呼吸。

该体式有助于促进头部血液循环，减轻头痛和眼部压力，对于改善睡眠质量，提高工作效率有积极作用。

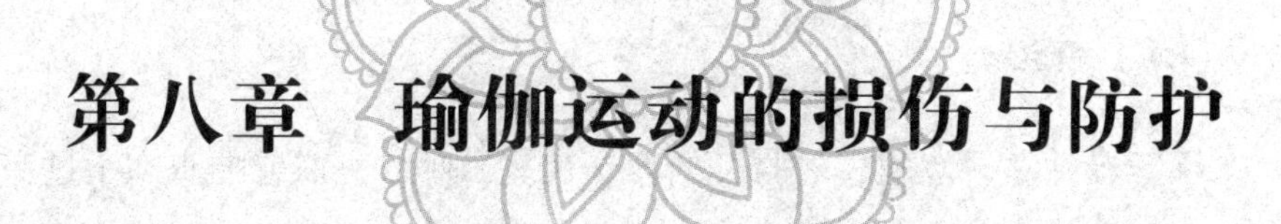

第八章　瑜伽运动的损伤与防护

第一节　常见瑜伽运动的损伤原因

一、瑜伽运动中常见的损伤

在瑜伽练习中，尽管练习者的目的是提升身体柔韧性、强度和平衡性，但不恰当的练习方式也可能导致身体受伤。由于每个人的身体条件和承受能力各异，因此在没有充分的准备和指导的情况下，盲目练习瑜伽可能会给身体造成损害。瑜伽练习中的一些动作，如头倒立式和犁式，可能会给颈椎带来压力；四肢支撑式和弓式等则可能对肩部造成负担。此外，涉及弯腰的动作有可能诱发腰椎间盘的问题。不少练习者在追求高难度动作时，可能未充分考虑到自身的身体条件，从而增加了受伤的风险。因此，在瑜伽练习过程中，认识自身的身体状况，适度调整动作强度和范围，以及在专业指导下练习，都是预防受伤和保证练习效果的重要因素。

一般来看，运动损伤主要包括两种：一是开放性损伤。开放性损伤是指损伤发生后皮肤或黏膜的完整性被破坏，使得伤口与外界直接相通，常见的有擦伤、刺伤以及开放性骨折等。这种类型的损伤通常伴随着皮肤表面的破损，需要严格的伤口管理以防止感染。二是闭合性损伤。闭合性损伤是指损伤发生后皮肤或黏膜的完整性没有遭到破坏，损伤部位的组织与外界不直接相通，如扭伤、挫伤以及闭合性骨折等。这种类型的损伤可能不会在体表留下明显痕迹，但内部的组织结构可能遭受了严重的损伤。

由于瑜伽自身的练习环境和技术要求，练习者一般不易发生损伤，但其仍可能出现各种非正常原因导致的损伤，其中大多数属于闭合性损伤。这些损伤主要涉及关节囊损伤、韧带扭伤以及肌肉拉伤。轻度损伤通常表现为关节周围的韧带部分纤维撕裂，伴随轻微疼痛感。伤患部位表面看起来无明显异常，关节活动也不受影响。这类损伤通常不需要特别的急救处理。患者休息 1 至 2 周，疼痛感便会减轻，直至完全恢复。较为严重的损伤则可能涉及关节周围的韧带、肌腱或血管断裂。此时，患者会感到剧烈的疼痛，并且关节活动受限。患者在受伤后几小时内，受伤部位可能逐渐肿胀并出现青黑色，这主要是因为血管破裂导致血液渗入组织间隙。对于这种情况，应尽快寻求医疗帮助，以免造成更严重的后果。

在瑜伽练习过程中，要特别注意保护关节部位，以避免脱位等损伤。若练习者发生关节脱位，关节脱位初期可能会有轻微的疼痛和肿胀，但随后可能因为软组织损伤和关节囊破裂导致剧痛和明显的压痛。由于关节的正常结构受到破坏，关节活动功能也可能会丧失，出现这些征象时，练习者应进行 X 线检查以排除闭合性骨折的可能，必要时要尽快寻求专业医疗帮助。在练习过程中，维持正确的动作和体位，避免超出身体的活动范围和承受能力是预防这类损伤的关键。

二、瑜伽运动常见损伤的发生原因

（一）在练习之前没有进行必要的热身

瑜伽是一种对身体柔韧性和力量都有要求的运动，因此在开始练习之前进行必要的热身是非常重要的。热身运动可以提升身体的温度，使肌肉变得更柔软和灵活，从而降低在瑜伽练习过程中出现抽筋或关节损伤的风险。缺乏适当的热身，身体的柔韧性和关节的活动范围可能无法达到瑜伽动作所要求的程度，这样练习者在执行某些需要较高柔韧性或稳定性的瑜伽动作时，很容易出现肌肉拉伤或关节扭伤。因此，进行有针对性的热身，根据即将练习的瑜伽动作进行专门的热身准备，有助于提高瑜伽练习的安全性。

（二）高强度的运动量

瑜伽有助于促进人的身心健康、改善形体，吸引着人们广泛的关注和参与。然而，在追求这些益处的过程中，个别练习者可能会忽视自身的实际情况，进行一些高强度的瑜伽练习，期望通过增加运动量来快速达到目标。这种做法可能会对瑜伽初学者产生不利影响。由于瑜伽动作涉及多个身体部位的协调和肌肉的拉伸，高强度的练习可能导致身体过度负荷，引发眩晕、恶心等身体不适反应。此外，过大的运动量还可能导致肌肉拉伤、关节损伤等，对身体健康造成长期损害。因此，在瑜伽练习中，练习者要根据自身的身体状况和承受能力选择合适的运动量，避免盲目追求高强度练习。

（三）瑜伽动作的不规范

在练习过程中，通过各种方法加强瑜伽基本素质的训练，如力量、素质、耐力、柔韧、平衡等，全面训练和提高练习者的素质、基本功技术能力是必要的，技术的全面可有效地避免或减轻运动中损伤的发生。[①]

瑜伽是一项注重身心合一的运动，其动作有着一定的规范性要求。然而，在实际的练习过程中，一些练习者可能因为对瑜伽动作理解不到位，或是过于追求动作的难度和效果，而忽视了动作的规范性和准确性。这种情况下，不规范的动作难以达到瑜伽练习的真正目的，还可能导致身体的不适甚至损伤。此外，瑜伽练习要求动作的准确性，练习者在练习过程中要保持高度的专注和内心的平静，这样才能在身体和精神层面上获得最佳的锻炼效果。因此，在瑜伽练习中，练习者需要保持动作的规范和对练习的专注，避免运动损伤。

（四）个体身体素质比较差

瑜伽对个体的身体素质有一定的要求。尽管瑜伽的入门动作相对简单，适合大多数人，但随着练习的深入，动作的复杂度和强度也逐步增加。个体身体素质的差异意味着每个人在力量、柔韧性、协调性等方面的起点并不相同。对于身体素质较差的人来说，如果盲目追求难度较高的瑜伽姿势，可能会超出自身身体的承受范围，从而增加受伤的风险。因此，对于身体素质相对较弱的练习者，建议在专业教练的指导下，从基础动作开始，循序渐进地提升，逐步增强身体的力量和柔韧性，并始终注重听从身体的反馈，避免过度练习导致的身体损伤。这样，瑜伽练习才能真正达到强身健体、修身养性的目的。

① 曹伟．从解剖学角度分析篮球运动中膝关节损伤及预防[J]．湖北科技学院学报，2013，33（12）：163．

第二节 瑜伽运动损伤的及时处理

一、急性闭合性软组织损伤的及时处理

运动是增强体质、促进身体健康的重要手段，越来越多的人开始关注并参与到各类体育活动中。随着体育设施的改进和体育项目的多样化，人们的运动选择也变得更加广泛。然而，尽管运动有诸多益处，但人们在积极参与体育活动的同时，不能忽视其可能伴随而来的风险，如运动伤害。在涉及跑步、跳跃等的活动中，关节、肌肉的损伤尤其常见。这些急性闭合性软组织损伤，如拉伤或扭伤，是体育活动中常见的损伤，需要引起人们的高度重视。在瑜伽运动中，根据不同的阶段，急性闭合性软组织损伤需要进行不同的处理（表 8-1）。

表8-1 急性闭合性软组织损伤不同阶段的处理方法及注意事项

阶段	处理方法	目标	注意事项
初期	1. 立即进行冷敷处理 2. 避免让受伤肢体活动 3. 如需要，使用外用药物或内服药物减轻疼痛	1. 减轻疼痛 2. 控制肿胀	1. 严格控制冷敷时间，避免冻伤 2. 如疼痛和肿胀未缓解，需要及时就医
中期	1. 温和的活动 2. 适当的物理治疗	1. 促进血液循环 2. 增加肌肉柔韧性 3. 避免肌肉萎缩和关节僵硬	1. 活动种类和强度应根据受伤者的具体情况调整 2. 避免活动过度导致受伤情况恶化
后期	1. 适度的瑜伽练习 2. 温和的伸展和强化运动 3. 按摩疗法	1. 恢复受伤部位的正常功能 2. 增强肌肉力量和灵活性	1. 注意逐步增加活动强度，避免过度训练 2. 康复方案应根据个人的具体恢复情况和医疗专业人员的建议调整

（一）初期

初期阶段通常是指练习者受伤后的 48 小时内。这个阶段，受伤者可能会出现肌肉或关节损伤区域的疼痛和红肿现象。为了妥善处理这类损

伤，首要任务是通过适当的措施减轻疼痛和控制肿胀。具体来说，初始阶段应立即对受伤部位进行冷敷处理，以减少肿胀并缓解疼痛。这可以通过使用冰袋或冷敷包来实现。应避免让受伤肢体活动，以防止损伤范围扩大。在冷敷后的 24 小时内，如果疼痛和肿胀没有明显缓解，可能需要使用一些外用药物或内服药物来减轻疼痛和促进恢复。

（二）中期

在初期处理后，炎症反应有所缓解，但受伤部位仍处于恢复阶段。这个时期对于受伤者来说至关重要，因为它涉及逐渐将受伤部位引导回到正常活动的过程。在中期，如果观察到炎症状况有所改善，表明治疗措施是有效的，受伤部位正在逐步康复。然而，尽管炎症可能在逐渐减退，受伤部位仍需谨慎处理。此时，受伤者可以进行一些温和的活动，以促进血液循环和肌肉的柔韧性，同时避免肌肉萎缩和关节僵硬。具体做法包括对其进行适当的物理治疗。此阶段的目标是逐渐恢复受伤部位的功能，同时保证受伤部位不会因活动过度而导致受伤情况恶化。因此，恢复活动的种类和强度应根据个人的具体情况和医疗专业人员的建议来确定。

（三）后期

后期阶段是指受伤部位基本恢复，疼痛和红肿等症状显著减退的阶段。这一阶段，受伤者受伤部位主要的炎症反应已经得到控制，但受伤部位在经过一段时间的休息和保护后可能会出现僵硬和功能减退的情况。因此，后期的康复工作尤为重要，其目标是恢复受伤部位的正常功能，增强肌肉力量和灵活性。在这一阶段，适当的康复性运动和治疗是至关重要的。受伤者可以通过适度的瑜伽练习、温和的伸展和强化运动来逐渐增强受伤部位的力量和灵活性。此外，按摩疗法也是一个有效的选择，它可以帮助受伤者放松肌肉，促进血液循环，进一步激活和康复受伤部位。受伤者在康复期间，要注意逐步增加活动强度，避免过度训练导致的再次受伤。同时，受伤者根据个人的具体恢复情况和医疗专业人员的指导来调整康复方案。

二、慢性损伤的及时处理

慢性损伤在运动医学中通常分为两种主要类型。一种是陈旧性损伤，这种损伤通常是由早期急性损伤未得到妥善处理引发的，其会导致伤情反复出现，愈发严重。另一种是过劳性损伤，这类损伤多由于长期或反复过度使用某一部位所致，其往往因为超越了身体某部位的正常承受范围，导致组织受损。这种损伤的症状往往会逐步显现，病程也相对较长。常见的慢性运动损伤包括慢性腱鞘炎、滑囊炎以及腰肌劳损等。

（一）处理原则

在处理瑜伽运动中的慢性损伤时，可以通过适当的伸展、轻柔的按摩和温疗等手段，促进受伤部位的血液循环，缓解疼痛和肿胀，加快损伤组织的修复进程。另外，受伤者要保持适度的身体活动，帮助提高身体的新陈代谢水平，同时避免在受伤部位施加过多的压力。通过调整瑜伽体式的难度和强度，确保练习是在不会加重损伤的范围内进行。必要时，受伤者可以使用辅助工具，如瑜伽块、瑜伽带来减轻特定部位的压力。

（二）处理方法

急性损伤的处理方法：早期，伤后即刻冷敷，加压包扎，抬高患肢；中期，可采用热疗、按摩、针灸及药物疗法；晚期，以按摩、理疗、功能锻炼为主，适当配以药物治疗。慢性损伤的处理方法与急性损伤中后期的治疗方法大致相同，如按摩、理疗、针灸、局部注射肾上腺皮质激素等，同时患者应注意适当休息，使用活血化瘀的中药。在肌肉劳损部位酸痛症状缓解后，要特别注意积极加强此部位肌肉的功能锻炼，调整工作生活节奏，加强保健，防止受到风寒、外伤、劳损等不良因素的刺激。

第三节　瑜伽运动损伤的有效预防

一、教练员层面

教练员作为瑜伽练习的专业引导者，需要具备广泛的瑜伽知识和丰富的教学经验。首先，教练员应对每位练习者的身体状况有全面的了解，并根据其体质、健康情况和瑜伽水平制订个性化的练习方案。在实际教学过程中，教练员不仅要教授瑜伽的动作技巧，更要深入讲解每个动作的深层次意义和可能对身体的影响，这样学员才能更好地理解并准确执行每个瑜伽动作。教练员还需要根据学员的实际情况逐步提高练习难度和强度，避免过于急躁导致损伤。此外，动态监测学员的练习状态并及时提供反馈和调整也是教练员职责的一部分，这可以确保学员在正确的道路上稳步前进。强化学员的损伤预防意识，如强调热身和放松的重要性、教授正确的呼吸技巧，也是教练员必须关注的内容。在教学过程中，教练员还需要具备应急处理的能力，当学员出现损伤时，教练员应能为其提供初步的急救方案和专业的指导。

二、管理员层面

管理员需要对瑜伽的特点有深入的了解，并基于此来规划和构建俱乐部的各个方面。场地需要宽敞明亮，通风良好，以保障练习者的舒适度和安全性。地面应选用防滑材料，以避免在进行瑜伽动作时发生滑倒的情况。此外，瑜伽教练的选拔和培训也是管理员必须重视的方面，只有专业且有责任心的教练才能有效地指导学员，减少运动损伤的发生。

此外，管理员需要建立和完善俱乐部内部的管理制度和应急预案。例如，制订详细的课程计划，确保课程内容的科学性和系统性；建立学员健康档案，记录每个学员的健康状况和练习进度，以便教练员进行个性化指导；制定紧急情况处理程序，确保一旦发生意外可以迅速有效地应对。管理员应倡导健康的瑜伽文化，通过组织瑜伽知识讲座、健康讲座等活动，提高学员的健康意识和自我保护能力。同时，管理员也应与专业的医疗机构建立合作关系，为学员提供更加专业和全面的健康支持。

三、学员层面

（一）保护瑜伽运动容易受伤的部位

1. 脊柱部位

瑜伽动作中的弯曲、扭转和伸展对脊柱的健康有诸多好处，但如果动作不当或超出个人的身体限制，可能会导致问题。因此，练习者在练习时需要特别留意对脊柱的保护。瑜伽练习前的充分热身不可或缺，尤其是对脊柱周围肌肉的热身。这可以提升脊柱的灵活性，也有助于预防受伤。此外，练习者应根据自己的身体状况调整瑜伽动作，不应盲目追求动作的幅度，而是要注重动作的准确性和身体的舒适度。在瑜伽练习中，自然的呼吸，可以帮助练习者放松身体，减轻脊柱的压力，同时使得动作更加流畅。练习者不要急于求成，应逐步从基础动作过渡到高难度动作，避免因动作不当而对脊柱造成损伤。另外，使用瑜伽辅助工具如瑜伽垫、瑜伽砖或瑜伽带也是保护脊柱的有效方式。这些工具可以为身体提供额外的支持和稳定性，特别是对于初学者或是在执行一些高难度动作时。练习过程中如感到脊柱不适或疼痛，应立即停止练习，并对体位进行调整或休息，学会聆听身体的信号，避免不适转变为损伤。

2. 膝盖关节部位

练习者在练习前应进行针对性的热身，特别是对腿部肌肉的热身，以提高膝盖周围肌肉的柔韧性和强度，为即将到来的练习做准备。在执行涉及膝盖的动作时，练习者应确保膝盖与脚踝保持在一条直线上，避免膝盖向内或向外过度弯曲，这样可以减少膝盖的压力。在进行一些需要膝盖着地或膝盖弯曲的瑜伽动作时，在膝盖下方使用瑜伽垫或折叠毛巾垫可以为膝盖提供额外的支撑和缓冲，减少对膝盖的压力。在练习中，练习者应该根据自己的身体情况调整动作的幅度，如果感到膝盖有不适或疼痛，应立即停止该动作，避免对膝盖造成进一步的损伤。此外，对于有膝盖问题的练习者，更应在教练的指导下进行练习。教练可以根据练习者的具体情况，提供适当的变体动作，确保其在不伤害膝盖的情况下进行练习。例如，某些需要深蹲的动作，练习者可以适当减少蹲下的深度，或者使用支撑物（如瑜伽砖）来减轻膝盖的负担。

（二）瑜伽运动损伤的预防方法

1.克服麻痹思想，培养安全意识

在瑜伽练习中，安全意识的缺失往往是导致受伤的主要原因之一。练习者往往在习惯了某些瑜伽姿势后，可能会产生过分自信甚至麻痹的心理，认为自己已经完全掌握了动作，从而忽略了安全练习的基本原则。这种麻痹思想很可能导致注意力分散、动作不到位或过度用力，进而引发损伤。为了预防瑜伽运动损伤，练习者需要克服这种麻痹思想，始终保持高度的警觉和自我保护意识。第一，练习者应该意识到瑜伽练习是一个循序渐进的过程，每个人的身体条件和柔韧度都有差异，不应盲目追求高难度动作，或者模仿他人的练习程度。第二，练习者在练习过程中应始终保持专注，对自己的身体进行充分的感知。在进行每一个动作时，都应该细致地感受身体的每一个细微变化，如有不适应立刻停止，避免因为急于求成而造成身体的过度伸展或扭曲。第三，练习者应对自己的身体有充分的认识，了解自己的极限，在练习中不断地与自己对话，避免盲目跟风或追求形式上的完美，而忽视了对身体的关爱。

2. 做好充分的准备活动

为了预防在瑜伽运动中可能出现的损伤，练习者在练习之前应该充分做好准备活动。这不仅能够帮助练习者的身体逐渐适应即将进行的瑜伽运动的强度，还能有效地提升身体的柔韧性和活动范围，减少受伤的风险。准备活动的内容和量应根据个人的身体状况、当天的气候条件以及具体的练习内容来调整。例如，身体素质较好的练习者，他们的准备时间可以相对减少，以防止过度疲劳。而在寒冷的天气里，练习者则需要更长时间的准备活动来热身，防止因肌肉和关节的僵硬而受伤。此外，练习者在做准备活动时应特别注意那些在瑜伽练习中负担较大或容易受伤的部位，如腰背、膝盖、肩膀等，并对这些部位进行专门的拉伸。准备活动应该循序渐进，避免突然进行高强度的活动，导致身体无法适应。在准备活动结束后，练习者应适当休息 1 至 4 分钟，让身体有一个缓冲的过程，再开始正式的瑜伽练习。

3. 培养稳定的心理状态

练习者应该以愉悦、轻松、平和的心态来进行瑜伽练习，这有助于减少心理压力和身体紧张，从而降低受伤的风险。在练习过程中，练习者应集中注意力，避免与他人攀比，每个人的身体条件和练习进度都是不同的，强调个体差异性非常重要。此外，练习者要保持规律的呼吸，这样不仅可以帮助身体放松，还能增加体内氧气的供应，提高练习效率。

4. 练习方法要得当

练习者在练习瑜伽动作时应量力而行，切勿过度逞强，尤其是在尝试新的或较难的瑜伽动作时。同时，练习者不应刻意追求动作的标准化，而应根据自己的身体条件适当调整，每个人的身体都是独一无二的，适合别人的动作未必适合自己。

5. 加强自我监督，安排适宜的运动负荷

在俯卧体位中，后弯体式较多，颈椎损伤也时有发生，练习者应根据瑜伽运动项目的特点，在教学训练中遵循循序渐进的原则，加强自我保护意识。[①] 练习者需要认识到每个人的身体条件和健康状态是不同的，因此，练习的强度和难度应该根据个人的实际情况来定。急于求成或者盲目追求高难度的动作不仅不能带来更好的练习效果，反而可能导致身体损伤。当练习者感觉身体疲劳或不适时，应该及时停止练习并给身体足够的休息时间，避免在身体状态不佳时强行练习。

6. 加强保护与帮助

当练习者想要尝试难度较高的瑜伽动作时，应有教练或其他有经验的人在场，提供必要的保护和帮助。此外，练习者自身也需要掌握一定的自我保护方法，了解如何在练习中正确使用瑜伽垫、瑜伽砖等辅助工具，以减少因动作不当或意外情况导致的伤害。

7. 检查场地、设备及着装

练习瑜伽的场地应保持清洁，并具有良好的安全性。地面应平坦、稳固，没有滑动的风险。此外，器材的安全也非常重要。例如，瑜伽垫应具有良好的防滑性能和适当的厚度，以支撑身体并减轻关节的压力。如果使用其他辅助器材，如瑜伽砖或瑜伽带，也应确保它们质量可靠，没有破损，可以安全使用。另外，瑜伽服应选择柔软、舒适、具有良好透气性和吸湿性的材料，以便练习者在练习过程中保持身体的舒适度和适宜的体温。紧身的瑜伽服还可以帮助教练更清楚地观察学员的身体姿态，及时纠正错误的动作。同时，练习者应避免佩戴尖锐的饰品或硬物，以免在练习过程中造成不必要的伤害。

瑜伽作为一种集体态、心理和精神层面为一体的综合性运动方式，其在现代社会中的重要性日益凸显。本书旨在提供一个全面而系统的瑜伽学习和实践框架，希望读者能通过这本书，掌握瑜伽的基本技巧和体

① 杨辉霞．解剖学视角下的瑜伽体位技术分析及训练研究[J]．赤峰学院学报（自然科学版），2018，34（6）:127—130.

式，深刻理解瑜伽对于提升个体身心健康水平的深远意义。瑜伽兼具科学性和安全性的特点，本书详细分析了瑜伽练习中可能遇到的风险，并提供了一系列预防和应对策略。这一部分内容对于帮助练习者养成正确的瑜伽练习习惯，避免不必要的损伤，具有重要的现实意义。瑜伽不仅能锻炼身体，更是一种生活方式。它教会人们如何倾听自己内在的声音，如何在快节奏的现代生活中寻找内心的平和。这本书旨在通过对瑜伽运动的全面解析，帮助读者建立一种更加和谐的身心关系，提升生活的质量。

参考文献

[1] 胡娜 . 瑜伽模块化教学教程 [M]. 重庆：重庆大学出版社，2020.

[2] 王娟，王爱民，贾国鹏，等 . 大学健身瑜伽教程 [M]. 北京：北京理工大学出版社，2014.

[3] 黄霞 . 瑜伽健身功效与习练 [M]. 长春：吉林科学技术出版社，2021.

[4] 施倍华，章步霄，周兰 . 瑜伽与体育舞蹈 [M]. 北京：中国书籍出版社，2018.

[5] 赵芳 . 瑜伽 [M]. 芜湖：安徽师范大学出版社，2010.

[6] 刘杰，汪小波 . 瑜伽学练与健康塑身 [M]. 北京：中国原子能出版传媒有限公司，2011.

[7] 李顺英，窦忠霞，林君薇，等 . 大学生瑜伽教程 [M]. 上海：东华大学出版社，2012.

[8] 任晋军 . 大学体育与健康教程 [M]. 北京：教育科学出版社，2010.

[9] 史艳艳 . 体育瑜伽美学与健康教育 [M]. 北京：中国书籍出版社，2020.

[10] 孙杨 . 高校大学生运动、营养与健康 [M]. 南京：河海大学出版社，2021.

[11] 邱娟，韩笑，王立刚，等 . 运动训练的生理学研究 [M]. 长春：吉林大学出版社，2013.

[12] 冯永丽，曹红娟，杨兰 . 普通高校瑜伽课程教材 [M]. 天津：南开大学出版社，2009.

[13] RAUB J A. Psychophysiologic effects of hatha yoga on musculoskeletal and cardiopulmonary function：a literature review[J]. Journal of alternative and complementary medicine，2002，8（6）：797-812.

[14] 赵磊，张晓媛，孙茜 . 高校健身瑜伽课程考核初实践：以青岛黄海学院为例 [J]. 文体用品与科技，2020（18）：128—129.

[15] 夏蕾，王凤姣，赵美娜 . 瑜伽教学中运动损伤预防对策研究 [J]. 冰雪体育创新研究，2020（5）：92—93.

[16] 马福霞，韩晔 . 浅谈瑜伽体位对缓解高校女生生理期疼痛的作用 [J]. 教书育人（高教论坛），2019（24）：89—91.

[17] 朱倩 . 高校瑜伽教学中运动损伤的预防 [J]. 体育风尚，2019（3）：12，14.

[18] 罗小艳 . 将瑜伽呼吸体位法融入高校形体舞蹈课的思考 [J]. 吕梁教育学院学报，2018，35（4）：125—126，138.

[19] 杨辉霞 . 解剖学视角下的瑜伽体位技术分析及训练研究 [J]. 赤峰学院学报（自然科学版），2018，34（6）：127—130.

[20] 吴可欣，赵金岭 . 瑜伽减肥训练方案设计研究 [J]. 运动精品，2018，37（2）：57—59.

[21] 李祖敏 . 瑜伽体位法对瘦身美体的影响与研究 [J]. 现代交际，2017（9）：181—182.

[22] 韩晔，高洪杰 . 健身瑜伽对大学生身心健康影响分析 [J]. 经济研究导刊，2017（8）：71—72.

[23] 李佳，陈东，周学兵 . 论平衡性是瑜伽教学中的重要特征 [J]. 运动，2016（5）：151—152.

[24] 程丹 . 瑜伽练习与教学心得 [J]. 佳木斯职业学院学报，2015（9）：370.

[25] 许兴月 . 体能训练与瑜伽 [J]. 体育世界（学术版），2015（5）：61—63.

[26] 张靖 . 高校瑜伽教学思考 [J]. 搏击（体育论坛），2015，7（4）：78—79.

[27] 范晓红 . 从养生角度试论瑜伽饮食的科学性 [J]. 湖北体育科技，2015，34（1）：14—16，7.

[28] 时海芳 . 瑜伽的和谐性探究 [J]. 大众文艺，2014（24）：257—258.

[29] 邓潇潇 . 高校瑜伽教学中运动损伤的预防 [J]. 重庆第二师范学院学报，2014，27（6）：139—141，159，168.

[30] 郁彦妮 . 合作学习在双人瑜伽教学中的运用 [J]. 教书育人（高教论坛），2014（7）：96—97.

[31] 曾优美，程其练，田婷婷，等 . 阴瑜伽运动中的特色、练习价值以及锻炼原则 [J]. 当代体育科技，2014，4（20）：170—171.

[32] 黄小露 . 浅析瑜伽音乐的作用 [J]. 北方音乐，2014（6）：154.

[33] 王娟，王爱民 . 瑜伽由体验到体悟之人生哲学 [J]. 中华女子学院学报，2014，26（1）：106—109.

[34] 张青青 . 重视对初学瑜伽者调息放松的教学 [J]. 当代体育科技，2014，4（4）：181，183.

[35] 叶蓁 . 高校体育教学中瑜伽课程的体位法教学分析 [J]. 体育世界（下旬刊），2014（1）：137—138.

[36] 王苏丽 . 浅谈瑜伽的排忧减压功效 [J]. 文体用品与科技，2014（2）：206.

[37] 祁俊菊，王仙园，周娟，等 . 瑜伽练习对慢性腰背痛患者的治疗效果 [J]. 解放军护理杂志，2013，30（24）：6—10.

[38] 曹炜 . 从解剖学角度分析篮球运动中膝关节损伤及预防 [J]. 湖北科技学院学报，2013，33（12）：162—163.

[39] 高程丽 . 瑜伽体位的本质意义初探 [J]. 当代体育科技，2013，3（27）：155—156.

[40] 王山 . 浅析瑜伽运动中核心力量的作用 [J]. 现代交际，2013（4）：135.

[41] 徐红 . 瑜伽健身教学中动作体位规律分析 [J]. 佳木斯教育学院学报，2013（4）：231—232.

[42] 丁香诚，丁媛媛 . 关于瑜伽的分类研究 [J]. 黑龙江科技信息，2013（2）：185，238.

[43] 张敏 . 瑜伽运动健身效应的生理学分析 [J]. 阜阳师范学院学报（自然科学版），2011，28（1）：95—98.

[44] 姚梁栋 . 瑜伽锻炼对人体机能的影响 [J]. 赤峰学院学报（自然科学版），2011，27（1）：156—157.

[45] 郭兰，王鹏 . 论瑜伽健身 [J]. 体育文化导刊，2010（9）：23—26.

[46] 高欣 . 论瑜伽对人体健康的影响 [J]. 科技信息，2010（13）：281.

[47] 陈小英 . 论瑜伽的健身价值及其市场化探讨 [J]. 广州体育学院学报，2010，30（2）：112—115.

[48] 丁希洲 . 瑜伽体位法对瘦身美体的影响与研究 [J]. 河南师范大学学报（自然科学版），2010，38（2）：166—168.

[49] 单清华，刘莹，王振涛，等 . 瑜伽文化足迹及现代健身价值研究 [J]. 体育与科学，2009，30（5）：46—48.

[50] 吴蔚，余鹰 . 瑜伽教学的原则和方法 [J]. 重庆工学院学报（社会科学版），2008（6）：177—178，184.

[51] 刘爱梅 . 浅谈瑜伽锻炼对人体机能的影响 [J]. 科技信息（科学教研），2008（12）：185—186.

[52] 杨如丽，王文强 . 试论瑜伽的呼吸 [J]. 南京体育学院学报（社会科学版），2007（6）：114—116.

[53] 黄彩华，廖建媚 . 瑜伽的起源与特点 [J]. 辽宁体育科技，2004（5）：33.

[54] 何冬 . 瑜伽体位法 [J]. 中国对外服务，2001（11）：99.

[55] 张靖 . 瑜伽对健康的作用 [J]. 文体用品与科技，2022（6）：83—85.

[56] 邱服冰 . 论瑜伽及其心理生理功能 [J]. 山东体育学院学报，2004（5）：60—61，75.

[57] 乐丽燕 . 瑜伽体位法练习对大学生脊柱形态影响的实证研究 [D]. 南昌：华东交通大学，2019.

[58] 栾彦茹 . 瑜伽教学中体式分类研究 [D]. 长春：吉林体育学院，2018.
[59] 刘佳宁 . 哈他瑜伽常用体式分析与研究 [D]. 哈尔滨：哈尔滨体育学院，2017.
[60] 王晓玲 . 瑜伽独有的健身功效研究 [D]. 大连：大连理工大学，2008.
[61] 翁荣 . 瑜伽学法研究 [D]. 湘潭：湖南科技大学，2010.

[illegible]的系统[illegible]
[illegible]，以确保[illegible]的合法、安全和高效。

7.1.11 汽车制造工艺的智能控制

在汽车制造工艺中，智能控制技术被广泛应用，以提高生产效率和质量。通过引入自动化和智能化的工艺控制系统，可以实现对工艺参数的实时监测和调控，优化生产流程，减少人为干预，降低错误率和废品率。智能控制系统可以实时收集和分析生产数据，根据预设的工艺要求自动调整工艺参数，确保产品的一致性和稳定性。

7.1.12 汽车制造设备的智能控制

[illegible]
[illegible]
[illegible]
[illegible]
[illegible]，提高生产[illegible]。

7.1.13 汽车制造系统的智能控制

[illegible]多个环节和系统的协同工作，智能控制系统可以实现[illegible]
[illegible]
[illegible]
[illegible]
[illegible]
[illegible]

7.1.14 汽车制造服务的智能控制

[illegible]
[illegible]，包括[illegible]、产品设计、[illegible]
[illegible]等。通过智能化的服务手段，智能控制系统